METABOLE DIÄT

METABOLE DIÄT

LOW CARB ERNÄHRUNG

Schnell, effektiv und dauerhaft Körperfett verbrennen

STEPHAN KORTE + CLAUDIA WERNIG

IMPRESSUM

Text und Rezepte: Stephan Korte & Claudia Wernig
Lektorat & Korrektur: KR Honolulu FZE.
Fotos: Shutterstock, privat
Layout & Satz: Mdesign Kratz
Umschlaggestaltung: Alessandro Migliorato, Mailand
Repro: logo Print GmbH
Illustrationen: Mdesign Kratz
Nährwertberechnungen: KR Honolulu FZE.
Druck: logo Print GmbH, Metzingen

9. Auflage 2016 – komplett überarbeitete Neuauflage

ISBN 978-3-9502301-0-9

Unser komplettes Buchsortiment finden Sie unter: www.be-metabolic.de

Sind Sie mit diesem Buch zufrieden? Dann würden wir uns freuen wenn Sie es in Ihrem Bekanntenkreis empfehlen oder es online bewerten, z.B. auf AMAZON.de Wir freuen uns ebenso über Ihre Kritik und Verbesserungsvorschläge. Senden Sie Ihre Nachricht an: info@metabole-diet.de

Die Empfehlungen und Ratschläge in dem vorliegenden Buch sind von den Autoren und vom Verlag eingehend geprüft worden; dennoch erfolgen alle Angaben ohne Gewähr. Die Anwendung des im vorliegenden Buch geschilderten Ernährungsprogramms erfolgt auf eigene Gefahr. Eine Haftung der Autoren bzw. des Verlags und seiner Beauftragten für Personen-, Sach- und Vermögensschäden ist ausgeschlossen. Einige der von den Autoren vertretenen Auffassungen in diesem Buch können von jenen der allgemein anerkannten medizinischen Wissenschaft abweichen. Dem Leser wird daher empfohlen, eigenverantwortlich zu entscheiden, ob die Informationen in diesem Buch für ihn nützlich sein können, das für ihn ideale Körpergewicht zu erzielen. Vor Aufnahme einer kohlenhydratarmen Ernährung oder bei Fragen zur Gesundheit sollte der Rat eines erfahrenen Arztes eingeholt werden. Die Ergebnisse, die mit der Metabolen Diät erzielt werden können, sind individuell verschieden.

DIÄT BEDEUTET NICHT ZWANGSLÄUFIG
AUF GUTEN GESCHMACK BEIM ESSEN
VERZICHTEN ZU MÜSSEN.

DIESES BUCH IST ALL JENEN GEWIDMET,
DIE WIE WIR, GERNE ESSEN
UND TROTZDEM GUT IN FORM SEIN WOLLEN.

INHALT

VORWORT

VON STEPHAN KORTE
AUTOR

Seit über zwei Jahrzehnten beschäftige ich mich ausführlich mit den verschiedenen Ernährungsformen und habe selbst schon viele Diäten ausprobiert. Wenig Fett und viel Kohlenhydrate (Low Fat Diät), viel Fett und wenig/keine Kohlenhydrate (Dr. Atkins Ketogene Diät, Anabole Diät), Trennkost usw. Die meisten Ernährungsformen folgen effektiven Ansätzen und führen zur gewünschten Gewichtsabnahme sowie zum Abbau von Körperfett. Die Erfolge sind jedoch oftmals mit unerwünschten Begleiterscheinungen verbunden. So kommt es zum Beispiel zu einem überproportional hohen Verlust an wertvoller, stoffwechselaktiver Muskelmasse.

Hinzu kommt, dass viele Diäten kompliziert oder eintönig sind und ein hohes Maß an Disziplin verlangen. Eine Reduzierung der Kohlenhydrate auf ein absolutes Minimum, wie es etwa die ketogene Diät erfordert, setzt äußerste Disziplin voraus.

Schon der kleinste Ausrutscher, sprich ein Zuviel an Kohlenhydraten gegessen in der kohlenhydratfreien Phase, mindert die Effektivität dieser Diätform.

Die Low Fat Diät hingegen ist aufgrund der eingeschränkten Nahrungsmittelauswahl ziemlich eintönig und führt erfahrungsgemäß schnell zu einem »Plateau« ab dem trotz drastischer Kalorienreduktion die Diätbemühungen zum Stillstand kommen. Im Großen und Ganzen gilt für nahezu alle Diäten, dass die meisten Anwender schon nach kurzer Zeit zu ihrer gewohnten Ernährung zurückkehren. Das ursprüngliche Gewicht ist schnell wieder erreicht und ebenso zügig steigt der Körperfettgehalt an.

Wäre es nicht ideal, wenn es eine Ernährungsform geben würde, die die Vorteile der gängigen Diäten (einfacher und schneller Fettabbau) bietet, gleichzeitig die Nachteile (Verlust an Muskelsubstanz, Krafteinbuße, kompliziert in der Anwendung) ausschaltet und obendrein noch langfristig anwendbar ist? Die optimale Kombination sozusagen. Und die gibt es: DIE METABOLE DIÄT.

Bei der Metabolen Diät handelt es sich um eine kohlenhydratarme (Low Carb, nicht ketogene!) und eiweißreiche Ernährung mit moderatem Fettanteil. Der Name ist von dem Begriff »Stoffwechsel« (engl. »metabolism«) abgeleitet. Die gezielte und ausgewogene Zufuhr der richtigen Kohlenhydrate, Fette und Eiweiße, zusammen mit dem optimalen Timing der Nährstoffe macht die Metabole Diät zur idealen Ernährungsform für alle die an einem schnellen Fettabbau OHNE gleichzeitigen Muskelabbau interessiert sind. Dabei ist die Metabole Diät keine kurzfristige »Diät« im klassischen Sinne, sondern eine Ernährungsform mit der sich langfristige Erfolge erzielen lassen.

Die Metabole Diät hat sich für mich persönlich, ebenso wie für die vielen begeisterten Anwender dieser LOW CARB Ernährungsform als überaus effektiv und dauerhaft praktizierbar erwiesen. Trotz umfangreicher Erkenntnisse über die angeblich »richtige Ernährung« hatte sich meine körperliche Verfassung ab Anfang 30 über die Jahre hinweg langsam und zunehmend verschlechtert.

Ich habe zwar regelmäßig 3-4 Mal pro Woche im Fitness-Studio trainiert und zusätzlich Ausdauertraining absolviert, trotzdem bin ich langsam aber sicher immer mehr außer Form gekommen. Ausschlaggebend hierfür war meine falsche Ernährung sowie meine überwiegend sitzende berufliche Tätigkeit. Mein Stoffwechsel war regelrecht »eingeschlafen« und das Kraft- und Ausdauertraining nütze wenig, um ihn wieder in Schwung zu bringen.

So oder ähnlich geht es vielen Menschen, die zwar regelmäßig ins Fitness-Studio gehen oder andere Sportarten betreiben, ihren Körper aber trotz jahrelangem Training nicht endscheidend verbessert haben. Denn wer nur Zeit in das Training investiert und dabei die Ernährung vernachlässigt, wird die überflüssigen Fettpölsterchen und Kilos auf der Waage nie los werden.

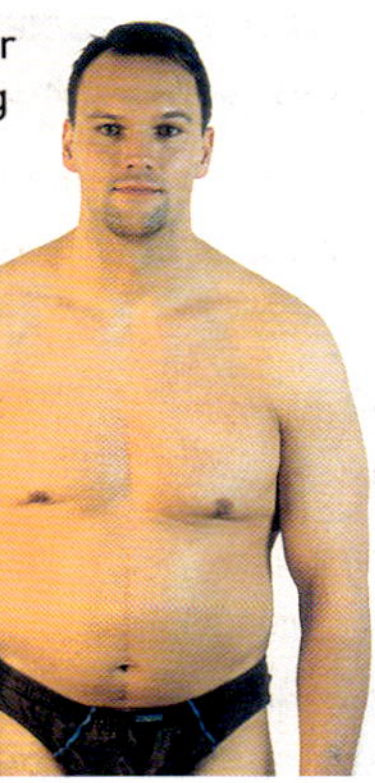
Januar
106 kg

Motiviert, endlich »etwas zu ändern«, begann ich im Januar 2003 deutlich übergewichtig mit der Metabolen Diät. Meine Ernährung bestand fortan aus viel Eiweiß (um keine Muskeln zu verlieren), wenig Kohlenhydraten (um effektiv Fett zu verbrennen) und einer moderaten Menge an gesunden Fetten. Mein Ziel war es, so viel Körperfett wie möglich abzubauen und dabei ein Maximum an Muskeln zu er-halten. Drei Monate später zeigte die Waage 14 Kilo weniger an und mein Körper hatte sich deutlich verändert.

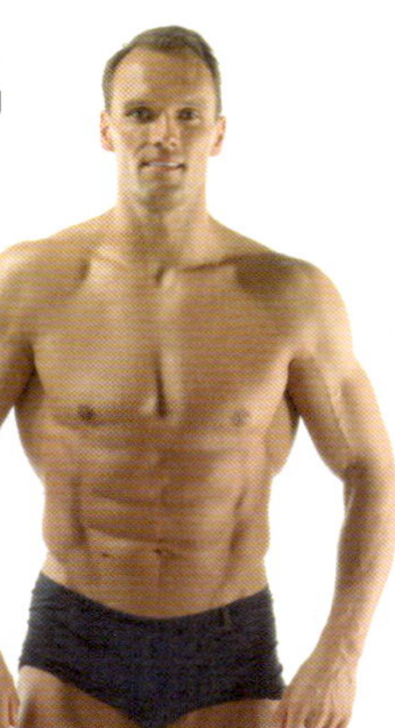
April
92 kg

Inzwischen sind mehr als 10 Jahre vergangen und die interessante Erkenntnis ist, dass die einmal erreichte Form mit der Metabolen Diät relativ einfach gehalten werden kann.

Dank kohlenhydratarmer Ernährung und regelmäßigem Kraft- und Ausdauertraining hat sich mein Körpergewicht heute bei 96 kg eingependelt, der Hüftspeck ist nicht mehr zurückgekehrt und die Bauchmuskeln sind immer noch gut zu erkennen.

Versuchen auch Sie die Metabole Diät und machen Sie die LOW CARB Ernährung zu Ihrer Lebenseinstellung. Egal mit welcher Zielsetzung Sie die Metabole Diät beginnen – sei es der Abbau von Körperfett um endlich wieder Ihre Bauchmuskeln zu sehen, ein paar Kilo mehr fettfreie Muskelsubstanz aufzubauen oder einfach nur um schlanker zu sein – bringen Sie sich in Form und erreichen auch Sie endlich den Traumkörper, den Sie sich schon lange wünschen.

MIT LOW CARB ZUR WUNSCHFIGUR!

VON CLAUDIA WERNIG
AUTORIN

Als Leistungssportlerin war ich jahrelang damit konfrontiert mein Gewicht unter Kontrolle zu halten. Nach der Geburt meines dritten Kindes stand ich jedoch vor einer großen Herausforderung: Da die Schwangerschaft nicht ganz unproblematisch verlaufen war, habe ich neun Monate lang gegessen worauf ich Appetit hatte. Das waren vorrangig Kohlenhydrate, da mich allein beim Gedanken an Fleisch oder Eier Übelkeit überkam. Das Resultat: Ich nahm in der Schwangerschaft 23 kg zu!

Sieben Monate nach der Geburt war ich immer noch mit 11 kg Übergewicht gesegnet und das trotz regelmäßigem Training im Fitness-Studio, das ich bereits wenige Wochen nach der Geburt wieder aufgenommen hatte. Ich wurde das Gewicht einfach nicht mehr los. Mit der Metabolen Diät konnte ich endlich die Fortschritte erzielen die ich mir vorgestellt hatte. LOW CARB, also wenig Kohlenhydrate

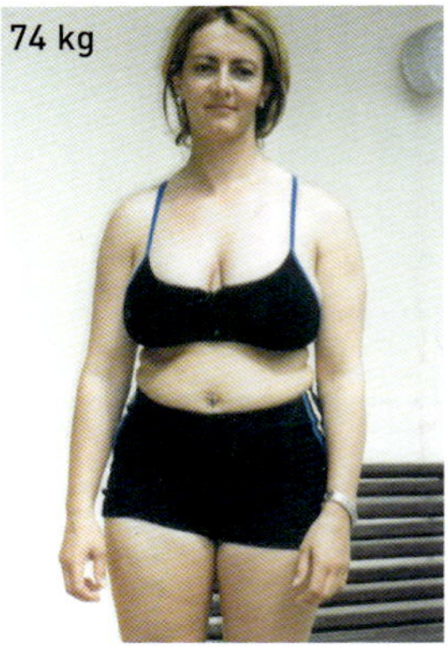

zu essen wurde zu meinem täglichen Grundsatz. Dazu viel Eiweiß und ausreichend Fett. Ich konnte innerhalb kürzester Zeit fühlen wie mein Körper darauf reagierte und sich zusehends veränderte. Verschwunden war dieses Gefühl der Trägheit.

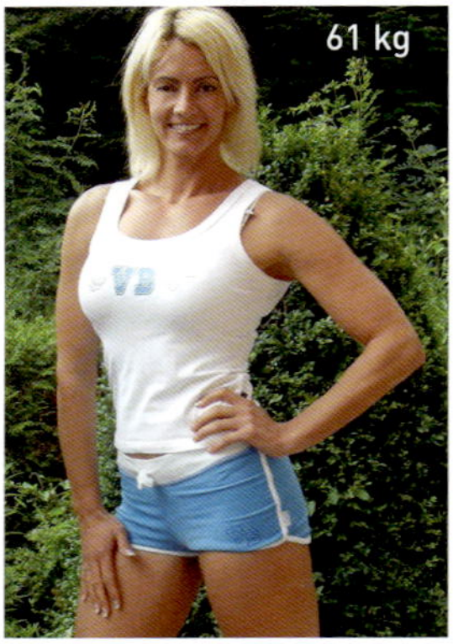

Nach 3 Monaten hatte ich von 74kg auf 63kg abgenommen und meine Wunschfigur erreicht. In den Jahren danach hat sich mein Körpergewicht dann auf 61kg eingependelt. Da ich als Mutter von 3 Kindern täglich gefordert bin etwas Leckeres zu kochen, habe ich mit der Zeit zahlreiche Variationen kohlenhydratarmer Rezepte kreiert. Schnell in der Zubereitung, abwechslungsreich und gesund soll es sein, meinem Partner und den Kindern schmecken und »last but not least« soll man dabei auch noch abnehmen.

Wer jetzt einen eintönigen Ernährungsplan mit Pute und Reis erwartet, den muss ich enttäuschen. Die Metabole Diät bietet unendlich viele Möglichkeiten kulinarisch zu schlemmen. Abwechslungsreiche Omelettes, Fisch oder Steak mit Gemüsevariationen, zwischendurch einen leckeren Proteinshake mit Früchten oder ein süßes Dessert. Meine Rezepte helfen Ihnen dabei Ihre Ernährung problemlos umzustellen. Sie werden staunen wie vielseitig die Metabole Diät ist – und vor allem wie wirkungsvoll!

Mit diesem Buch erhalten Sie das Konzept einer effektiven Ernährungsform, mit der Sie sich abwechslungsreich und gesund ernähren können um innerhalb kurzer Zeit Ihren Körper zu verändern. Und das nicht nur um Ihre Wunschfigur zu erreichen, sondern auch auf Dauer beizubehalten. Viel Spass beim Kochen und guten Appetit!

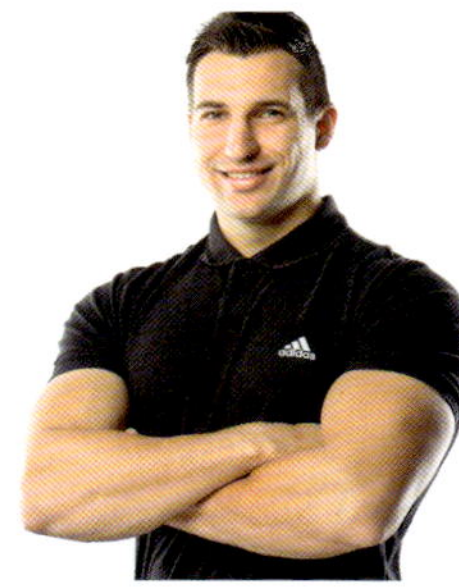

LOW CARB? HIGH CARB?

ODER BEIDES?

VON PHILIPP RAUSCHER
BACHELOR IN ERNÄHRUNGSBERATUNG
www.logisch-ernaehren.com

In der Ernährungswissenschaft sowie im Sport, insbesondere in der Fitness-Szene, herrscht seit Jahrzehnten die gleiche Kontroverse. Kohlenhydrate ja oder nein? Fettarm oder doch lieber nicht? Und beide Ernährungsansätze scheinen ihre Vor- und Nachteile zu besitzen. Leider tendieren viele Sportler und Diäthaltende meist dazu, sich einem der beiden Extreme zu verschreiben.

So wird mit LOW CARB meist eine ketogene Ernährungsform in Verbindung gebracht, die praktisch nahezu alle Kohlenhydrate aus der Ernährung zu streichen versucht und unter HIGH CARB versteht man meist die typische Pute-Reis-Diät, die Bodybuilder in der Vergangenheit zur Körperfettreduktion genutzt haben und die keinen großen Spielraum für Nahrungsfette zulässt. Und mit beiden Varianten konnten während vergangenen Tagen bereits beachtliche

Erfolge erzielt werden, mit der persönlichen Bestform an deren Ende. Leider jedoch meist auch mit massiven Einschränkungen der Lebensqualität.

Die Metabole Diät hingegen versucht sozusagen das Beste aus beiden Welten zu vereinen. Es handelt sich um eine flexible Diätmethode die sich je nach Art des Trainings, der Trainingszeit und der trainingsfreien Tage an den individuellen Alltag anpasst. Und das Gleiche gilt ebenso für den Stoffwechsel einer jeden Person. Anders als bei anderen Diäten wird nicht mit festen Grammangaben gearbeitet, sondern mit prozentualen Werten, die sich an der Stoffwechselrate des Anwenders orientieren.

Neben gut ausgeklügelten Timing-Strategien für Kohlenhydrate und Fette, die sich nicht nur auf den einzelnen Tag beziehen (mehr Kohlenhydrate und weniger Fett rund um die Trainingseinheiten, weniger Kohlenhydrate und mehr Fett zu den restlichen Mahlzeiten), sondern auch darauf ob trainiert wird oder nicht (mehr Kohlenhydrate und weniger Fett an Trainingstagen, weniger Kohlenhydrate und mehr Fett an freien Tagen), bietet die Metabole Diät reichlich Möglichkeiten, den Stoffwechsel so stark wie möglich anzuregen. Und zwar um optimal Fett zu verbrennen, ohne dabei Muskelmasse zu verlieren – im Idealfall sogar noch aufzubauen!

Dies wird erreicht durch das Einbeziehen von bewährten Diät-Strategien wie Calorie-Cycling und regelmäßigen Refeeds. Unterm Strich bekommt der Diäthaltende mit den Prinzipien der Metabolen Diät also nicht nur die in meinen Augen besten Diätstrategien an die Hand, sondern gleichzeitig auch eine flexible Möglichkeit der Ernährungsgestaltung, die sich an Vorlieben und Geschmack des Einzelnen orientieren.

Denn anders als bei langweiligen Standard-Diäten mit strikten Plänen und Vorschriften, gibt es bei der Metabolen Diät kein starres Schema welches genaue Mahlzeitenpläne und Lebensmittel vorschreibt. Im Gegenteil. Der Anwender kann hier vollkommen frei entscheiden und seine persönliche Diät an den Eckpunkten der Empfehlungen der Metabolen Diät ausrichten, welche sowohl Platz für kohlenhydratreiche, als auch fetthaltigere kohlenhydratarme Nahrungsmittel bietet. Der hohe Proteinanteil der Metabolen Diät sorgt zudem für ein gutes Sättigungsgefühl und einen maximalen Muskelschutz während unterkalorischer Diätphasen und für ausreichend Baustoff für Muskelmasse während überkalorischer Aufbauphasen, die erfahrungsgemäß mittels der Metabolen Diät sehr »lean« ausfallen.

Doch neben all den physiologischen Vorteilen dieser Ernährungsform, kommen auch weitere mental wichtige Aspekte hinzu. Dadurch dass bei der Metabolen Diät nichts verboten wird und sowohl Kohlenhydrate als auch Fette ihren berechtigten Platz haben, fällt es dem Anwender in der Regel deutlich einfacher, diese Ernährung auch langfristig durch- und beizubehalten.

Zusammenfassend kann also gesagt werden, dass die Metabole Diät eine Symbiose aus wissenschaftlich fundierten Diätstrategien und praxisnahen Anwendungsmöglichkeiten darstellt und eine »Erfolgsgarantie« somit praktisch inklusive ist!

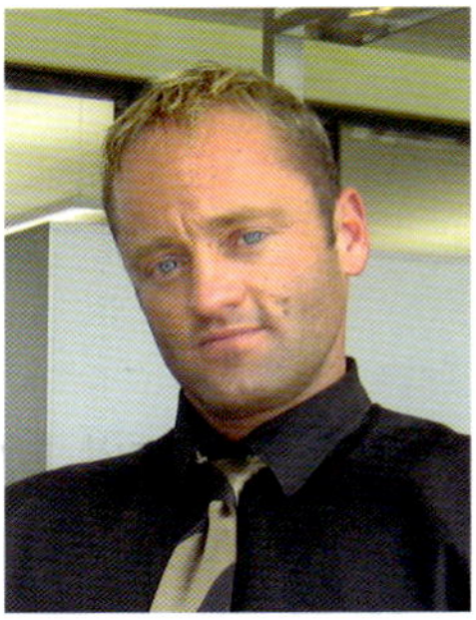

DIE METABOLE DIÄT

STRATEGISCHE KOHLENHYDRATZUFUHR

VON DR. MED. TORSTEN ALBERS
SPORT- UND ERNÄHRUNGSMEDIZINER
www.albers-concepts.com

Verfolgt man die Diskussionen hinsichtlich der optimalen Ernährungsempfehlungen zur Gewichtsreduktion, sowohl in der Tagespresse, als auch in der Fachliteratur, so gewinnt man eine Erkenntnis sofort: Es herrscht massive Uneinigkeit in der Fachwelt! Nicht nur, dass die Ernährungsempfehlungen zum Körperfettabbau sich unterscheiden, nein, die Forscher behaupten sogar Gegenteiliges.

So wird einerseits das Fett als »Fett macht fett« verteufelt, Kohlenhydrate hingegen als die »Schlankmacher« angepriesen. Andere Forscher folgern aus Studien, dass ein geringer Kohlenhydratanteil entscheidend für den Fettabbau sei, da dadurch weniger vom »Mast- und Hungerhormon« Insulin ausgeschüttet werde und dies für die Gewichtsreduktion der entscheidende Punkt sei. Ich persönlich verfolge als Arzt, Sportmediziner, Ernährungsexperte und selbst aktiver Kraftsportler seit Jahren diese Diskussionen in der

Fachwelt. Meine jahrelange Erfahrung als Wissenschaftler und Betreuer von Forschungsprojekten und auch meine persönliche Lebenserfahrung haben mich gelehrt, dass die Wahrheit im Leben oft in der Mitte liegt.

Und auch bei diesem Thema scheint es mir wenig zielführend zu sein, die Kohlenhydrate entweder hoch zu loben oder zu verteufeln. Das Gleiche gilt für das Bauchspeicheldrüsenhormon Insulin, das vom Körper als Antwort auf eine Kohlenhydratzufuhr und damit Blutzuckeranstieg ausgeschüttet wird. Denn: Auch wenn Insulin unter Umständen das Fettgewebe anwachsen lässt, so führt es jedoch auch zu einem verstärkten Eiweißaufbau in der Muskulatur. Somit ist dieses Hormon mit für den Sportlern positiven wie negativen Effekten verbunden und es kommt bei einer drastischen Reduktion der Kohlenhydrate zu einem Ausbleiben des Muskelaufbaus, ebenso wie es zu einem Anstieg des Körperfetts bei einer »Kohlenhydratmast« kommt, selbst wenn dabei kaum Fett gegessen wird.

Allein unter diesen rein physiologischen Aspekten kann es für einen Kraftsportler nur sinnvoll sein, die Kohlenhydratmenge moderat zu gestalten. Ein gewisses Maß an Kohlenhydraten und damit Insulinfreisetzung für den Muskelaufbau (muskel-anabole Effekte des Insulins), aber nicht so viele Kohlenhydrate, dass es parallel auch zu einem unerwünschten Fettaufbau kommt. Diese »goldene Mitte« der Kohlenhydratzufuhr liegt bei vielen Athleten bei 100-200g täglich.

Werden nun die Kohlenhydrate – wie im Rahmen der Metabolen Diät empfohlen – auch noch an strategisch günstigen Tageszeitpunkten (früh morgens sowie vor und nach dem Training) zugeführt, so werden die anabolen Effekte des Insulins am besten genutzt, ohne dass die negativen Insulinwirkungen im Bereich des Fettaufbaus zum Tragen kommen können.

An trainingsfreien Tagen sollte die Kohlenhydratzufuhr im Verlauf des Tages immer geringer werden und abends auf ausschließlich Protein und Fett umgestellt werden, da bei stoffwechselgesunden Menschen der Insulinanstieg bei Kohlenhydratzufuhr gerade abends besonders hoch ist.

Als weiteren sehr praxisrelevanten Aspekt darf man nicht vergessen, dass die Metabole Diät keine Extremform unter den vielen empfohlenen Diäten und propagierten Kostformen darstellt. Vielmehr ist diese Gestaltung der Ernährung mit einer großen Auswahl an »erlaubten« Lebensmitteln verbunden. »Verboten« ist nur sehr wenig.

Dadurch lässt sich die Metabole Diät lebenslang beibehalten. Und der Erfolg einer Diät ist selten darin begründet, wie sich diese genau von den Nährstoffanteilen zusammensetzt. Entscheidend ist, ob diese Kostform langfristig über Jahre praktiziert werden kann. Erst dann kann diese auch erfolgreich sein. Die vielen positiven Rückmeldungen der Athletinnen und Athleten, sowie Nichtsportler, die die Metabole Diät mit Erfolg jahrelang zur Körperfettreduktion und zum Muskelaufbau eingesetzt haben und auch heute noch tun, bestätigen, dass das Konzept tatsächlich wirkt und dauerhaft umsetzbar ist.

Der Erfolg ist dabei so einhellig aus den Erfahrungsberichten zu entnehmen, dass ich als Referent und Dozent bei vielen Vorträgen und Diskussionen immer wieder gerne auf diese Strategie der »strategischen Kohlenhydratzufuhr« hinweise. Ich kann diese Kostform guten Gewissens dem ambitionierten Fitness- und Bodybuilding-Athleten, aber auch den untrainierten Beginnern im Fitness-Studio, sowie allen nicht sportlich aktiven Menschen empfehlen.

DIÄTEN
IM VERGLEICH

VON STEPHAN KORTE

KAPITEL 1

Das »Diäten Dilemma«

Die Anzahl der verheißungsvoll angepriesenen Diäten und Strategien zur Gewichtsabnahme nimmt seit Jahren unaufhörlich zu. Sämtliche Illustrierten, Frauenzeitschriften und Fitness-Magazine präsentieren in regelmäßigen Abständen ihre neuen »Wunderdiäten« mit sensationellen Schlagzeilen: »Obstdiät – 9 Kilo in 2 Wochen ohne zu hungern« oder »In 17 Tagen zum Waschbrettbauch«. So oder ähnlich lauten die Titel auf den Covern diverser Magazine.

Und immer wieder werden derartige »Blitzdiäten« von Diätwilligen praktiziert in der Hoffnung einen dauerhaften Gewichtsverlust zu erzielen. Doch in den seltensten Fällen gelingt dies. Selbst wenn das Ziel der »Strandfigur« bis zum Sommer erreicht wird, die Gewichtszunahme nach Wiederaufnahme der alten Essgewohnheiten ist die unweigerliche Konsequenz der vorherigen raschen Gewichtsreduktion. Der berüchtigte »Jo-Jo-Effekt« macht fast allen Abnehmwilligen immer einen Strich durch die Rechnung.

Nach mehreren erfolglosen Versuchen das ungeliebte, überschüssige Körpergewicht in kurzer Zeit zu verlieren, sehen viele »Diätgeschädigte« ein, dass eine dauerhafte Ernährungsumstellung notwendig ist, um bleibende Erfolge zu erzielen. Als angeblich optimale Diätstrategie für eine langfristige Ernährungsumstellung hat sich sowohl in den breiten Schichten der Normalbevölkerung, als auch unter vielen Fitness-Sportlern und Bodybuildern eine fettarme Ernährungsform durchgesetzt – die so genannte »Low Fat Diät«.

Low Fat Diät

Nicht nur, dass die Diätclubkonzepte zahlreicher Fitness-Studios auf dieser Ernährungsform basieren, die Low Fat Diät wird auch von Seiten der großen Ernährungsgesellschaften und -institutionen seit Jahrzehnten gebetsmühlenartig als idealer Weg für eine dauerhafte Gewichtsreduktion angepriesen. Nicht zuletzt deshalb wird die fettarme Ernährung auch zur Behandlung von stark übergewichtigen

Personen eingesetzt, z.B. in speziellen Diätkliniken. Und die wenigen der bekannten Diäten, die von Experten als ideal angesehen werden, basieren nahezu einheitlich auf dem »Low Fat«-Konzept.

»Fett macht fett«, so lässt sich die Philosophie der Low Fat Diät in kurzen prägnanten Worten umschreiben. Hintergrund dieses Ansatzes ist, dass mit der Nahrung aufgenommenes Fett zunächst im Körper als Fett gespeichert wird. Außerdem wird argumentiert, dass Fett pro Gramm mehr als doppelt so viele Kilokalorien (kcal) aufweist wie Kohlenhydrate und Eiweiß.

Darüber hinaus sei Fett als Energielieferant unökonomischer als Kohlenhydrate, da Fett bei der Verbrennung im Körper mehr Sauerstoff benötigt. Aus diesen und vielen anderen Gründen müsse, so die Meinung vieler »Ernährungsexperten«, die Fettzufuhr auf ein Minimum beschränkt werden.

Kohlenhydrate werden hingegen als idealer Energiespender angesehen. Sie sättigen gut, geben Energie und tragen nicht zur Fettspeicherung bei, so die Theorie der Low Fat Befürworter. Kohlenhydrate dienen dem Körper als »Superbenzin« für hohe Leistungsfähigkeit, da sie bei ihrer Verbrennung weniger Sauerstoff benötigen. Der Sättigungseffekt sei aufgrund der geringeren Energiedichte (Kalorien pro Gramm) besser als bei Fett.

Und außerdem: Ein Überschuss an Kohlenhydraten wird zunächst einmal im Körper als Glykogen (= Speicherform der Kohlenhydrate in der Leber und der Skelettmuskulatur) gespeichert. Erst wenn die Glykogenspeicher maximal gefüllt sind, werden Kohlenhydrate in Fett umgewandelt und dafür müsse man, so die Low Fat Befürworter, Unmengen dieses Energielieferanten verzehren, mehr als die meisten (angeblich) schaffen...

Auch viele Fitness-Sportler und Bodybuilder wählen die Low Fat Diät zur Gewichtsreduktion, sei es für einen Wettkampf oder einfach nur um eine bessere Figur zu erreichen. Die prozentuale Verteilung der einzelnen Nährstoffe ist bei dieser Diätform entsprechend kohlenhydratlastig. So werden typischerweise 60-70% der täglichen Kalorienzufuhr durch Kohlenhydrate gedeckt.

Dies wird durch eine extrem geringe Fettzufuhr erreicht. So ist es gerade unter Wettkampfsportlern im Bodybuilding und Fitnessbereich keine Seltenheit, dass weniger als 5% der Gesamtkalorien in Form von Fett zugeführt werden.

Die Athleten ernähren sich dann oft ausschließlich von Reis, Pute und gedünstetem Gemüse, und das über Wochen hinweg. Die geringen Fettmengen, die in diesen Nahrungsmitteln enthalten sind, addieren sich auf nur wenige Gramm pro Tag, woraus sich der extrem niedrige prozentuale Energiebeitrag der Fette ergibt.

Beim »Otto-Normalverbraucher«, der sich für eine fettarme Ernährung entschieden hat, soll natürlich irgendwo auch der Genuss beim Essen nicht zu kurz kommen. Deshalb landen die meisten Abnehmwilligen mit der »Low Fat«-Kost bei einem eher moderaten Fettanteil von 20-30% der zugeführten Gesamtkalorien. Liegt nun die Kalorienzufuhr nicht deutlich unter dem täglichen Kalorienverbrauch, dann lässt sich mit einer derartigen Ernährungsform (viel Kohlenhydrate, moderater Fettanteil) kein Fettabbau erzielen. Langfristig trägt diese Kombination eher zu einem Anstieg des Körperfettgehaltes bei.

Bleibt zum Schluss noch das Eiweiß: Bodybuilder und Kraftsportler, sowie ambitionierte Fitness-Sportler schwören auf einen vergleichsweise hohen Eiweißgehalt in der Ernährung, wohl wissend, dass Eiweiß als Baustoff für den Körper und damit für die Muskulatur besonders wichtig ist. Also lieber ein bisschen mehr als zu wenig, so der Ansatz, der in den meisten Fällen einen Proteinanteil von 25-35% der Gesamtkalorien ergibt. Fitness- und Breitensportler bzw. Normalbürger legen erfahrungsgemäß weniger Wert auf eine hohe Eiweißzufuhr und nehmen beim »Low Fat«-Konzept im Durchschnitt 15-20% der Gesamtkalorien in Form von Eiweiß zu sich.

Hier noch einmal im Überblick die typische Nährstoffverteilung bei der Low Fat Diät, zum einen beim ambitionierten Sportler, zum anderen beim »Otto-Normalverbraucher«, der einfach nur ein paar Kilo abnehmen möchte:

PROZENTUALE NÄHRSTOFFVERTEILUNG FÜR DIE LOW FAT DIÄT		
	Ambitionierter Sportler	**Breitensportler, Normalbürger**
Eiweiß	25-35% Medium Protein	15-20% Low Protein
Kohlenhydrate	60-70% High Carb	55-65% High Carb
Fett	<5-10% Low Fat	20-30% Medium Fat

Die langjährigen Erfahrungen mit der Low Fat Diät haben gezeigt, dass Bodybuilder damit ihre Wettkampfform erreichen können und dass der Normalbürger typischerweise 5-10kg Körpergewicht im Verlauf von mehreren Monaten verlieren kann, wenn er seine Ernährung auf weniger Fett und mehr Kohlenhydrate umstellt. Vorausgesetzt jedoch die Kalorienzufuhr liegt unter dem Kalorienverbrauch, wie dies bei jeder Diät mit dem Ziel der Gewichtsabnahme der Fall sein sollte.

Nichtsdestotrotz gibt es aber ebenso viele, oder wenn nicht sogar noch mehr Personen, die mit einer fettarmen und kohlenhydratreichen Ernährung nur 2-3kg an Körpergewicht verlieren und mit den Ergebnissen alles andere als zufrieden sind. Das berüchtigte »Plateau« bei der Gewichtsreduktion stellt sich bei ihnen sehr früh ein, »es geht einfach nichts mehr«, trotz massiver Kalorienreduktion. Der Stoffwechsel passt sich an, fährt auf Sparflamme und selbst mit einer »Hungerkost« stellt sich kein weiterer Gewichtsverlust ein. Eine Situation, die bei der Low Fat Diät erfahrungsgemäß relativ häufig und schnell eintritt.

Erschwerend hinzu kommt, dass die Nahrungsmittelauswahl bei der Low Fat Diät alles andere als umfangreich ist. Fetthaltige Nahrungsmittel stehen schließlich nicht auf dem Speiseplan. Die oft sehr einseitige Ernährung ist ein wichtiger Grund dafür, warum viele Anwender diese Ernährungsform nicht dauerhaft durchhalten.

Außerdem, so die jahrelangen Erfahrungswerte, zeigt sich der Fettabbau bei der Low Fat Diät eher in den Bereichen, die sowieso bereits wenig Körperfett aufweisen. Hartnäckige Fettdepots, wie z.B. bei Männern in der Bauchregion, bei Frauen im Bereich der Hüften und Oberschenkel zeigen oftmals sogar nach monatelanger Low Fat Diät nur wenig Veränderung.

Bodybuilder berichten zudem von einem überproportional hohen Verlust an Muskelsubstanz im Verlauf einer mehrwöchigen Low Fat Diät. Was nützt es, wenn der Athlet zwar hart und definiert auf der Wettkampfbühne steht, aber zu wenig Muskelmasse aufweisen kann?

Aus den Erfahrungen, dass es bei der Low Fat Diät häufig sehr früh zum Stillstand der Diätbemühungen kommt, sie aufgrund der oft einseitigen Ernährung langfristig für die meisten Anwender nicht praktizierbar ist, hartnäckige Körperfettdepots sich kaum bekämpfen lassen und obendrein zuviel Muskelsubstanz geopfert wird, resultierte schließlich eine weitere grundsätzliche Ernährungsform, die »Ketogene Diät«.

Ketogene Diät/Anabole Diät

Während die Low Fat Diät jahrzehntelang als das »Nonplusultra« zur Gewichtsreduktion und Verbesserung der allgemeinen Gesundheit zählte, wird der tatsächliche Nutzen dieser Ernährungsform inzwischen mehr und mehr angezweifelt. Die Zahl der Befürworter der fettreichen ketogenen Diät nimmt hingegen kontinuierlich zu.

Bereits in den siebziger Jahren machte der amerikanische Mediziner Dr. Robert C. Atkins die Öffentlichkeit auf die ketogene Ernährungsweise aufmerksam. Seine Empfehlungen einer fettreichen und kohlenhydratreduzierten Ernährung waren damals revolutionär. Heutzutage ist die »Atkins-Diät« weltweit bekannt. Sie stellt die ursprüngliche Form der ketogenen Diät dar.

Die ketogene Diät stellt die Grundsätze der fettarmen Ernährung auf den Kopf. Ein Blick auf die Nährstoffzusammensetzung macht dies deutlich: Der prozentuale Anteil der Fette an der Gesamtenergiezufuhr liegt nämlich bei 55-70%. Weitere 25-35% der Gesamtkalorien werden durch Eiweiß abgedeckt und nur maximal 5% durch Kohlenhydrate.

Bei dieser Ernährungsform zur Gewichtsreduktion werden Kohlenhydrate und das Bauchspeicheldrüsenhormon Insulin zum Feind erklärt. Die Befürworter der ketogenen Diät argumentieren wie folgt: Die mit der Nahrung aufgenommenen Kohlenhydrate gelangen in Form von Glukose in den Blutkreislauf. Der Blutzuckerspiegel steigt an und Insulin sorgt für einen Ausgleich indem es Glukose aus dem Blut zunächst in die Muskelzellen transportiert, wo diese als Glykogen gespeichert wird.

Die Fähigkeit Glykogen zu speichern ist jedoch beschränkt. Etwa 100g können in der Leber und 200-500g im Muskelgewebe gespeichert werden. Macht zusammen 300-600g Kohlenhydrate. Mit der kohlenhydratreichen Low Fat Diät werden diese Werte leicht überschritten. Die »überschüssigen« Kohlenhydrate werden mit Hilfe des Insulins in Fett umgewandelt und wandern direkt in die Körperfettdepots wozu auch die Leber gehört. Außerdem schleust Insulin Fettsäuren aus der Nahrung in die Fettzellen ein und hemmt obendrein noch den Abbau von Körperfett, so die Keto-Anhänger.

Der große Vorteil, so argumentieren die Befürworter der ketogenen Diät, liege darin, dass der Körper auf maximale Fettverbrennung umgestellt wird. Die Wirkungsweise der ketogenen Diät basiert auf der Theorie einer gesteigerten Verwertung von Fettsäuren zur Energiebereitstellung. Anstelle von Kohlenhydraten werden Fettsäuren aus der Nahrung (deshalb der hohe Fettanteil) und den Körperfettdepots als Energiequelle genutzt. Letzteres funktioniert folgendermaßen:

Aufgrund der geringen Kohlenhydratzufuhr fällt der Blutzuckerspiegel ab. Der Körper reagiert darauf mit der Produktion des Hormons Glukagon. Glukagon sorgt dafür, dass das Gehirn weiterhin mit Blutzucker versorgt wird und greift dabei auf die Glykogenreserven der Leber zurück. Sind auch diese erschöpft und es werden keine Kohlenhydrate über die Nahrung zugeführt, dann sorgen Hormone (Adrenalin, Wachstumshormon u.a.) dafür, dass Fettsäuren aus den Körperfettdepots aufgespalten werden. Dabei entstehen »Ketonkörper«, die nicht nur vom Gehirn, sondern auch von der Muskulatur als Energiequelle genutzt werden können, so die Keto-Theorie. Eine strikt ketogene Ernährung führt innerhalb weniger Tage dazu, dass im Blutkreislauf mehr Ketonkörper als Glukose zirkulieren, ein Zustand den man als »Ketose« bezeichnet. Von diesem Begriff ist auch der Name »ketogene Diät« abgeleitet.

Als weiterer Vorteil der ketogenen Diät wird ein verminderter Appetit genannt. Durch den hohen Fettanteil der Nahrung wird die Magenentleerung verzögert, was zu einer länger anhaltenden Sättigung führt. Zudem hemmen Ketonkörper den Appetit. Klar, dass es aufgrund der reduzierten Kalorienzufuhr zwangsläufig zur Gewichtsabnahme kommt. Kritiker der ketogenen Diät weisen darauf hin, dass der Gewichtsverlust in den ersten 1-2 Wochen überwiegend aus Wasser besteht. Durch die extrem niedrige Kohlenhydratzufuhr sind die Glykogenspeicher erschöpft. Da 1g Glykogen bekanntlich etwa 2,7g Wasser bindet, wird im glykogenerschöpften Muskelgewebe deutlich weniger Wasser gespeichert. Das erklärt, warum der Gewichtsverlust anfangs überwiegend aus Wasser besteht. Zu einem spürbaren Fettabbau kommt es erst nach Wochen strikt ketogener Diät. Neben der ursprünglichen ketogenen Diät gibt es noch eine modifizierte Variante, die vornehmlich von Bodybuildern, Kraft- und Fitness-Sportlern praktiziert wird, die »Anabole Diät«.

1997, während eines Aufenthaltes in den USA, machte mich mein Bekannter und damaliger Trainingspartner Michael Soong auf die »Anabolic Diet« aufmerksam. Der kanadische Mediziner Dr. Mauro DiPasquale hatte kurz zuvor seine revolutionären Ernährungsgrundsätze in einem Buch veröffentlicht. Anstatt extrem fettarm und kohlenhydratreich zu essen, empfiehlt auch er genau das Gegenteil: Viel Fett und wenig Kohlenhydrate. Dr. DiPasquales Diät sieht allerdings einige Modifikationen der ketogenen Diät vor und ist dadurch auf die Bedürfnisse von Sportlern abgestimmt.

An 5-6 Tagen wird eine strikt ketogene Diät befolgt, bei der maximal 30g Kohlenhydrate pro Tag verzehrt werden. Anschließend folgen 1-2 so genannte »Aufladetage« an denen »Alles« gegessen werden darf. Seine Variation der ketogenen Diät erklärte Dr. Mauro DiPasquale wie folgt: Intensives Krafttraining, wie es von Bodybuildern, Kraft- und Fitness-Sportlern sowie leistungsorientierten Athleten anderer Sportarten betrieben wird, benötigt Glukose als Energielieferant und entleert die Glykogenspeicher der Muskulatur. Führt der Sportler nach dem Training keine Kohlenhydrate zu, sondern ernährt sich strikt ketogen, dann entleeren sich die Glykogenspeicher in der Muskulatur mit jeder Trainingseinheit immer weiter. Das führt zu Krafteinbußen, der Muskel-Pump im Training wird immer geringer und schließlich werden muskeleigene Eiweiße angegriffen um diese als Energielieferanten zu nutzen. Alles andere als ideal für hart trainierende Sportler.

Aus diesem Grund wird bei der Anabolen Diät an ein oder zwei Tagen (hintereinander) die Kost kohlenhydratreich gestaltet. Dies dient dazu, die Glykogenspeicher wieder aufzufüllen. Denn die Speicher sind nach 5-6 Tagen ohne Kohlenhydratzufuhr und einigen Trainingseinheiten definitiv erschöpft. An den Aufladetagen kann man angeblich Unmengen Kohlenhydrate und sogar viel Fett essen, ohne fett zu werden, so Dr. DiPasquales Theorie.

Zum Ende meiner Reise lernte ich während eines Besuches in Toronto/Kanada Dr. DiPasquale persönlich kennen und erfuhr mehr über seine Anabolic Diet, so dass ich mich entschied diese Ernährungsform auszuprobieren. Fortan strich ich sämtliche kohlenhydratreiche Lebensmittel wie Kartoffeln, Haferflocken, Nudeln, Brot und Reis aus meinem Ernährungsplan und ernährte mich unter der Woche vornehmlich von Eiern, Käse und Fleisch, also extrem kohlenhydratarm. Am Wochenende praktizierte ich die 2 empfohlenen Aufladetage und verschlang Fast-Food, Kuchen, Eiscreme...

Die Anfangserfolge waren gut. Innerhalb von 3 Monaten hatte ich meinen Körperfettanteil von 16% auf 11% reduziert. Zufrieden mit meinen Erfolgen entschloss ich mich ein Buch über diese Diätform zu schreiben. Einige Monate später wurde das Buch mit dem Titel »Die Anabole Diät« veröffentlicht. Das Thema war zur damaligen Zeit so revolutionär, dass es entsprechende Kritik von vielen Seiten hagelte. Ein Umstand, der normal ist, wenn man etwas behauptet was nicht der allgemein gültigen Meinung entspricht. Inzwischen zählt die Anabole Diät zu den bekanntesten Diätformen im deutschsprachigen Raum.

Viele Sportler haben diese spezielle Ernährungsform ausprobiert. Motiviert durch die Anfangserfolge folgt der Versuch sich dauerhaft nach den Grundsätzen der Anabolen Diät zu ernähren. Ein Unterfangen, was sich in der Praxis häufig als schwierig erweist. Die Gründe dafür sind verständlich: Eine Reduzierung der Kohlenhydrate auf ein absolutes Minimum (maximal 30g/Tag), wie es diese Diät erfordert, setzt äußerst viel Disziplin voraus. Schon der kleinste Ausrutscher, sei es nur ein Apfel oder ein Stück Brot, gegessen in der kohlenhydratfreien Phase, mindert die Effektivität der Anabolen Diät deutlich und führt im schlimmsten Fall zum Gegenteil: Schnellem Fettaufbau und Gewichtszunahme.

Die stark fetthaltige Ernährung – wie sie die Anabole Diät erfordert – ist außerdem nicht Jedermanns Sache. Nach einigen Wochen kommen die meisten Anwender an den Punkt, an dem sie einfach kein fettes Fleisch, Käse, Öl und auch keine Eier mehr sehen, geschweige denn essen können. Die 1-2 Tage, an denen gesündigt werden darf und man angeblich »Alles« in sich hineinstopfen kann, sind auf Dauer keine Entschädigung für die extreme Disziplin und die eingeschränkte Lebensmittelauswahl während der übrigen 5-6 nahezu kohlenhydratfreien Tage. Zudem kommt es aufgrund der ungewohnt hohen Fettzufuhr häufig zu Magenproblemen.

Die Erfahrungen der Anwender haben gezeigt, dass man kurzfristig Erfolg mit der Anabolen Diät haben kann, langfristig ist es aber den wenigsten möglich, sich konsequent danach zu richten. Zusammengefasst ergibt sich für die ketogene Diätform folgende prozentuale Verteilung der Nährstoffe:

PROZENTUALE NÄHRSTOFFVERTEILUNG FÜR DIE KETOGENE DIÄT + ANABOLE DIÄT (KOHLENHYDRATFREIE TAGE)	
Eiweiß	25-35% Medium Protein
Kohlenhydrate	<5% NO Carb
Fett	55-70% High Fat

Bei der Anabolen Diät ändert sich die Nährstoffverteilung an den 1-2 kohlenhydratreichen Aufladetagen vorübergehend:

PROZENTUALE NÄHRSTOFFVERTEILUNG FÜR DIE ANABOLE DIÄT AN KOHLENHYDRATREICHEN AUFLADETAGEN	
Eiweiß	10-15% Low Protein
Kohlenhydrate	45-60% High Carb
Fett	30-40% Medium Fat

Metabole Diät

Sowohl die Anhänger der kohlenhydratlastigen und nahezu fettfreien Low Fat Diät als auch die der fettreichen, fast kohlenhydratfreien ketogenen Diät/Anabole Diät folgen beide in gewisser Weise effektiven Ansätzen. Wie bereits beschrieben, haben diese jedoch auch etliche Schwachpunkte. Auch wenn viele Abnehmwillige mit einer dieser Diäten Erfolge erzielt haben, so stehen dem ebenso viele oder sogar mehr erfolglose Versuche gegenüber, mit den beiden genannten »Extremformen« der Ernährung Körperfett abzubauen und gleichzeitig Muskelmasse zu erhalten. Die Metabole Diät ist eine Ernährungsform, die die Vorteile der beiden Philosophien mit maximaler Effektivität verbindet und die Nachteile weitgehend ausschaltet.

Wie bereits erwähnt, ist der Name von dem Begriff »Stoffwechsel« (»metabolism«) abgeleitet.

Stoffwechsel = Summe aller physikalischen und chemischen Körpervorgänge. Ist der Stoffwechsel »langsam«, dann spricht man auch von einem niedrigen Stoffwechselgrundumsatz.

Stoffwechselgrundumsatz = Kalorienmenge, die der Körper für das bloße Funktionieren braucht, auch wenn man den ganzen Tag liegen würde. Dazu kommt dann noch die Kalorienmenge für Bewegung/Aktivität und man erhält den Gesamtenergiebedarf.

Gesamtenergiebedarf = Anzahl der Kalorien, die der Körper pro Tag benötigt um das Körpergewicht unverändert beizubehalten, auch als täglicher Kalorienbedarf bezeichnet.

Das Hauptproblem der meisten Übergewichtigen und auch vieler Fitness- und Kraftsportler, sowie Bodybuilder – deren Körperfettanteil zu hoch ist – besteht darin, dass ihr Gesamtenergiebedarf sehr niedrig ist. Obwohl insgesamt wenig Kalorien gegessen werden, bleibt das Körpergewicht konstant und der Körperfettanteil nimmt schleichend zu. Der Stoffwechsel ist sozusagen »eingeschlafen«. Sie kennen das vielleicht aus eigener Erfahrung: Nach mehreren Wochen Diät arbeitet Ihr Organismus auf Sparflamme, der Gesamtenergiebedarf sinkt immer weiter ab, Sie müssen die Kalorienzufuhr mehr und mehr reduzieren, um weiterhin ein langsam sinkendes Körpergewicht auf der Waage zu registrieren. Das ständige Hungergefühl wird immer unangenehmer. Irgendwann stagnieren die Diätbemühungen und trotz drastisch eingeschränkter Kalorienzufuhr zeigen sich im Spiegel und auf der Waage keine Erfolge mehr. Ein häufig vorkommendes Szenario, das bei den meisten Diäten früher oder später eintritt.

Die Metabole Diät arbeitet hier effektiver: Durch gezielte und ausgewogene Zufuhr der richtigen Kohlenhydrate, Fette und Eiweiße, zusammen mit dem optimalen Timing der Nährstoffe kommt es erst deutlich später oder gar nicht zu einem Stillstand bei den Diätbemühungen (s. Kap. 4 Refeed). Der Gesamtenergiebedarf sinkt nicht so schnell ab, es wird ein nachhaltiger und gleichmäßigerer Körperfettabbau erzielt.

Und, wer mit Low Fat, ketogen oder anderen Diäten stagniert, kann oft doch wieder Fortschritte erzielen, wenn er auf die Metabole Diät umsteigt, so die Erfahrungswerte vieler zufriedener Anwender.

Dabei stellt die Metabole Diät keine Extremform der Ernährung dar. Im Gegensatz zu anderen Diätformen wird bei der Metabolen Diät keiner der drei Makro-Nährstoffe Kohlenhydrate, Eiweiß und Fett zum Feind erklärt. Durch die richtige Verteilung und ein optimales Timing der Nährstoffzufuhr werden vielmehr die positiven Eigenschaften eines jeden einzelnen Nährstoffs effektiv genutzt. Prinzipiell handelt es sich bei der Metabolen Diät um eine kohlenhydratarme (LOW CARB, nicht kohlenhydratfreie!) und eiweißreiche Ernährungsweise mit moderatem Fettanteil. Das Nahrungsmittelangebot für die Metabole Diät ist dementsprechend groß und abwechslungsreich, da fettarme, fettreiche sowie kohlenhydratreiche Lebensmittel verzehrt werden dürfen. Dies ist ein großer Vorteil gegenüber der Low Fat Diät und der ketogenen Diät bei denen auf viele Nahrungsmittel verzichtet werden muss.

Ein weit verbreiteter Fehler, der in vielen Diäten und Ernährungsstrategien immer noch verankert ist, ist die Berechnung der Kalorien- und Nährstoffzufuhr anhand des Körpergewichts. Sie alle kennen die Empfehlungen mindestens 2g Eiweiß pro Kilogramm Körpergewicht oder 40 Kalorien pro kg/Körpergewicht. Derartige »Standardempfehlungen« sind nicht sehr effektiv, da jeder Mensch über einen individuellen Stoffwechsel verfügt und die zugeführten Nährstoffe auch entsprechend individuell verwertet.

Bei der Metabolen Diät hingegen orientiert sich die Kalorien- und Nährstoffaufnahme am Gesamtenergiebedarf. Der Gesamtenergiebedarf gibt nämlich Aufschluss darüber, wie gut oder schlecht der Stoffwechsel des Einzelnen funktioniert. In der Praxis gibt es zahllose Beispiele die dies bestätigen. Nehmen wir zum Beispiel zwei Sportler, beide mit einem Körpergewicht von 80 Kilogramm (gleiche körperliche Aktivität). Der eine kommt mit 2000 Kalorien pro Tag aus, der andere mit 2500. Beide können mit der jeweiligen Kalorienzufuhr ihr Körpergewicht konstant halten. Der Unterschied? Ein unterschiedlich effektiv arbeitender Stoffwechsel. Würde man nun beiden die Standardempfehlung verabreichen und die Kalorien- und Nährstoffzufuhr anhand des Körpergewichts ermitteln, dann würde einer von beiden entweder zunehmen und/oder fett werden und der andere würde abnehmen und/oder keine Muskelsubstanz aufbauen.

Insbesondere was Eiweiß – den Muskelbaustein Nr. 1 – betrifft, basieren viele der gängigen Ernährungsformen immer noch auf veralteten Theorien. Es ist nicht richtig, dass sich die für den Muskelaufbau/-erhalt notwendige Eiweißzufuhr anhand des Körpergewichts orientieren muss. Oder besser noch allgemeiner, an einer Gramm-Empfehlung z.B. mindestens 200g Eiweiß pro Tag. Derart pauschale Empfehlungen werden dem individuell arbeitenden Stoffwechsel des Einzelnen nicht gerecht.

Warum muss ein schwergewichtiger 100-Kilo Athlet unbedingt mehr Eiweiß essen als ein 80-Kilo Athlet um Muskeln aufzubauen? Die Frage ist leicht zu beantworten: Er muss nicht. Denn es kann durchaus sein, dass der Leichtere von beiden – mit einem besseren Stoffwechsel und Kaloriengrundumsatz ausgestattet – sogar mehr Protein verwerten kann als der Schwergewichtler. Ja, er kann tatsächlich über einen höheren Kalorienbedarf verfügen.

In der Praxis sieht das dann so aus: Wir haben einen muskulösen 80-Kilo Athleten mit einem Körperfettanteil von unter 10% und einen »Schwergewichtler« mit Hüftspeck und einem Körperfettanteil von nahezu 20%. Während meiner aktiven Zeit im Powerlifting ging es mir ähnlich. Ich habe immer schön viel Eiweiß und Unmengen an Kohlenhydraten gegessen um bloß keine Muskeln und Kraft zu verlieren. Dabei hatte ich damals mit

120 Kilo Körpergewicht kaum mehr Muskeln als heute mit 96 Kilo – mein Körperfettanteil war jedoch deutlich höher.

Im Rahmen der Metabolen Diät wird die individuelle Stoffwechselsituation des Einzelnen optimal berücksichtigt und die Kalorien- und Nährstoffzufuhr den Zielen (Gewichtsabnahme, Gewichtszunahme, Körpergewicht konstant halten) entsprechend angepasst.

Bei der Ermittlung der Nährstoffverteilung wird zudem die körperliche Aktivität des jeweiligen Tages berücksichtigt. Man unterscheidet zwischen der Nährstoffzufuhr an Trainingstagen und an trainingsfreien Tagen. Insbesondere das richtige Timing der Kohlenhydratzufuhr ist von entscheidender Bedeutung. Um die Vorteile einer ausreichenden Kohlenhydratzufuhr (Glykogenspeicherung, Schaffung eines anabolen Umfeldes zum Erhalt/Aufbau von Muskelsubstanz etc.) zu nutzen und die Nachteile (Fettspeicherung, Hemmung des Fettabbaus etc.) zu vermeiden, werden Kohlenhydrate bei der Metabolen Diät nur zu ganz bestimmten Zeitpunkten verzehrt. Und zwar an Trainingstagen zum Frühstück, vor dem Training und direkt nach dem Training. An trainingsfreien Tagen werden außer zum Frühstück so gut wie keine Kohlenhydrate mehr zugeführt.

Die Trennung von Kohlenhydraten und Fett in einer Mahlzeit ist ebenso wichtig. Da es durch die Kohlenhydratzufuhr zu einem Insulinanstieg kommt, darf gleichzeitig nur wenig Fett zugeführt werden. Hochwertiges Protein ist hingegen Bestandteil jeder Mahlzeit.

Die ursprünglich entwickelte Nährstoffverteilung für die Metabole Diät betrug an Trainingstagen 60% Eiweiß, 30% Kohlenhydrate und 10% Fett. An trainingsfreien Tagen waren es 60% Eiweiß, 10% Kohlenhydrate und 30% Fett. Die Erfahrungen und umfangreichen empirischen Daten, die wir seit der erstmaligen Veröffentlichung der Metabolen Diät im Jahr 2003 ausgewertet haben, führten zu einer modifizierten Nährstoffverteilung:

PROZENTUALE NÄHRSTOFFVERTEILUNG FÜR DIE METABOLE DIÄT		
	Trainingstag	**Trainingsfreier Tag**
Eiweiß	50% High Protein	50% High Protein
Kohlenhydrate	35% Medium Carb	15% Low Carb
Fett	15% Low Fat	35% Medium Fat

Die Metabole Diät berücksichtigt die individuelle Stoffwechsellage des Einzelnen, sorgt für eine gezielte und ausgewogene Zufuhr der richtigen Kohlenhydrate, Fette und Eiweiße und optimiert das Timing der Nährstoffzufuhr. Daraus ergibt sich die ideale Ernährungsform für alle, die an einem schnellen Fettabbau OHNE gleichzeitigen Muskelabbau interessiert sind.

Und das Wichtigste: Die Metabole Diät ist keine »Diät« im klassischen Sinne, sondern eine Ernährungsform, die langfristig angewendet werden kann und mit der sich dauerhafte Erfolge erzielen lassen.

Metabole Diät vs. Low Fat Diät

Problematisch bei der Low Fat Diät ist die oft sehr einseitige Kost, was einer der wichtigsten Gründe dafür ist, warum die meisten Anwender diese Ernährungsform nicht dauerhaft durchhalten können bzw. wollen. Tagein, tagaus Reis, Pute, Magerquark etc., das ist sicherlich kein besonders abwechslungsreicher Ernährungsplan. Alle fetthaltigen Nahrungsmittel sind schließlich tabu. Nach kurzer Zeit kehren die meisten wieder zu ihrer gewohnten Ernährung zurück und erfahren den diättypischen »Jo-Jo-Effekt«: Körpergewicht und Körperfettanteil kehren wieder auf das Ausgangsniveau zurück und zwar schneller als ihnen lieb ist.

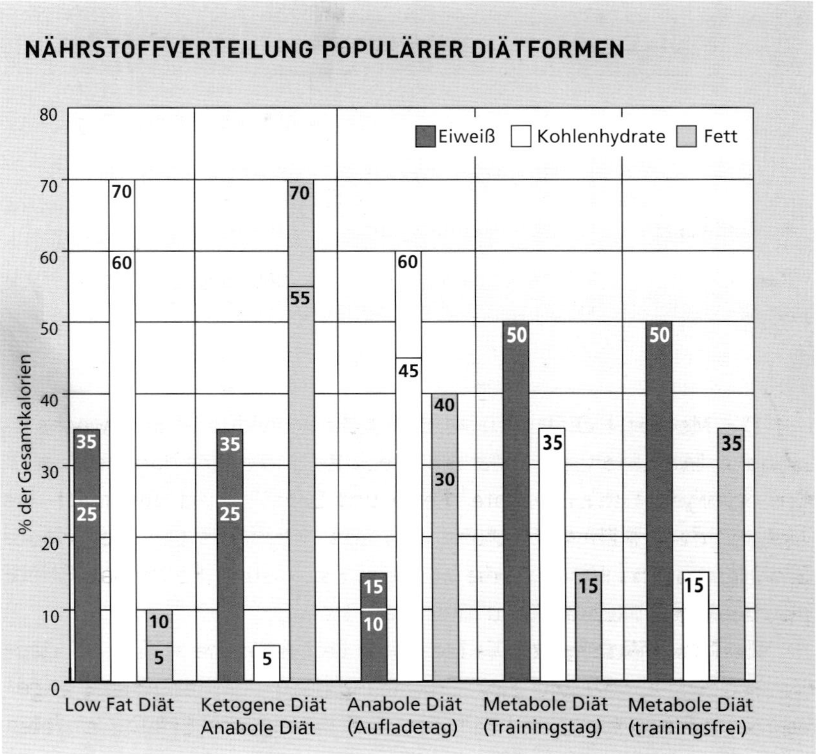

Im Rahmen der Metabolen Diät ist eine wesentlich größere Vielfalt an Lebensmitteln erlaubt. Denn einerseits sind auch fetthaltige Nahrungsmittel in den Plan integrierbar, andererseits auch sehr fettarme, kohlenhydratreiche die auch bei der Low Fat Kost auf dem Speiseplan stehen. Die Metabole Diät ist ideal für die langfristige Ernährungsumstellung geeignet und kann dauerhaft praktiziert werden, da sie keine »Diät« im klassischen Sinne ist.

Das berüchtigte »Plateau« bei der Gewichtsreduktion wird mit der Low Fat Diät oft sehr früh erreicht. Trotz weiterer Kalorienreduktion werden keine Fortschritte mehr erzielt. Der Stoffwechsel ist eingeschlafen, der Fettabbau stagniert.

Durch die optimale Nährstoffverteilung und eine abwechslungsreiche Ernährung wird mit der Metabolen Diät eine regelrechte Stoffwechselbeschleunigung erzielt. Gewichtsabnahme und Fettabbau gehen Hand in Hand. Effektive Nährstoffkombinationen (Low Carb, Medium Carb) zögern eine mögliche Stagnation deutlich hinaus bzw. verhindern diese gänzlich (s. Kapitel 4 – Refeed).

Ein weiterer Nachteil der Low Fat Diät sind unangenehme Begleiterscheinungen wie Müdigkeit, Antriebsschwäche, Kraftverlust und ein ständiges Hungergefühl, die bei einer kalorienreduzierten Ernährung mit wenig Fett und viel Kohlenhydraten früher oder später auftreten.

Mit dem richtigen Timing der Nährstoffzufuhr, insbesondere der Kohlenhydrate, steigert die Metabole Diät sogar das Wohlbefinden, trotz Kalorienreduktion. Antriebsschwäche, Müdigkeit und Hunger sind Fremdwörter bei der Metabolen Diät. Krafteinbußen werden durch die optimale Steuerung des anabolen Hormons Insulin effektiv verhindert.

Darüber hinaus besteht ein Problem der sehr fettarmen, kohlenhydratreichen Kost darin, dass der Körper zur »Kohlenhydratverbrennungsmaschine« wird, die Fettverbrennung wird dadurch deutlich uneffektiver. Werden dann auf einmal, z.B. nachts, keine Kohlenhydrate mehr nachgeliefert, so wandelt der Organismus bevorzugt körpereigenes Eiweiß in Kohlenhydrate um und nutzt diese als Energielieferanten. Kurz gesagt: Der Körper befindet sich in einem katabolen Zustand und baut schlimmstenfalls Muskelgewebe ab. Vor allem Bodybuilder und Men' s Physique Athleten, die sich mehrere Monate lang mit der Low Fat Diät auf einen Wettkampf vorbereiten, berichten von einem deutlichen Verlust an Muskelsubstanz.

Im Gegensatz dazu ist die Fettverbrennung bei der Metabolen Diät konstant in einem mittleren bis hohen Bereich. Der Körper ist effektiv auf die Energiebereitstellung sowohl aus Kohlenhydraten, als auch aus Fettsäuren eingestellt. Eine katabole Stoffwechsellage und der daraus resultierende Muskelabbau wird effektiv verhindert. Die Metabole Diät ist daher auch sehr gut für die Wettkampf-

vorbereitung von Men's Physique Athleten, Athletinnen der Bikiniklasse, sowie im Bodybuilding und Fitness-Sport geeignet.

Insbesondere Frauen sind bei der Low Fat Diät mit einem schwerwiegenden Problem konfrontiert: Der hartnäckige Speck an den Hüften und Oberschenkeln ist mit einem geringen Fettanteil in der Nahrung kaum in den Griff zu bekommen. So kann es passieren, dass nach wochenlanger Low Fat Diät deutlich an Körperfett im Oberkörperbereich abgebaut wurde, die Beine aber immer noch »zu dick« wirken, der hartnäckige Reiterhosenspeck wird kaum weniger. Bei Männern ist der Fettabbau am Bauch und am unteren Rücken sowie an den Hüften oftmals schwieriger als in anderen Körperbereichen. Auch bei den Herren tritt das Problem auf, dass diese Fettreserven, die oft bereits seit Jahren bestehen, trotz massiver Kalorienreduktion kaum weniger werden.

Bei der Metabolen Diät ist der Körperfettabbau demgegenüber sehr viel gleichmäßiger. Durch die moderate Fettzufuhr und die Bevorzugung von ausgewählten Kohlenhydraten wird der Insulinspiegel überwiegend niedrig gehalten. Damit wird eine der wichtigsten Voraussetzungen für einen vermehrten Fettverlust an den »Problemzonen« geschaffen.

Vor allem Wettkampfsportler im Bodybuilding und Kraftsport neigen bei Verwendung der kohlenhydratreichen Low Fat Diät besonders in der »Aufbauphase« dazu, dass sich neben dem Gewinn an Muskulatur oft auch ein beachtlicher Zuwachs an Körperfett einstellt. Masseaufbau wörtlich genommen: Der Athlet ist zwar massiv, aber auch ziemlich »schwammig«.

Der Athlet und Fitness-Sportler wünscht sich einen Zuwachs an Muskelmasse mit einem möglichst geringen Anstieg des Körperfettanteils. Die Metabole Diät macht es möglich, sie optimiert den Zuwachs an fettfreier Muskulatur im Verhältnis zu Körperfett in der Aufbauphase. Die gezielte Auswahl der richtigen Kohlenhydrate, Fette und Eiweiße zusammen mit dem richtigen Timing sorgen für den entscheidenden Unterschied.

Die Befürworter der Low Fat Diät wissen wie schwer es ist, im Restaurant oder unterwegs fettarme Nahrungsmittel zu bekommen. Dies ist sicherlich einer der Gründe, warum die Anhänger dieser Ernährungsform oft mit ihren »Tupperware-Behältern« anzutreffen sind. Die Mahlzeiten müssen daheim bereits vorbereitet werden, ansonsten ist es unterwegs meistens nicht möglich sich strikt fettarm zu ernähren.

Die Metabole Diät ist hier flexibel. »Low Carb Essen« im Restaurant ist unproblematisch. So findet man in vielen Steakhäusern, Grill-Restaurants und anderen Bewirtungen die Möglichkeit für eine kohlenhydratarme Mahlzeit, wie z.B. Steak mit Salat oder Fisch mit Gemüse. Ein exaktes Vorausplanen von Mahlzeiten wie bei der Low Fat Diät entfällt hier glücklicherweise.

Metabole Diät vs. Ketogene Diät/Anabole Diät

Zahlreiche Diätwillige haben sowohl mit der ketogenen Diät als auch mit der Anabolen Diät die Erfahrung gemacht, dass eine solche Ernährung dauerhaft schwierig beizubehalten ist. Nach einigen Wochen vorwiegend fettreicher Kost stellt sich bei vielen ein Widerwille gegen Fleisch, Käse, Eier, Wurst etc. ein. Man kann diese fettreichen Nahrungsmittel einfach nicht mehr sehen und entwickelt einen Heißhunger auf kohlenhydratreiche Speisen.

Hier verschafft die Metabole Diät einen klaren Vorteil: Durch die abwechslungsreiche Ernährung mit kohlenhydratbetonten Nahrungsmitteln, aber auch eiweiß- und fetthaltigen Speisen ist diese Kost ideal dafür geeignet, sie langfristig umzusetzen.

Die Anfangserfolge der ketogenen Diät kommen hauptsächlich durch eine geringere Glykogeneinlagerung im Muskelgewebe und die damit verbundene reduzierte Wasserspeicherung zustande. Kurzum: Die schnelle und erfolgversprechende Gewichtsabnahme besteht anfangs überwiegend aus Wasser und nicht aus Körperfett!

Da bei der Metabolen Diät regelmäßig Kohlenhydrate verzehrt werden und die Glykogenspeicher einigermaßen gefüllt sind,

ist nicht mit einem »Wasserverlust« zu rechnen. Die Gewichtsabnahme erfolgt mit der Metabolen Diät zu Beginn vielleicht etwas langsamer, dafür handelt es sich aber um einen realen Gewichtsverlust, nämlich verlorenes Körperfett.

Bei der ketogenen Diät und an den kohlenhydratfreien Tagen der Anabolen Diät kann es passieren, dass durch eine ungewollte, auch nur geringe Kohlenhydratzufuhr (30-40g reichen oft schon) die für den Fettabbau wichtige Ketose nicht eintritt und der Fettstoffwechsel dann nicht mehr optimal funktioniert.

Die Metabole Diät hingegen verzeiht derartige Ausrutscher viel eher. Ein »Kohlenhydratexzess« kann völlig unproblematisch kompensiert werden, indem an den nächsten 2-3 Tagen die Kohlenhydratzufuhr reduziert wird.

Fitness- und Kraftsportler, sowie Bodybuilder, die die Anabole Diät ausprobiert haben, berichten oft von einem fehlenden »Pump« im Training an den kohlenhydratfreien Tagen, verbunden mit nachlassenden Kraftleistungen. Dies ist leicht verständlich, da mit jeder Trainingseinheit die Glykogenspeicher weiter zur Neige gehen und aufgrund der fehlenden Kohlenhydratzufuhr nicht wieder aufgefüllt werden. Zudem berichten viele Anwender die diese fettbetonte Ernährung ausprobiert haben von unbefriedigenden Ergebnissen beim Muskelaufbau. Es wird zwar kaum Fett zugelegt, aber was nützt das, wenn auch die Muskeln trotz intensivem Training nicht wachsen!

Bei der Metabolen Diät wird durch die gezielte Kohlenhydratzufuhr vor und nach dem Training eine ausreichende Glykogenspeicherung sichergestellt. Dadurch wird die Regeneration zwischen den Trainingseinheiten optimiert und Krafteinbußen verhindert. Die regelmäßige Kohlenhydratzufuhr sorgt außerdem für ein optimales (anaboles) Umfeld zum Aufbau von Muskelmasse und Kraft.

Folgendes Szenario ist durchaus typisch für einen Sportler, der nach der Anabolen Diät lebt: Von Montag bis Freitag werden fett- und eiweißhaltige Nahrungsmittel verzehrt, die so gut wie keine Kohlenhydrate enthalten. Dazu zählen z.B. fettes Fleisch, Wurstwaren, stark fetthaltiger Käse, Eier, Speck etc. An den 1-2 Aufladetagen wird dann schwerpunktmäßig Junk-Food gegessen: Kuchen, Pizza, Süßigkeiten etc. Es ist nicht schwer zu erkennen, dass das mit gesunder Ernährung nicht mehr viel zu tun hat. Praktisch kein Obst und Gemüse, reichlich ungesunde Fette und Kohlenhydrate – das stellt die Regeln einer vollwertigen und gesunden Kost auf den Kopf! Die oftmals großen Mengen an kohlenhydrat- und fettreichen Lebensmitteln, die an den Aufladetagen verzehrt werden, führen bei vielen Anwendern der Anabolen Diät außerdem zu einem unangenehmen Völlegefühl.

Im Gegensatz dazu schafft die Metabole Diät ideale Voraussetzungen für eine ausgewogene Ernährungsweise. Auch Obst- und Gemüse sind hier möglich und sinnvoll. Da außerdem eine so gut wie mögliche Trennung von Kohlenhydraten und Fetten innerhalb einer Mahlzeit erfolgt, kommt Junk-Food bei der Metabolen Diät generell nicht in Frage. Sie werden also quasi sanft zu einer gesunden Ernährung »gezwungen«.

Ein Thema, das in den letzten Jahren immer mehr in den Blickpunkt des Interesses gerückt ist, ist der »Säure-Basen-Haushalt«. Die Ansichten der Naturheilkunde und der Schulmedizin weichen bei diesem Thema – wie bei vielen anderen auch – voneinander ab. Nach Meinung von Naturheilkundlern spielen Störungen im Säure-Basen-Haushalt eine zentrale Rolle bei der Entstehung von chronischen Krankheiten. Bei der Mehrzahl der Menschen sei das Säure-Basen-Gleichgewicht aufgrund einer falschen Ernährung gestört. Ein Zustand der als »Übersäuerung« bezeichnet wird.

Schulmediziner bestreiten den Zusammenhang und lehnen die Übersäuerungs-Theorie eher ab. Ihrer Ansicht nach sei der menschliche Organismus durch körpereigene Puffersysteme (Regulationsmechanismen, die Säure- bzw. Basenüberschüsse kompensieren) vor einer Übersäuerung geschützt. An der grundsätzlichen Bedeutung des Säure-Basen-Haushalts ändert diese Kontroverse jedoch nichts. Die meisten Lebensvorgänge in unserem Organismus funktionieren am besten in neutralem oder leicht basischem Milieu.

Allerdings ist auch der gesunde Körper ständig mit Säuren konfrontiert. So bildet er selbst bei der Zellatmung und der Verstoffwechslung der Nahrung oder beim Sport u.a. Kohlensäure, Ketonsäuren und Milchsäure. Für die Neutralisation und Ausscheidung säurereicher Speisen werden zum Ausgleich basische Substanzen benötigt.

Diese basischen Mineralien finden sich in erster Linie in Obst und Gemüse. Nahrungsmittel, die bei der ketogenen Diät häufig vom Speiseplan verbannt werden. Im Gegensatz dazu stehen überwiegend säurelastige Lebensmittel wie Fleisch, Fisch, Eier, Käse und Wurst auf den Menüplänen der ketogenen Diät/Anabole Diät. Dadurch kommt es zu einem Säureüberschuss im Körper.

Wer nun die Thesen des Zusammenhangs zwischen Übersäuerung und chronischen Erkrankungen ablehnt sollte dennoch im Hinterkopf behalten, dass ein Säureüberschuss auch für Sportler negative Auswirkungen haben kann: Der Spiegel des muskelabbauenden Hormons Cortisol steigt an, der Gewebeabbau wird gefördert, es kommt zu vermehrten Calciumverlusten aus dem Knochen und das körpereigene Wachstumshormon wirkt im Körper weniger effektiv. Begleiterscheinungen, die sich vermeiden lassen, wenn vermehrt basische Nahrungsmittel verzehrt werden.

Die Übersäuerung stellt bei der Metabolen Diät weniger ein Problem dar. Obst und Gemüse als effektive Basenbildner sind hier reichlich erlaubt, womit die genannten negativen Effekte einer möglichen Übersäuerung bei dieser Ernährungsform deutlich reduziert werden.

DIE VORTEILE DER METABOLEN DIÄT

- Effektive und maximale Stoffwechselaktivierung!
- Rasanter Fettabbau OHNE gleichzeitigen Muskelabbau!
- Gleichmäßiger Körperfettabbau, besonders an den »Problemzonen«!
- Optimaler Muskelaufbau OHNE an Körperfett zuzulegen!
- Verbesserter Fettstoffwechsel, dadurch weniger Muskelmasseverlust bei Kohlenhydratmangel (z.b. nachts)!
- Schnellere Regeneration durch exaktes Timing der Kohlenhydratzufuhr!
- Große Nahrungsmittelauswahl, sowohl fettarme als auch fettreiche Lebensmittel sind erlaubt!
- Praktisch außer Haus und unterwegs umsetzbar!
- »Ausrutscher« bei der Kohlenhydratzufuhr können leicht kompensiert werden!
- Ausgeglichener Säure-Basen-Haushalt!
- Dauerhafter Erfolg dank abwechslungsreicher Ernährung!

OPTIMALE NÄHRSTOFFVERTEILUNG

VON STEPHAN KORTE

KAPITEL 2

Kohlenhydrate

Kohlenhydrate sind neben Proteinen und Fetten die wichtigsten Nährstoffe des Menschen. Sie werden aus den Stoffen Kohlenstoff, Wasser und Sauerstoff, durch Photosynthese, in den Pflanzen mit Hilfe von Sonnenenergie und Chlorophyll gebildet. Man unterscheidet die folgenden Kohlenhydrate:

Monosaccharide/Einfachzucker (niedrigmolekular) Glukose, Fruktose, Galaktose
Disaccharide/Zweifachzucker (niedrigmolekular) Saccharose, Laktose, Maltose
Oligosaccharide/Mehrfachzucker (hochmolekular) Maltodextrin, Dextrine
Polysaccharide/Vielfachzucker (hochmolekular) Stärke, Glykogen, Cellulose

Die mit der Nahrung aufgenommenen Kohlenhydrate liegen nach der Verdauung im Blutkreislauf als einzelne Bausteine vor, den so genannten »Glukosemolekülen«. Dabei handelt es sich um den eigentlichen Blutzucker – allgemein als Glukose bezeichnet – der für die Energieversorgung der Körperzellen verantwortlich ist. Von den 3 Makro-Nährstoffen Protein, Fett und Kohlenhydrate, üben Letztere den stärksten Einfluss auf den Blutzuckerspiegel aus.

Dieser steigt als Folge der Kohlenhydratzufuhr mehr oder weniger stark an. Die Bauchspeicheldrüse wird dadurch zur Produktion des »Transport- und Speicherhormons« Insulin angeregt. Mit Hilfe des Insulins gelangt die Glukose aus dem Blutkreislauf in die Zellen und wird dort durch eine Vielzahl chemischer Reaktionen zur Energiegewinnung genutzt oder in Form von Glykogen gespeichert. Der Blutzuckerspiegel wird durch Insulin gesenkt.

High Carb – oder zu viel Kohlenhydrate?

Wie bereits erwähnt, ist die Glykogenspeicherkapazität von Leber und Muskelgewebe beschränkt. Je nach Muskelmasse und Trainingszustand des Sportlers können etwa 300-600g Kohlenhydrate gespeichert werden. Werte, die mit der kohlenhydratreichen Low Fat Diät schnell überschritten werden. Legt man den für diese Ernährungsform typischen Kohlenhydratanteil von 60% zugrunde, dann ergibt das bei einer Gesamtkalorienzufuhr von 2500 Kalorien pro Tag insgesamt 375g Kohlenhydrate. (Berechnung: 60% von 2500 = 1500kcal, Energiedichte Kohlenhydrate: 4kcal/g, 1500kcal = 375g Kohlenhydrate). Eine Menge, die für die meisten schon zu viel des Guten ist und zum Fettaufbau führt!

Nach der maximalen Auffüllung der Glykogenspeicher werden die überschüssigen Kohlenhydrate in einer anderen Form gespeichert. Sie ahnen es? Genau, Kohlenhydrate werden in Fett umgewandelt und im Fettgewebe (Unterhautfett, Bauchraumfett) und der Leber gespeichert. Dafür ist ebenfalls das Hormon Insulin zuständig, dazu später mehr. Somit sind wir beim Ausgangspunkt: Ein dauerhaftes Übermaß an Kohlenhydraten führt zu vermehrter Fetteinlagerung, durch die ständige insulinbedingte Umwandlung und Speicherung als Fett.

Werden bei der Low Fat Diät einmal für mehrere Stunden keine Kohlenhydrate zugeführt, dann macht sich das in einem Abfall des Blutzuckerspiegels bemerkbar. Der Körper ist schließlich an eine regelmäßige und konstant hohe Kohlenhydratzufuhr gewöhnt und optimal auf die Kohlenhydratverbrennung zur Energiebereitstellung eingestellt. Die wohl bekannteste Begleiterscheinung dürfte Heißhunger auf Kohlenhydrate (»sugar cravings«) sein, dem die Anwender der Low Fat Diät oft zu widerstehen haben.

No Carb – oder zu wenig Kohlenhydrate?

Kohlenhydrate sind tatsächlich der einzige Makro-Nährstoff, der für den Organismus nicht essenziell (lebensnotwendig) ist, d.h. wir könnten theoretisch völlig ohne Kohlenhydrate leben. Sie werden sich jetzt vielleicht fragen, wie das denn gehen soll, denn das Gehirn kann ja angeblich nur mit Glukose (Traubenzucker) funktionieren und benötigt davon täglich 100-140g. Bei einer fettreichen und strikt kohlenhydratarmen ketogenen Ernährung liegt die Kohlenhydratzufuhr allerdings deutlich darunter. Da Fette nicht die »Blut-Hirn-Schranke« durchdringen können fallen diese als Energielieferanten für das Denkorgan flach.

Nun kommen die ominösen Ketonkörper ins Spiel: Dies sind sozusagen »Ersatzkohlenhydrate« die vom Gehirn als Energiequelle genutzt werden können. Die andere Möglichkeit für den Körper Kohlenhydrate selbst herzustellen besteht darin, Eiweiß in Kohlenhydrate umzuwandeln und diese als Energielieferant zu nutzen. Kurzfristige intensive Muskelbelastungen, so genannte »anaerobe Belastungen« (Belastung ohne Sauerstoffzufuhr), benötigen Glukose als Energielieferant. Intensives Krafttraining entleert zunehmend die Glykogenspeicher. Sind die Glykogenspeicher erschöpft und es werden keine Kohlenhydrate über die Nahrung zugeführt, wie es bei der ketogenen Diät der Fall ist, dann greift der Körper letztendlich auch auf körpereigenes Eiweiß zur Energiebereitstellung zurück. Als Folge dessen werden Aminosäuren (vor allem die verzweigtkettigen, die sogenannten BCAAs) in der Muskulatur abgebaut. Ein Teil der Aminosäuren wird in der Muskulatur sofort verbrannt um Energie zu liefern und die anderen in der Leber zu Glukose umgewandelt. Dabei handelt es sich um einen unökonomischen Prozess – die sogenannte Glukoneogenese (Zuckerneubildung) – den der Körper nur ungern beschreitet.

Führt der Sportler regelmäßig nach dem Training keine Kohlenhydrate zu und ernährt sich auch ansonsten so gut wie kohlenhydratfrei, dann führt das zwangsläufig zu Krafteinbußen und vor allem zu einem deutlich reduzierten »Pump« im Krafttraining. Unerwünschte Nebeneffekte die aufgrund der zu geringen Kohlenhydratzufuhr sowohl bei der ketogenen Ernährung, als auch bei der Anabolen Diät auftreten.

Low Carb – Die Lösung!

Da beide Ansätze offensichtliche Nachteile mit sich bringen, liegt die Lösung des Problems in einer gemäßigten Kohlenhydratzufuhr, der »Low Carb Ernährung«. Die Metabole Diät basiert auf dem »Low Carb«-Konzept mit dem sowohl die Nachteile einer zu geringen Kohlenhydratzufuhr, als auch die negativen Aspekte einer zu stark kohlenhydratreichen Ernährung eliminiert werden. Kohlenhydrate sind im Grunde genommen nicht der entscheidende Faktor, sondern vielmehr der durch den Verzehr ausgelöste Anstieg des Blutzuckerspiegels und die damit verbundene Insulinausschüttung.

Insulin bei der Low Fat Diät und der ketogenen Diät

Wie bereits beschrieben, besitzt Insulin sowohl positive, als auch negative Eigenschaften. Einerseits fördert das Bauchspeicheldrüsenhormon den Eiweißaufbau sowie die Glykogenspeicherung in der Muskulatur, andererseits ist es aber auch für die Umwandlung überschüssiger Kohlenhydrate in Fett verantwortlich. Darüber hinaus schleust es Fett in die Fettzellen und hemmt gleichzeitig den Fettabbau. Als typisches Speicherhormon lagert Insulin also alles ein, die guten und die schlechten Nährstoffe. Das verdeutlicht, welche Probleme bei der Low Fat Diät und der ketogenen Diät auftreten.

Bei der Low Fat Diät werden entsprechend der geringen Fettaufnahme viele Kohlenhydrate zugeführt. Dadurch ist der Insulinspiegel im gesamten Tagesverlauf stark erhöht. Zusätzlich ist zu bedenken, dass Fette die Magenentleerung verzögern und dadurch auch den glykämischen Index gleichzeitig verzehrter Kohlenhydrate verringern. Wenn aber sehr wenig oder kaum Fett zugeführt wird, fällt dieser Effekt flach und Blutzucker- sowie Insulinspiegel steigen als Antwort auf die kohlenhydratreiche Mahlzeit stärker an. Natürlich ergibt sich daraus ein starker positiver Effekt hinsichtlich Aminosäurentransport und Eiweißaufbau in der Muskulatur. Aber eben auch in Bezug auf den Fettaufbau.

Die Glykogenspeicher sind bei der hohen Kohlenhydratzufuhr irgendwann gefüllt und unter dem Einfluss des Insulins werden die darüber hinaus verzehrten Kohlenhydrate verstärkt in Fett umgewandelt und im Unterhautfettgewebe, im Bauchraumfett und in der Leber gespeichert. Der durch die Low Fat Diät konstant erhöhte Insulinspiegel führt außerdem zu einer chronischen Unterdrückung des Fettabbaus. Es werden ausschließlich Kohlenhydrate zur Energiebereitstellung herangezogen.

Im Gegensatz dazu tritt bei der ketogenen Diät folgende Problematik auf: Durch die äußerst geringe Kohlenhydratzufuhr ist der Insulinspiegel zwar niedrig und damit der Fettaufbau minimiert bzw. der Fettabbau optimiert. Gleichzeitig ist aber auch nichts von der anabolen (muskelaufbauenden) Wirkung des Insulins zu spüren. Selbst die 1-2 Aufladetage mit betont kohlenhydratreicher Kost bei der »Anabolen Diät« reichen erfahrungsgemäß meistens nicht aus, um von den maximalen anabolen Effekten des Insulins zu profitieren. Man wird zwar nur schwer Fett zulegen mit dieser Kost, aber eben auch nicht viel an Muskeln.

Insulin bei der Metabolen Diät

Genau hier liefert die Metabole Diät den goldenen Mittelweg, der die Vorteile der beiden Ansätze vereinigt, gleichzeitig aber die Nachteile weitgehend ausschaltet. Durch eine geringe, aber dennoch ausreichende Kohlenhydratzufuhr (Low Carb; 15% der Gesamtkalorien) wird an trainingsfreien Tagen der Fett**Aufbau** in Schach gehalten und der Fett**Abbau** nicht gehemmt. Der Insulinspiegel ist bei dieser Menge an Kohlenhydraten nicht im untersten Bereich, sondern leicht angehoben, was eine anabole Wirkung des Bauchspeicheldrüsenhormons sicherstellt.

An Trainingstagen werden durch eine höhere Kohlenhydratmenge (Medium Carb; 35% der Gesamtkalorien) die anabolen Vorteile des Insulins maximal genutzt. Ein möglicher Fettaufbau wird verhindert, da die Gesamtkohlenhydratmenge trotzdem relativ gering ist. Was die Steuerung des Insulins betrifft, liefert die Metabole Diät die bestmögliche Kombination für Kraft- und Fitness-Sportler, Bodybuilder, sowie für Alle die Körperfett verlieren möchten.

Der glykämische Index (GI)

Wie bereits erläutert, kommt es nach dem Verzehr von Kohlenhydraten zu einem Anstieg des Blutzuckerspiegels. Je schneller die Kohlenhydrate im Verdauungstrakt aufgenommen werden können, desto rascher erfolgt der Blutzuckerspiegelanstieg und umso intensiver ist die daraus resultierende Insulinausschüttung.

Ein Parameter zur Beurteilung wie stark der Blutzuckerspiegel nach Zufuhr eines Kohlenhydrates ansteigt, ist der »glykämische Index«, kurz GI. Dieser wurde ursprünglich für die Ernährungsplanung bei Diabetikern entwickelt, hat jedoch in den letzten Jahren auch in der Sporternährung und bei der Gewichtsreduktion zunehmend an Bedeutung gewonnen. In den USA und im angelsächsischen Schrifttum wird häufig Weißbrot als Referenz mit einem GI von 100 verwendet. Basierend darauf besitzt Glukose dann einen GI von 136. Eine Umrechnung solcher Werte ist relativ leicht möglich, indem man den GI-Wert nach der Weißbrotskala mit 0,736 oder angenähert mit 0,75 multipliziert und dadurch die vor allem in Deutschland gebräuchlichere GI-Einteilung erhält.

Anhand der Übersicht »Glykämischer Index gängiger Nahrungsmittel« (S. 51) kann man deutlich erkennen, dass Lebensmittel, die überwiegend aus komplexen Kohlenhydraten bestehen, oft Unterschiede gegenüber Nahrungsmitteln aufweisen, die eine überwiegend isolierte oder einfache Struktur besitzen. So fließen die Kohlenhydrate der Haferflocken wesentlich langsamer ins Blut als beim Verzehr von Weißbrot. Je geringer der Wert des glykämischen Index, desto weniger intensiv ist der Blutzuckerspiegelanstieg und die daraus resultierende Insulinausschüttung.

Dieser geringere Blutzuckerspiegelanstieg bei einem Kohlenhydrat mit niedrigem GI ist vor allem bei einer kalorienreduzierten

Der glykämische Index errechnet sich wie folgt: Der Blutglukosespiegel, den ein Nahrungskohlenhydrat hervorruft, wird durch den Blutglukosespiegel geteilt, den das Vergleichskohlenhydrat (Glukose als Referenz mit einem GI von 100) bewirkt. Anschließend wird mit 100 multipliziert um ein Ergebnis in Prozent (%) zu erhalten.

$$GI = \frac{\textbf{Blutglukosespiegel des Nahrungskohlenhydrats}}{\textbf{Blutglukosespiegel des Referenzkohlenhydrats}} \times 100$$

Bei der wissenschaftlichen Ermittlung der Werte geht man folgendermaßen vor: Es werden 50g verfügbare Kohlenhydrate (ohne Ballaststoffe) eines Nahrungskohlenhydrats verzehrt (z.B. 200g gekochte Spaghetti) und mit einer 50g-Gabe von Traubenzucker (Glukose = Referenzkohlenhydrat) verglichen. Um möglichst repräsentative Durchschnittswerte zu erhalten, wird bei mehreren Testpersonen an aufeinander folgenden Tagen der Blutzuckerspiegelverlauf über 2 Stunden nach der Kohlenhydratgabe ermittelt und graphisch aufgezeichnet. Aus den ermittelten Aufzeichnungen ergibt sich dann der für das Nahrungsmittel charakteristische Blutzuckerverlaufswert, der mit dem Wert für Glukose verglichen wird.

Diät von Bedeutung. Dadurch werden größere Schwankungen des Blutzuckerspiegels und damit Heißhungerattacken vermieden. Ein überschießender, die Fettverbrennung vermindernder Insulinausstoß wird ebenso gehemmt. Außerdem wird ein länger anhaltendes Sättigungsgefühl erzielt, was die Bedeutung von Kohlenhydratquellen mit niedrigem GI auch in der Diät unterstreicht. Man unterscheidet folgende 3 Kategorien des GI: 70-100 = hoch, 56-69 = mittel, 1-55 = niedrig.

Kritiker äußern Zweifel an der Verlässlichkeit des glykämischen Index. Sie argumentieren wie folgt: Bei der Ermittlung des GI werden die Nahrungsmittel isoliert gegeben. In der täglichen Ernährung werden aber verschiedene Nahrungsmittel kombiniert zugeführt,

GLYKÄMISCHER INDEX GÄNGIGER NAHRUNGSMITTEL

Kohlenhydrate mit mittlerem bis hohem glykämischen Index		Kohlenhydrate mit niedrigem bis mittlerem glykämischen Index	
Maltose	110	Vollkorn- oder Kleiebrot	50
Glukose	100	Vollreis	50
Bratkartoffeln	95	Basmatireis	50
Pommes frites	95	Erbsen aus der Dose	50
weißes Brot (Hamburger)	95	Süßkartoffel	50
modifizierte Stärke	95	Vollkornteigwaren (Vollweizen)	50
Kartoffelpüreepulver	90	Spaghetti (al dente)	45
Chips	90	frische Erbsen	40
Honig	85	Vollgetreideflocken ohne Zucker	40
gekochte Karotten	85	rote Bohnen	40
Cornflakes, Popcorn	85	frischer Fruchtsaft ohne Zucker	40
Schnellkochreis	85	Pumpernickel	40
Reispudding	85	100%Vollkornbrot	40
Puffreis	85	Haferflocken	40
Gekochte Saubohnen	80	Vollkornteigwaren (al dente)	40
Wassermelone	75	Feigen, getrocknete Aprikosen	35
Riesenkürbis	75	Indianischer Mais	35
Zucker (Saccharose)	70	Wildreis	35
Weißbrot (Baguette)	70	Quinoa	35
gezuckertes Müsli	70	rohe Karotten	30
Schokoladenriegel	70	Milchprodukte	30
Salzkartoffeln	70	Trockenbohnen	30
Coca-Cola, Limonade	70	Braune/gelbe Linsen	30
Kekse	70	Kichererbsen	30
Mais	70	Andere frische Früchte	30
weißer Reis	70	grüne Bohnen	30
Teigwaren, Ravioli	70	Glasnudeln (Soja)	30
Rosinen	65	Fruchtaufstrich (ohne Zucker)	30
Mischbrot	65	grüne Linsen	22
Pellkartoffeln	65	schwarze Schokolade(>70% Kakao)	22
Rüben	65	Fruktose	20
gezuckerte Konfitüre	65	Soja, Erdnüsse	15
weißer Grieß	60	frische Aprikosen	15
Banane, Melone	60	grünes Gemüse, Tomaten	<15
weiße Spaghetti	55	Auberginen, Zucchini	<15
Sandgebäck	55	Knoblauch, Zwiebeln	<15

Quelle: Geiss K.R., Hamm M.: Handbuch Sportlerernährung

was den Verlauf des Blutzuckerspiegels beeinflussen kann. So kommt es bei der Kombination von Kohlenhydraten mit Fett, Protein und/oder Ballaststoffen zu einem langsameren Anstieg der Blutglukose als bei isolierter Gabe. Beispiel: Der hohe Fettgehalt von Schokolade und Eiscreme sorgt für einen niedrigen glykämischen Index, und das obwohl beide Lebensmittel einen hohen Gehalt an schnell verfügbaren Zuckern besitzen. Insgesamt gesehen stellt der glykämische Index jedoch eine sinnvolle Hilfe für die Steuerung der Kohlenhydratzufuhr dar und hilft in erster Linie dabei unterschiedliche Kohlenhydratarten in ihrer Wertigkeit einstufen zu können. Im Gegensatz zur ketogenen Diät, bei der die Zufuhr der Kohlenhydrate auf ein absolutes Minimum reduziert wird, nutzt die Metabole Diät die zahlreichen Vorteile der »Low Carb Ernährung« optimal aus. Für einen effektiven Fettabbau OHNE gleichzeitigen Muskelabbau kommt es nämlich darauf an, die »richtigen Kohlenhydrate zum richtigen Zeitpunkt und in der richtigen Menge einzusetzen«.

Die ideale Kohlenhydratmenge

Die Nährstoffzufuhr bei der Metabolen Diät orientiert sich nicht an Pauschalempfehlungen oder Angaben in Gramm pro Kilo Körpergewicht, sondern am individuellen Stoffwechsel des Einzelnen. Die täglich verzehrte Menge an Kohlenhydraten wird demzufolge anhand der Kalorienzufuhr errechnet. Diese ergibt sich aus dem Gesamtenergiebedarf sowie der Zielsetzung (Gewichtsabnahme, Gewichtszunahme oder Körpergewicht konstant halten). Zudem wird die Kohlenhydratzufuhr entsprechend der körperlichen Aktivität des jeweiligen Tages angepasst. An trainingsfreien Tagen werden weniger Kohlenhydrate verzehrt als an Trainingstagen.

Abschließend noch eine wichtige Anmerkung zur idealen Kohlenhydratmenge: Die in den Tabellen 1 und 2 aufgeführten Mengen stellen die »gezielt« zugeführten Kohlenhydrate dar. Da kaum ein Lebensmittel bzw. eine Mahlzeit gar keine Kohlenhydrate enthält, werden im Laufe des Tages geringe Mengen an versteckten,

Tabelle 1:

KOHLENHYDRATZUFUHR AN TRAININGSFREIEN TAGEN

Kalorienzufuhr	15% Kalorienanteil	Kohlenhydrate/Tag*
4000kcal	600kcal	150g
3500kcal	525kcal	130g
3000kcal	450kcal	110g
2500kcal	375kcal	95g
2000kcal	300kcal	75g
1500kcal	225kcal	55g
1000kcal	150kcal	40g

Beispiel: Bei einer Kalorienzufuhr von 2000/Tag werden an trainingsfreien Tagen 15%, also 300kcal aus Kohlenhydraten zugeführt. Das ergibt 75g Kohlenhydrate, da 1g Kohlenhydrate etwa 4kcal aufweist.

Die Höchstgrenze für die tägliche Kohlenhydratzufuhr liegt bei der Metabolen Diät an trainingsfreien Tagen bei 150g.

Bei einer Kalorienzufuhr von über 4000kcal pro Tag ergibt sich dadurch ein etwas geringerer Kohlenhydratanteil als die üblichen 15%.
Um die tägliche Gesamtkalorienmenge zu erreichen, wird der geringere Kohlenhydratanteil durch eine höhere Fettzufuhr ausgeglichen, siehe »Hochkalorische Metabole Diät zum Muskelaufbau« auf Seite 86.

*Werte zum Teil gerundet!

sozusagen »unvermeidlichen« Kohlenhydraten gegessen. Bei einer ketogenen Diät, für deren Wirksamkeit das Erreichen von Ketose notwendig ist, stellen diese zusätzlichen Kohlenhydrate ein Problem dar. Denn gerade diese versteckten Kohlenhydrate sind dafür verantwortlich, dass die meisten Anwender nicht in Ketose gelangen. Die Effektivität der Metabolen Diät hingegen wird durch eine etwas höhere Kohlenhydratzufuhr keineswegs negativ beeinflusst. Vor allem dann nicht, wenn es sich dabei um Kohlenhydrate mit einem niedrigen GI handelt, z.B. grünes Gemüse, Tomaten, Zwiebeln etc.

Tabelle 2:

KOHLENHYDRATZUFUHR AN TRAININGSTAGEN

Kalorienzufuhr	35% Kalorienanteil	Kohlenhydrate/Tag*
4000kcal	1400kcal	350g
3500kcal	1225kcal	305g
3000kcal	1050kcal	260g
2500kcal	875kcal	220g
2000kcal	700kcal	175g
1500kcal	525kcal	130g
1000kcal	350kcal	90g

Anmerkung: Auf den ersten Blick erscheint eine Menge von 350g Kohlenhydraten nicht als kohlenhydratarm. Was zählt ist jedoch die Kohlenhydratzufuhr im Wochendurchschnitt. Und die liegt bei 4 Trainingseinheiten pro Woche bei lediglich 264g/Tag (4 Tage je 350g + 3 Tage je 150g = 1850g : 7 = 264g). Das entspricht einem prozentualen Kohlenhydratanteil von nur etwa 21% der Gesamtkalorien pro Woche, also eindeutig »Low Carb«.

Die Höchstgrenze für die tägliche Kohlenhydratzufuhr liegt bei der Metabolen Diät an Trainingstagen bei 350g.

Bei einer Kalorienzufuhr von über 4000kcal pro Tag ergibt sich dadurch ein etwas geringerer Kohlenhydratanteil als die üblichen 35%.
Um die tägliche Gesamtkalorienmenge zu erreichen, wird der geringere Kohlenhydratanteil durch eine höhere Fettzufuhr ausgeglichen, siehe »Hochkalorische Metabole Diät zum Muskelaufbau« auf Seite 86.

*Werte zum Teil gerundet!

Das richtige Timing

Die wahre Stärke der Metabolen Diät liegt im richtigen Timing der Kohlenhydratzufuhr. Wird nämlich der Insulinspiegel nur zu ganz gewissen Zeitpunkten angehoben, so kommen die muskelaufbauenden Effekte voll zum Tragen, ohne dass man gleichzeitig Angst haben muss, den Fettaufbau zu fördern. Im Tagesverlauf sind dabei genau drei Zeitpunkte ideal:

- früh morgens
- vor dem Training (Pre-Workout Phase)
- nach dem Training (Post-Workout Phase)

Warum Kohlenhydrate früh morgens?

Nach dem Erwachen befindet sich der Körper in einer katabolen (muskelabbauenden) Phase. Da in den letzten meist 8-12 Stunden keine Nahrung zugeführt wurde, sind die Glykogenspeicher in der Leber weitgehend aufgebraucht. Um die Versorgung des Gehirns mit Glukose sicherzustellen, wird bereits in den frühen Morgenstunden vermehrt Eiweiß aus der Muskulatur abgebaut und in Kohlenhydrate umgewandelt. Dieser Prozess wird noch verstärkt durch den Anstieg des Hormons Cortisol im Körper.

Dieses Nebennierenrindenhormon, das beim Menschen in den größten Mengen früh morgens ins Blut abgegeben wird, zeigt eine stark eiweißabbauende (katabole) Wirkung und unterstützt den Prozess der Zuckerneubildung aus Aminosäuren in der Leber (Glukoneogenese). Ein kataboler Zustand sozusagen, der den Muskelabbau begünstigt. Der Ausweg: Insulin anheben! Insulin führt zu einem reflektorischen Rückgang des Cortisols im Körper und stoppt die unerwünschte Zuckerneubildung in der Leber. Es führt den Organismus aus der katabolen, in die anabole Phase. Wie das funktioniert werden Sie sicherlich bereits erraten haben: Durch die Zufuhr von Kohlenhydraten.

Wird gleich zum Frühstück eine moderate Menge dieses Energielieferanten aufgenommen, so steigt der Blutzuckerspiegel an und die dadurch aktivierte Insulinausschüttung setzt die genannten

Effekte in Gang. Gleichzeitig braucht man sich keine Gedanken zu machen, dass die zugeführten Kohlenhydrate als Fett eingelagert werden. Zunächst einmal werden diese vom Organismus als Glykogen in der Leber eingelagert. Da allein hier etwa 100g als Speicherkapazität zu nennen sind, ist klar ersichtlich, dass eine Gefahr der Fettspeicherung nicht besteht.

In der Praxis sieht das wie folgt aus: An trainingsfreien Tagen werden Kohlenhydrate ausschließlich zum Frühstück verzehrt und zwar die gesamte Menge (40-150g, s. Tabelle 1) entsprechend der individuellen Kalorienzufuhr. An Trainingstagen wird 1/3 der täglichen Kohlenhydratmenge (s. Tabelle 2) zum Frühstück verzehrt, die restlichen 2/3 werden zu gleichen Teilen jeweils vor und nach dem Training zugeführt. Je nach täglicher Kalorienzufuhr ergibt das eine Menge von 30-117g Kohlenhydraten für das Frühstück.

Und wie sieht es mit dem Fettaufbau aus Fett unter Insulineinfluss aus? Nun, wird neben Kohlenhydraten auch eine größere Menge Fett zugeführt, so kann dieses natürlich in die Fettzellen wandern. Wird allerdings das Frühstück eiweißreich mit der genannten Menge an Kohlenhydraten und dabei auch sehr fettarm gestaltet, so ist diese Gefahr gleich null. Sozusagen ein Powerfrühstück, das den Stoffwechsel aktiviert und anabole Stoffwechselprozesse in Gang setzt, ohne dass Sie an Körperfett zulegen. Detaillierte Beispiele für die Nährstoffverteilung sowie verschiedene Modifikationen finden Sie in Kapitel 3 »Anwendung der Metabolen Diät«.

Bleibt nur noch die Frage zu klären, welche Kohlenhydrate sich für das Frühstück am besten eignen. Werden hier einfache Zucker verzehrt, wie z.B. Weißmehlbrötchen mit Marmelade, so steigt der Insulinspiegel deutlich an. Sicherlich wird man davon auch nicht unbedingt fett, aber wieso einen unnötig hohen und eventuell auch längeren Insulinanstieg verbunden mit Unterdrückung des Fettabbaus produzieren als unbedingt nötig?

Komplexe Kohlenhydrate mit niedrigem bis mittleren glykämischen Index heben das Insulin genügend an, um den Gewebeaufbau im Körper anzukurbeln und ohne dabei die Fettverbrennung massiv zu blocken. Haferflocken, Dinkelgriesbrei, Vollkornbrot, Obst etc. sind hier ideal.

In Kapitel 6, 7 und 8 finden Sie eine Auswahl an kohlenhydratreichen Mahlzeiten für ein leckeres Frühstück, sowie für die Kohlenhydratzufuhr vor und nach dem Training.

Warum Kohlenhydrate vor dem Training?

Die gezielte Zufuhr von Kohlenhydraten mit gemischtem glykämischen Index (hoch, mittel und niedrig kombiniert) etwa 30-45 Minuten vor dem Training – in der sogenannten »Pre-Workout Phase« – verschafft dem Sportler mehrere Vorteile: Einerseits profitiert er von einer optimalen Energiebereitstellung, denn ein Teil der Kohlenhydrate geht rasch ins Blut, ein Teil verzögert; dadurch kommt es zu einem längerfristigen gleichmäßigen Energielevel.

Andererseits führt der resultierende Insulinanstieg zu einem verminderten Eiweißabbau während des Trainings (= antikatabole Wirkung des Insulins). Darüber hinaus zeigen die Erfahrungen insbesondere von Kraftsportlern, dass das Kraftniveau im Training nach Kohlenhydratzufuhr etwas höher liegt, was den Trainingsreiz natürlich intensiviert. Die »Pre-Workout Mahlzeit" sollte sehr wenig Fett, etwas Protein und etwa 1/3 der täglichen Kohlenhydratmenge enthalten, also 30-117g Kohlenhydrate (s. Tabelle 2). Ideal hierfür ist z.B. Dinkelgriesbrei gemischt mit Proteinpulver und Früchten, gesüßt mit Honig oder Traubenzucker.

Warum Kohlenhydrate nach dem Training?

Nach etwa 45-60 Minuten körperlicher Belastung steigt der Cortisolspiegel im Blut an. Dies ist darauf zurückzuführen, dass der Körper Training als Stress interpretiert und demzufolge Cortisol, das wichtigste Stresshormon (abgesehen vom Adrenalin) ausschüttet. Wie schon erklärt, fördert das Nebennierenrindenhormon den Eiweißabbau. Wird nun direkt nach der Trainingseinheit – in der

»Post-Workout Phase« – der Insulinspiegel angehoben, so sinkt reflektorisch der Cortisolspiegel ab, ebenso wie bei einem kohlenhydratreichen Frühstück. Die katabole Phase wird dadurch schneller beendet und es werden deutlich früher anabole Stoffwechselmechanismen in Gang gesetzt.

Darüber hinaus ist es wichtig, die durch das Training angegriffenen Glykogenspeicher der trainierten Muskulatur möglichst rasch wieder aufzufüllen. Dadurch wird die Regeneration beschleunigt und ein »Flachwerden« der Muskeln verhindert (durch einen Glykogenmangel wirken die Muskeln dünner/»flacher« als sonst, da 1g Glykogen etwa 2,7g Wasser in der Muskelzelle speichert).

Auch hier braucht niemand Angst vor einem Fettaufbau zu haben, denn wenn man neben Kohlenhydraten und Eiweiß kaum Fett zuführt, dann kommt es auch nicht zur Zunahme des Körperfettgehaltes.

Die Kohlenhydratversorgung direkt nach dem Training, die »Post-Workout Mahlzeit« sollte ebenfalls ca. 1/3 der täglichen Kohlenhydratmenge liefern, also noch einmal 30-117g Kohlenhydrate (s. Tabelle 2). Der optimale Zeitpunkt für diese Mahlzeit liegt in den ersten 30 Minuten nach dem Training. Also spätestens nach dem Duschen sollte etwas Kohlenhydratreiches verzehrt werden. Leistungsorientierte Sportler gehen auf Nummer sicher indem sie Kohlenhydrate zusammen mit einer moderaten Menge an Protein (mehr dazu auf den nächsten Seiten) direkt im Anschluss an das Training verzehren. Wurde zuvor ausschließlich ein Ausdauertraining absolviert, dann sollte die anschließende Kohlenhydratzufuhr etwas später erfolgen, etwa 45-60 Minuten nach Beendigung des Trainings.

Wer zuckerhaltige Produkte mag darf sich besonders auf die Mahlzeit nach dem Training freuen. Hier ist nämlich die Verwendung schnell verfügbarer Zucker sogar zu empfehlen, um einen optimalen anabolen und regenerationsfördernden Effekt der »Post-Workout Mahlzeit« sicherzustellen. Was die ideale Kohlenhydratquelle zur schnellen Energieversorgung im Anschluss an das Training betrifft, sei erwähnt, dass die Zuckerart Fruktose – die in vielen handelsüblichen Energy und Sportsdrinks enthalten ist – dafür nicht besonders gut geeignet ist.

Fruktose steht einerseits nur sehr langsam als Glukose-Quelle für die Glykogenspeicherung zur Verfügung. Sie muss nämlich erst in der Leber zu Glukose umgebaut werden und wird dann über den Blutkreislauf zur Muskulatur transportiert. Ein umständlicher Prozess. Andererseits hat die Fruktoseaufnahme keinen Einfluss auf die Insulinfreisetzung aus der Bauchspeicheldrüse. Die besonders in der Post-Workout Phase gewünschte anabole Wirkung des Insulins wird durch die Zufuhr von Fruktose nicht erreicht.

Ideal dagegen sind hochglykämische Kohlenhydrate wie Glukose (Traubenzucker) und Maltose (Malzzucker), sowie spezielle hochmolekulare bzw. ultrahochmolekulare Kohlenhydrate (Maisstärke, Wachsmaisstärke) die am besten in flüssiger Form, also einem Drink, verzehrt werden. Auch hierfür finden Sie entsprechende Rezepte in Kapitel 6, 7 und 8.

Eiweiß/Protein

Protein ist ein essenzieller (lebensnotwendiger) Nährstoff. Allgemein bekannten und regelmäßig publizierten Empfehlungen der Ernährungswissenschaft zufolge benötigt der sportlich inaktive Mensch täglich etwa 0,8g Eiweiß pro kg Körpergewicht. Bei einem Körpergewicht von z.B. 70kg sind das gerade einmal 56g Protein pro Tag. Dem Sportler, insbesondere dem Kraftsportler wird eine etwas höhere Proteinzufuhr empfohlen, da einerseits natürlich ein Zuwachs an Muskelmasse bei ihren Zielsetzungen an erster Stelle steht, andererseits aber auch ein erhöhter Proteinverschleiß durch das Training stattfindet.

So ist etwa Muskelkater nichts anderes als ein Symptom für eine deutliche Zerstörung von Muskeleiweißen (die nachfolgend vermehrt wieder aufgebaut werden). Wissenschaftler halten eine Proteinzufuhr von 1,4 bis 1,8g/kg Körpergewicht pro Tag beim intensiv trainierenden Bodybuilder und Kraftsportler für ausreichend, also etwa die doppelte Menge gegenüber dem Inaktiven.

Zu beachten ist allerdings, dass bei den genannten »ausreichenden« Proteinempfehlungen von einer »normalen« Ernährung ausgegangen wird, nicht aber von einer Kalorienreduktion, wie es bei einer Diät der Fall ist. Das Ziel einer Diät besteht generell darin, soviel Körperfett wie möglich zu verlieren und gleichzeitig die Muskelmasse so gut wie möglich zu erhalten. Um dies zu erreichen, ist ein über die allgemeine »Norm« hinausgehendes Proteinangebot in der Nahrung aus mehreren Gründen unerlässlich:

Der Körper neigt in der Diät dazu die fehlende Energie nicht nur aus dem Fettgewebe zu decken, sondern auch aus wertvollem Muskelgewebe. Führt man nun vermehrt Protein mit der Nahrung zu, so kann dieser Eiweißabbau aus eigenem Körpergewebe (sprich Muskulatur!) während einer Kalorienreduktion minimiert werden. Das ist besonders wichtig, da die »stoffwechselaktive« Muskulatur unmittelbaren Einfluss auf den Stoffwechsel hat. Je stärker die Muskulatur abnimmt, desto weiter sinkt der Stoffwechselgrundumsatz.

Die Folgen sind bekannt: Es kommt deutlich schneller zum Stillstand der Diätbemühungen. Gewichtsabnahme und Fettabbau stagnieren. Eiweiß hat, bezogen auf den Kaloriengehalt, den höchsten Sättigungswert aller Nährstoffe. Das bedeutet, dass man bei einem hohen Proteinanteil in der Kost während der Diät weniger mit »Heißhungerattacken« zu kämpfen hat. Dies könnte man natürlich in gewisser Weise auch mit einem Mehr an Kohlenhydraten kompensieren. Aber dann würde eben auch der Insulinspiegel wieder deutlich ansteigen, der Fettabbau blockiert und der Fettaufbau indes forciert, was ja unerwünscht ist.

Für den leistungsorientierten Sportler stellt sich zudem die Frage, ob nicht ein Mehr an Eiweiß auch ein Mehr an Proteinaufbau bringen könnte. Genau das lassen nämlich die Erfahrungen vieler ambitionierter Athleten vermuten. Darüber hinaus haben jahrzehntelange Erfahrungen im Hochleistungssport eindeutig gezeigt, dass insbesondere durch den Einsatz von leistungssteigernden anabolen Substanzen ein stark erhöhter Proteinbedarf entsteht.

High Protein

Die Metabole Diät bezieht die Eiweißmengenempfehlung auf die tägliche Kalorienzufuhr: 50% der Gesamtkalorien, die aufgenommen werden, sollten aus Eiweiß bestehen, an Trainingstagen wie auch an trainingsfreien Tagen. Hier setzt sich die Metabole Diät von den anderen gängigen Diätformen ab: Durch den hohen Proteinanteil wird der Muskelabbau minimiert und Hungergefühle in Schach gehalten.

Kritiker, die eine hohe Proteinzufuhr für gesundheitsschädlich halten, argumentieren, dass mit solch einer vergleichsweise hohen Proteinzufuhr Nierenprobleme schon vorprogrammiert sind. Das stimmt jedoch nicht. Bei ausreichender Flüssigkeitszufuhr (2-5 Liter/Tag) und gesunden Nieren stellt ein hoher Eiweißanteil in der Ernährung kein gesundheitliches Risiko dar. So zeigen wissenschaftliche Studien, dass eine Erhöhung der Proteinzufuhr zu einer Funktionssteigerung (Erhöhung der Filtrationsleistung) der Nieren führen kann. Ähnlich einem Muskel, der trainiert wird, passen sich also auch die Nieren an die erhöhten Anforderungen an. Lediglich bei Nierenerkrankungen (eingeschränkte Nierenfunktion; Dialysepatienten) muss die Eiweißzufuhr mit der Ernährung bewusst niedrig gehalten werden, um einer Verschlechterung des Krankheitsbildes vorzubeugen. Aber daraus abzuleiten, dass auch gesunde Nieren durch ein Zuviel an Eiweiß dauerhaft geschädigt werden entbehrt jeder wissenschaftlichen Grundlage.

Tabelle 3:

EIWEISSZUFUHR

Kalorienzufuhr	50% Kalorienanteil	Eiweiß/Tag*
4000kcal	2000kcal	500g
3500kcal	1750kcal	435g
3000kcal	1500kcal	375g
2500kcal	1250kcal	310g
2000kcal	1000kcal	250g
1500kcal	750kcal	190g
1000kcal	500kcal	125g

Beispiel: Bei einer Kalorienzufuhr von 2500/Tag werden an allen Tagen 50%, also 1250kcal durch Eiweiß abgedeckt. Das ergibt 310g Eiweiß, da 1g Eiweiß etwa 4kcal aufweist.

Bei einer Kalorienzufuhr von über 4000kcal pro Tag wird die Obergrenze für die tägliche Proteinmenge auf bis zu 600g angehoben, siehe »Hochkalorische Metabole Diät zum Muskelaufbau« auf Seite 86.

*Werte zum Teil gerundet!

Natürliche Proteinquellen

Welche Eiweißquelle ist denn eigentlich die Beste? Auf diese oft gestellte Frage gibt es keine allgemeingültige Antwort, alle Proteinspender weisen Vor-, aber auch Nachteile auf. Werfen wir daher zunächst einen Blick auf die »natürlichen« Proteinquellen, wie sie in Form von Lebensmitteln vorkommen.

Milchprodukte gehören zu den bevorzugten und wohl auch bekanntesten Proteinquellen sowohl von Sportlern, als auch vom »Otto-Normalverbraucher«. Kuhmilchprotein – allgemein als »Milcheiweiß« bezeichnet – besteht zu 80% aus Casein und 20% aus Laktalbumin, zwei unterschiedlichen Proteinarten. Casein wird im Magen-Darm-Trakt sehr langsam aufgenommen, da es zunächst im Magen eine Art »Gel« bildet. Dadurch wird das Eiweiß nur verzögert in die einzelnen Grundbausteine, die Aminosäuren, aufgespalten, die dementsprechend langsam über den Darm in den Blutstrom gelangen. Durch die verzögerte Aufnahme kommt es zu einem lang anhaltenden Einstrom von Aminosäuren in das Blut, was den Abbau von körpereigenem Eiweiß (Katabolismus) verhindert.

Aufgrund seiner besonderen Eigenschaften eignet sich diese Proteinquelle, die in natürlicher Form in Quark, Joghurt, Hüttenkäse und sämtlichen Milchprodukten vorkommt, ideal als Eiweißlieferant für die letzte Mahlzeit des Tages. Ein möglicher Muskeleiweißabbau über Nacht lässt sich dadurch in Grenzen halten. Als langsam verwertbares Protein ist es obendrein für eine anhaltende Proteinversorgung tagsüber geeignet.

Fleisch gehört insbesondere im Rahmen einer kalorienreduzierten Diät zu den beliebtesten und wichtigsten Proteinquellen überhaupt. Zur Kategorie Fleisch zählen Rindfleisch, Geflügel und Schweinefleisch. Fleischeiweiß weist mit einem Durchschnittswert von 92 eine recht hohe biologische Wertigkeit (s. Tabelle 4) auf und zählt ebenfalls zu den langsam verdaulichen Proteinen. Es ist damit ideal für die Proteinversorgung im Tagesverlauf geeignet.

Fleischeiweiß ist besonders reich an schwefelhaltigen Aminosäuren (Methionin, Cystein), die gerade für das Bindegewebe und den passiven Bewegungsapparat (Sehnen, Bänder, Knorpel) eine wichtige Bedeutung haben. Außerdem enthält Fleisch neben vielen B-Vitaminen auch reichlich Zink (unterstützt die Testosteronproduktion) und Eisen (wichtig für die Blutbildung) und ist somit ein hochwertiger Vitalstofflieferant. Fleisch gehört zu den wichtigsten Eiweißquellen des menschlichen Organismus und ist zudem allgemein gut verträglich. Nicht umsonst hat Fleisch in der Entwicklungsgeschichte des Menschen immer eine dominierende Rolle in der Ernährung gespielt.

Darüber hinaus ist der Gehalt an Creatin in Fleisch zu beachten, der besonders für Bodybuilder, Kraft- und Fitness-Sportler von Bedeutung ist. Zwar ist es wesentlich einfacher, Creatin in Form einer Nahrungsergänzung (z.B. Creatin Monohydrat) zu konsumieren, da 1kg Fleisch lediglich 3-4g Creatin enthält.

Wer jedoch auf die zusätzliche Gabe von Creatin verzichten will oder für wen dies aus anderen Gründen (z.B. Unverträglichkeit) nicht in Frage kommt, der kann den Creatinspiegel in der Muskulatur langfristig durch einen Fleischkonsum von etwa 600-800g pro Tag erhöhen und auf diese Weise von den positiven Eigenschaften des Creatins (Kraftsteigerung, erhöhtes Muskelzellvolumen, schnellere Regeneration) profitieren. Fleisch ist nicht umsonst die Eiweißquelle praktisch aller Wettkampfbodybuilder in den letzten Wochen vor einer Meisterschaft. Es führt zu keiner Wasserspeicherung wie es etwa bei Milcheiweiß unter Umständen der Fall ist.

Fisch enthält ebenso wie Fleisch ein recht hochwertiges Protein, das langsam aufgenommen wird. Auch der Creatingehalt in Fisch ist ähnlich hoch. Was Fisch von Fleisch unter anderem unterscheidet ist der deutlich höhere Gehalt an Jod, einem wichtigen Spurenelement für die Schilddrüse. Da die Schilddrüse mit der Sekretion der Schilddrüsenhormone den Stoffwechselgrundumsatz und damit den Kalorienbedarf des Körpers beeinflusst, ist es leicht ersichtlich, dass Fisch durchaus eine bedeutende Rolle in der Diät spielt.

Bedenkt man zusätzlich, dass die »Fettfische« Hering, Lachs und Makrele außerdem reichlich gesunde Omega-3 Fettsäuren enthalten (mehr dazu auf den nächsten Seiten), so zeigen sich weitere Vorteile dieser Proteinquelle. Auch Fisch führt im Körper zu keiner Wasserspeicherung und wird gerne von Wettkampfathleten in den letzten Wochen vor einer Meisterschaft gegessen.

Tabelle 4:

DIE BIOLOGISCHE WERTIGKEIT (BW)

Nahrungsmittel	Bw	Nahrungsmittel	BW
Laktalbumin	104	Soja	85
Vollei	100	Käse	84
Kartoffeln	98	Reis	81
Rindfleisch	92	Roggenmehl	80
Fisch	92	Casein	77
Kuhmilch	88	Mais	71
Eiklar	88	Gelatine	0

Die wohl bekannteste und gängigste Methode zur Bestimmung der Proteinqualität ist die »biologische Wertigkeit«. Die biologische Wertigkeit gibt an, wie effizient ein Nahrungsprotein in körpereigenes Protein umgesetzt werden kann. Hier gilt: Je höher die Zahl, desto besser. Je mehr lebensnotwendige Aminosäuren (= Eiweißbausteine, die der Körper nicht selbst herstellen kann) das Protein enthält und je ähnlicher die Aminosäuren-Zusammensetzung dem körpereigenen Muster ist, desto hochwertiger ist das Eiweiß. Zur Bestimmung der biologischen Wertigkeit dient Volleiprotein als Referenzeiweiß mit einer BW von 100. Laktalbumin besitzt mit 104 die höchste biologische Wertigkeit aller Proteine. Nur durch Proteingemische lassen sich noch höhere Wertigkeiten erzielen.

Quelle: Pellet P.L., Young V.R.: Nutritional evaluation of protein foods. United Nations University.

Eier als hochwertige tierische Proteinquelle genießen leider, zumindest wenn sie mit dem Eigelb verzehrt werden, immer noch einen schlechten Ruf. Das gilt für die breite Normalbevölkerung, aber auch für Sportler. So hält sich leider hartnäckig der Mythos, dass Vollei den Cholesterinspiegel anhebt und ein hoher Eierkonsum das Herzinfarktrisiko durch verschlechterte Blutfette deutlich erhöht. Dies geht jedoch, wie Studien in den letzten Jahren gezeigt haben, weitgehend an der Realität vorbei. So bestimmt mehr die Art der aufgenommenen Fette und Kohlenhydrate wie sich der Cholesterinspiegel verändert. Daneben spielen natürlich Übergewicht und Bewegungsmangel eine ganz wichtige Rolle.

Vollei enthält nicht nur sehr hochwertiges Eiweiß mit der biologischen Wertigkeit 100, sondern auch andere wichtige Stoffe, die Eier durchaus wertvoll machen für die Ernährung des Sportlers sowie des Normalbürgers. So enthält das Eigelb u.a. Lecithin, einen wichtigen Baustoff für das Nervengewebe und die Gehirnfunktion. Daneben kommt im Eigelb auch reichlich Zeaxanthin vor, ein Carotinoid, das wichtig für die Sehfunktion ist.

Anhand dieser Beispiele wird deutlich, dass Eier an sich nichts Schlechtes sind. Man muss ja nicht gerade 10 ganze Eier täglich essen. In moderaten Mengen genossen können sie einen sinnvollen Beitrag zur Eiweißversorgung leisten. Nicht zuletzt auch deswegen, weil hier, ebenso wie in Fleisch, sehr viel schwefelhaltige Aminosäuren vorkommen, die gerade für das Bindegewebe und den passiven Bewegungsapparat (Sehnen, Bänder und Knorpel) wichtig sind.

Pflanzliche Eiweiße z.B. aus Haferflocken, Weizen, Reis, Hülsenfrüchten etc. liefern für sich allein eher minderwertiges Protein mit niedriger biologischer Wertigkeit. Allerdings ergänzt sich das Aminosäurespektrum eines Pflanzenproteins sehr gut mit dem eines tierischen Eiweißes. Dadurch kommt es zu einer erheblichen Aufwertung der Eiweiße zusammen, und es entsteht ein Proteingemisch mit fast immer höherer biologischer Wertigkeit als 100 (z.B. Vollei + Kartoffel = BW 136, Milch + Weizenmehl = BW 125). Pflanzliche Eiweiße sollten deshalb nicht als minderwertig abgetan werden. Kombiniert mit tierischem Protein ist eine qualitativ äußerst hochwertige Eiweißversorgung möglich.

Wie abwechslungsreich die Eiweißzufuhr mit natürlichen Proteinquellen sein kann, erfahren Sie in den Kapitel 6, 7 und 8. Dort finden Sie eine große Auswahl an Rezepten für eiweißreiche Mahlzeiten.

Proteinpulver/Eiweißkonzentrate

Manch einem fällt es allerdings schwer, seinen täglichen Eiweißbedarf ausschließlich durch Lebensmittel zu decken. An dieser Stelle kommen Eiweißkonzentrate ins Spiel, mit denen ein erhöhter Proteinbedarf einfach, schnell und gesund gedeckt werden kann. Das Angebot an Eiweißprodukten ist jedoch sehr groß. Für den Konsumenten schon fast zu groß um einen Überblick zu bewahren. Damit Sie beurteilen können, welche Eiweißpulver für Ihre (Metabole) Diät am besten geeignet sind, finden Sie auf den folgenden Seiten die wichtigsten Informationen über Eiweißkonzentrate. Im Wesentlichen gibt es 4 verschiedene, hochwertige Proteinarten, aus denen die heutzutage erhältlichen Eiweißkonzentrate hergestellt werden.

1. Molkenprotein/Laktalbumin (engl. »Wheyprotein«)

Zunächst ist das Wheyprotein zu nennen. Es besitzt mit 104 die höchste biologische Wertigkeit aller Proteine. Neben der hohen biologischen Wertigkeit verfügt Wheyprotein außerdem über einen besonders hohen Gehalt an verzweigtkettigen Aminosäuren (BCAAs = Valin, Leuzin und Isoleuzin), die etwa ein Drittel des Muskelproteins ausmachen. Gerade in der Regenerationsphase werden große Mengen dieser drei Aminosäuren gebraucht, um im Training zerstörtes Muskeleiweiß wieder aufzubauen. Wheyprotein ist daher ideal zur unmittelbaren Proteinversorgung vor und nach dem Training.

Wheyprotein zeichnet sich außerdem durch eine rasche Resorption im Magen-Darm-Trakt aus. So kommt es durch die schnelle Aufnahme zu einem beschleunigten Einstrom von Aminosäuren ins Blut, die dann direkt für die Proteinsynthese genutzt werden können. Dadurch hat Wheyprotein eine anabole (muskelaufbauende) Wirkung im Körper, die zu den Zeitpunkten direkt nach dem Training sowie früh morgens besonders wichtig ist. Aufgrund der schnellen Resorption im Magen-Darm-Trakt verursacht Wheyprotein kaum Magenprobleme und bewahrt vor einem Völlegfühl, das bei anderen Proteinarten vereinzelt auftreten kann.

Die Verarbeitung des Ausgangsrohstoffs Molke ist entscheidend für die Wertigkeit des Wheyproteins. Molke entsteht als Abfallprodukt bei der Käseherstellung und muss noch weiterverarbeitet werden, um den hohen natürlichen Milchzuckergehalt zu senken und ein möglichst reines Protein zu erhalten. Die einfachste und am preiswertesten herstellbare Form eines Wheyproteins ist das »Wheyprotein-Konzentrat«. Hierbei handelt es sich um ein Pulver mit einem Eiweißanteil von 75-85%, 3-4% Fett sowie 3-6% Kohlenhydraten in Form von Milchzucker.

Das nächste, qualitativ etwas bessere Wheyprotein ist das »Wheyprotein-Isolat« mit einem Eiweißanteil von etwa 90% und einem Fett- und Milchzuckeranteil von weniger als 1%. Wheyprotein-Isolat ist ein hochreines Molkeneiweiß mit sehr niedrigem Milchzuckergehalt. Ein solches Protein verursacht kaum Verdauungsprobleme, da hier der Milchzuckergehalt gegen Null geht.

Die Herstellung von Wheyprotein-Isolat kann mit zwei unterschiedlichen Verfahren erfolgen. Zum einen mit dem so genannten »Ionenaustausch Verfahren« (Ion-Exchanged Whey Protein). Hierbei wird mit Chemikalien die elektrische Ladung des Proteins verändert. Dadurch bindet dieses an spezielle Harze in einem Reaktionsbehälter, wodurch ein sehr reines Protein entsteht. Zum andern kann Wheyprotein-Isolat mit dem »Mikrofiltrationsverfahren« hergestellt werden (Microfiltered Whey Protein). Eine Methode, bei der mit Hilfe einer Mikrofiltration mit Keramikfiltern (ohne dass der Rohstoff Kontakt mit Chemikalien hat) das Endprodukt entsteht.

Ein mikrofiltriertes Wheyprotein gilt als das hochwertigste Protein aus der Molke, denn durch den schonenden Verarbeitungsprozess bleiben die in der Molke vorkommenden zahlreichen natürlichen Eiweißbestandteile erhalten, was bei einem ionenausgetauschten Wheyprotein-Isolat nicht der Fall ist. Hierzu gehören u.a. alpha-Laktalbumin und Glykomakropeptide, die die Verdauung und Resorption zahlreicher Mineralstoffe verbessern und das Immunsystem unterstützen. Außerdem weist mikrofiltriertes Wheyprotein-Isolat einen höheren Calciumanteil sowie einen niedrigeren Natriumgehalt auf. Bodybuilder profitieren von dem geringen Natriumgehalt dahingehend, dass eine Minimierung der Zufuhr dieses Mineralstoffes in der direkten Wettkampfvorbereitung hilft, die Wasserspeicherung unter der Haut gering zu halten und auf der Bühne eine optimale Muskelhärte präsentieren zu können.

Mikrofiltriertes Wheyprotein-Isolat ist daher nicht nur für gesundheitsorientierte Sportler, sondern auch für den leistungsorientierten Bodybuilder in der Wettkampfvorbereitung eine optimale Proteinquelle.

Zusammenfassung Wheyprotein

- Hohe biologische Wertigkeit von 104
- Hoher Gehalt an BCAAs
  regenerationsfördernde Wirkung
- Schnelle Bereitstellung von Aminosäuren
  anabole Wirkung
- Leicht und schnell verdaulich
  keine Verdauungsbeschwerden

2. Casein (Milcheiweiß)

Casein wird auf der Zutatenliste von Proteinkonzentraten oft auch als Milcheiweiß deklariert. Es macht den größten Anteil des natürlichen Kuhmilchproteins aus, das sich zu 80% aus Casein (biologische Wertigkeit 77) und zu 20% aus Laktalbumin zusammensetzt. Trotz der niedrigeren biologischen Wertigkeit gegenüber Wheyprotein besitzt Casein interessante Eigenschaften. So weist dieses Eiweiß einen hohen Anteil an L-Glutamin auf, einer Aminosäure, die durch Regelung des Flüssigkeitshaushaltes der Zelle in den Proteinstoffwechsel eingreift.

Außerdem ist Casein durch seine langsame Verdauung und Resorption gekennzeichnet. Gegenüber Wheyprotein, das rasch vom

Körper aufgenommen wird, wird Casein über mehrere Stunden hinweg langsam resorbiert. Dadurch eignet es sich speziell vor dem Schlafengehen, um über Nacht eine konstante Versorgung des Körpers mit Aminosäuren zu gewährleisten. Im Gegensatz zum »anabolen« Wheyprotein wird Casein auch als »antikataboles« (den Gewebeabbau hemmendes) Protein bezeichnet, da es durch den zeitverzögerten, gleichmäßigen Einstrom von Aminosäuren ins Blut, Studien zufolge effektiv den Eiweißabbau aus der Muskulatur verhindern kann.

Insbesondere in Phasen einer Kalorienreduktion (Diätphase) ist es wichtig, stärkere Schwankungen des Aminosäurenspiegels im Blut zu vermeiden, da es bei einem niedrigen Level an Eiweißbausteinen vermehrt zu einem Abbau von Muskelprotein kommt. Zusätzlich kommt es durch die verzögerte Aufnahme zu einem anhaltenden Sättigungseffekt, der gerade in der Diät erwünscht ist, sowie zu einer besseren Verdaulichkeit anderer, gleichzeitig zugeführter Proteine.

Der Milchzuckergehalt bei Casein liegt je nach Verarbeitungsgrad bei etwa 4-10%, also höher als bei Wheyprotein. Dadurch kommt es bei manchen Anwendern zu Verdauungsproblemen. Personen mit einer Milchzuckerunverträglichkeit (»Laktose-Intoleranz«) berichten oft von Völlegefühl und Blähungen nach dem Genuss von Casein. Bei einer Milchzuckerunverträglichkeit wird das Enzym Laktase zur Spaltung des Milchzuckers nicht oder in nicht ausreichendem Maß gebildet, woraus eine unvollständige Verdauung des Milchzuckers resultiert. Infolgedessen gelangt dieser unverdaut in den Dickdarm, wo es zur Verstoffwechslung durch die dort angesiedelten Bakterien kommt. Dadurch entstehen dann oft die erwähnten Probleme.

Statistiken zufolge leiden in Deutschland etwa 15% aller Personen unter einer Milchzuckerunverträglichkeit. Wer die genannten Probleme nach einem Eiweißdrink häufiger zu spüren bekommt, kann davon ausgehen, dass bei ihm eine nicht optimale Milchzuckerverdauung vorliegt. Hier sollte besser auf ein Eiweißprodukt mit niedrigem Milchzuckeranteil, also ein Wheyprotein zurückgegriffen werden.

Zusammenfassung Casein

- Hoher Gehalt an L-Glutamin, einer für den Proteinaufbau besonders wichtigen Aminosäure
- Verzögerte Resorption im Verdauungstrakt
  Minderung des Proteinabbaus aus der Muskulatur
  = antikatabole Wirkung
- Ideal für die Proteinversorgung vor dem Schlafengehen
- Guter Sättigungseffekt durch lange Verweildauer im Magen, besonders hilfreich in der Diät

3. Eiprotein (Ei-Albumin)

Eiprotein wird relativ selten als alleiniger Rohstoff für Proteinpulver verwendet, da sich der bittere Geschmack von getrocknetem Eiprotein nur schwer in ein wohlschmeckendes Konzentrat umsetzen lässt. Daher tritt dieser Rohstoff praktisch nur in Kombination mit anderen Proteinarten auf. Hergestellt wird Eiprotein aus reinem Eiklar, dessen biologische Wertigkeit bei 88 liegt. Damit liegt es qualitativ zwischen den zuvor genannten Eiweißen. Typisch für Proteinkonzentrate aus Eiklar ist der hohe Gehalt an schwefelhaltigen Aminosäuren, denen gerade für die Hormonproduktion eine besondere Rolle zukommt.

Personen mit einer Milchzuckerunverträglichkeit oder gar einer Milcheiweißallergie können Eiprotein problemlos verwenden. Im Bodybuilding wird Eiprotein besonders gern von Wettkampfathleten in der unmittelbaren Vorbereitung eingesetzt. Manche Athleten berichten nämlich von einer leichten Wasserspeicherung unter der Haut bzw. einer »dicken Haut« bei regelmäßigem Genuss von Milchproteinen. Durch den Wechsel auf ein reines Eiprotein könne dieses Problem beseitigt werden.

Zusammenfassung Eiprotein

- Hoher Gehalt an schwefelhaltigen Aminosäuren (wichtig für die Hormonproduktion)
- Ideal für Personen mit Milchzuckerunverträglichkeit
- Keine Wasserspeicherung unter der Haut = ideal für die Wettkampfvorbereitung
- Relativ hohe biologische Wertigkeit

4. Sojaeiweiß

Sojaprotein ist bereits seit Jahrzehnten auf dem Markt, verschwand jedoch in den 1990er Jahren mehr und mehr in der Versenkung, um aktuell wieder ein Comeback zu feiern. Ausgelöst durch die BSE-Problematik haben viele Hersteller Sojaeiweiß wieder in ihr Programm aufgenommen. Die biologische Wertigkeit liegt mit etwa 80 in einem mittleren Bereich, jedoch für pflanzliche Proteine relativ hoch.

Positiv zu vermerken ist der hohe Gehalt an L-Glutamin, einer für den Proteinaufbau besonders wichtigen Aminosäure. Oft sind in Sojaeiweiß so genannte Phytoöstrogene enthalten. Hierbei handelt es sich um die pflanzlichen Östrogene Daidzein und Genistein, die in höheren Mengen auch beim Menschen Wirkungen entfalten können. Ob diese Stoffe eher stärker als das natürliche Östrogen wirken (was für männliche Personen natürlich unerwünscht ist) oder die vom Körper produzierten weiblichen Geschlechtshormone blocken, ist umstritten.

Zusätzlich ist zu bedenken, dass viele Menschen Sojaeiweiß allgemein schlecht vertragen und Verdauungsprobleme bekommen. Ebenso zu beachten ist der vergleichsweise hohe Fettanteil. Derartige Charakteristika treffen jedoch in erster Linie für Sojaeiweiß-Konzentrate zu. Ein hochreines Sojaeiweiß-Isolat weist die gleiche biologische Wertigkeit auf wie ein Konzentrat, ebenso einen hohen Anteil an L-Glutamin. Von Vorteil sind hier jedoch die gute Verträglichkeit und der geringe Fettanteil. Pflanzliche Östrogene sind in einem Sojaeiweiß-Isolat typischerweise nicht zu finden, weshalb für Proteinkonzentrate fast ausschließlich Sojaprotein-Isolat eingesetzt wird.

Zusammenfassung Sojaeiweiß-Isolat

- Hoher Anteil an L-Glutamin, einer für den Proteinaufbau besonders wichtigen Aminosäure
- Gute Verträglichkeit
- Niedriger Fettanteil

Eine Auswahl an nahrhaften und schnell zubereiteten Shakes aus Eiweißkonzentraten finden Sie in den Kapiteln »Rezepte für die Metabole Diät«.

Timing der Proteinzufuhr

Im Gegensatz zur Kohlenhydratzufuhr, bei der bestimmte Zeitpunkte zu berücksichtigen sind um einerseits von den anabolen Vorteilen einer Insulinausschüttung zu profitieren und andererseits eine mögliche Fettspeicherung in Grenzen zu halten, ist der Zeitpunkt für die Proteinzufuhr im Grunde genommen eher zweitrangig (mit Ausnahme der »Post-Workout Mahlzeit«, mehr dazu später). Entscheidend ist, dass ausreichend Eiweiß verzehrt wird. Um das Thema »Proteinzufuhr« ausführlich zu erklären, seien vorab noch zwei bekannte »Mythen« beseitigt, die seit Jahren verbreitet werden:

Mythos Nr. 1: Die Proteinzufuhr sollte regelmäßig im Abstand von 2-3 Stunden erfolgen, um eine konstante Verfügbarkeit an Aminosäuren im Blut zu gewährleisten und somit den Muskelaufbau optimal zu unterstützen und einen Muskelabbau zu verhindern. Insbesondere sich ergänzende Proteinarten wie z.B.

Kartoffel + Ei müssen zeitgleich verzehrt werden, um die sich daraus resultierende erhöhte biologische Wertigkeit zu erreichen.

Das ist nicht richtig. Der menschliche Organismus besitzt einen so genannten »Aminosäure-Pool«, einen Zwischenspeicher in dem die mit der Nahrung aufgenommenen Aminosäuren gespeichert werden. Hinzu kommt der unterschiedlich lang anhaltende Verdauungsprozess verschiedener Proteinarten. Wird über mehrere Stunden hinweg kein oder nur wenig Protein mit der Nahrung aufgenommen, so führt das nicht gleich zu einem katabolen Zustand, bei dem wertvolles Muskelgewebe »geopfert« wird. Was die Zufuhr sich ergänzender Proteinarten betrifft, so kann diese ruhig 4 bis 6 Stunden voneinander getrennt erfolgen. Die Kombination der zeitversetzt verzehrten Aminosäuren führt trotzdem zu der gewünschten »Aufwertung«.

Mythos Nr. 2: Pro Mahlzeit kann der Körper maximal 30g Protein verwerten.

Dabei handelt sich um eine Fehlinterpretation wissenschaftlicher Studien, die mit der Realität nichts gemeinsam hat. Der Körper kann bei weitem mehr als 30g Protein pro Mahlzeit verwerten. Die praktischen Erfahrungen vor allem von Sportlern bestätigen dies seit Jahrzehnten. Wie könnte z.B. ein Proteinbedarf von 300g/Tag gedeckt werden, wenn pro Mahlzeit angeblich nur 30g Protein verwertet werden? Das ergäbe 10 Mahlzeiten. Wie würde ein Profi-Bodybuilder dann seine Proteinzufuhr von 600g am Tag verdauen können? Etwa mit 20 Mahlzeiten? Fakt ist: Bei der »30g Regel« handelt es sich um eine Theorie, die einer seriösen wissenschaftlichen Betrachtung keineswegs standhalten kann.

Die Verteilung der täglichen Proteinzufuhr ist im Rahmen der Metabolen Diät wie gesagt nicht fest vorgeschrieben. Wichtig ist, dass die tägliche Proteinmenge erreicht wird und das sowohl an Trainingstagen, als auch an trainingsfreien Tagen. Einzige Ausnahme ist die »Post-Workout Phase« an Trainingstagen. Zu diesem Zeitpunkt ist eine ausreichende Proteinzufuhr von besonderer Bedeutung, da die belastete Muskulatur vermehrt Baustoffe benötigt, um die Trainingsreize zu verarbeiten. »Ausreichend« bedeutet je nach Kalorienzufuhr mindestens 20-40g Protein. Der klassische Eiweißshake nach dem Training gehört für viele schon zum festen Ritual. In Kombination mit zeitgleich zugeführten Kohlenhydraten mit einem hohen glykämischen Index werden die anabolen Vorteile des Insulins optimal genutzt und ausreichend Aminosäuren und Glukose in die Muskelzellen transportiert. Die im Training zerstörten Eiweiße werden regeneriert und zusätzlich wird neues Protein eingebaut, was den Muskelaufbau fördert bzw. einem Abbau an Muskelgewebe entgegen wirkt. Die ideale »Post-Workout Mahlzeit« besteht daher aus einer Kohlenhydrat-Eiweiß-Kombination, die innerhalb von 30 Minuten nach dem Krafttraining bzw. 45-60 Minuten nach dem Ausdauertraining verzehrt wird.

Neben der »Post-Workout Phase« gibt es bei der Metabolen Diät keine vorgeschriebenen Zeitpunkte für die Zufuhr von Protein. Detaillierte Mengenangaben wie z.B. 30g Protein pro Mahlzeit existieren ebenfalls nicht. Die gesamte Proteinmenge kann also ruhig »ungleichmäßig« mit den verbleibenden Mahlzeiten aufgenommen werden. Also mal mehr, mal weniger Protein pro Mahlzeit.

Entscheidend ist, dass die Gesamtmenge über die Nahrung zugeführt wird. Dabei spielt es auch keine Rolle, ob natürliche Proteinquellen wie Fisch, Fleisch, Geflügel, Milchprodukte etc. zum Einsatz kommen, oder Eiweißkonzentrate. Eine abwechslungsreiche Mischung aus beiden ist jedoch einer übermäßigen Zufuhr mittels Eiweißkonzentraten vorzuziehen.

Wer seine Ernährung hingegen gerne etwas strikter plant, der teilt die gesamte Tagesmenge Protein auf die Anzahl der Mahlzeiten auf, z.B. 200g Protein täglich, verteilt auf 5 Mahlzeiten, ergibt 40g Eiweiß pro Mahlzeit. Selbstverständlich gibt es auch bestimmte Zeitpunkte, an denen eine Eiweißzufuhr sinnvoll ist. Zunächst ist früh morgens nach dem Erwachen Eiweiß sinnvoll, denn aufgrund des natürlicherweise erhöhten Cortisolspiegels (Sie erinnern sich, Cortisol – das muskelabbauende Hormon!) kommt es hier zu einer vermehrten Nutzung von Protein zur Energiebereitstellung.

Außerdem ist nach mehreren Stunden ohne Nahrungs- und damit Eiweißzufuhr eine rasche Versorgung der Muskulatur mit Baustoffen sinnvoll.

Wird Protein vor dem Training zugeführt, dann können die für den Muskelaufbau notwendigen Aminosäuren optimal von der Muskulatur aufgenommen werden. Zusätzlich werden damit genügend Aminosäuren für die katabole Phase direkt im Anschluss an das Training bereitgestellt. Durch eine ausreichende Proteinzufuhr am Abend, bzw. direkt vor dem Schlafengehen wird eine konstante Versorgung der Muskulatur mit Aminosäuren in den Stunden des Schlafes sichergestellt. Ein Proteinabbau aufgrund eines Kohlenhydratmangels in der Nacht kann damit effektiv verhindert werden.

Optimierte Proteinzufuhr

Leistungsorientierte Sportler, die die Vorteile einer strikten und optimierten Proteinzufuhr in der »Pre- und Post-Workout Phase« nutzen möchten, können sich an folgendem Schema orientieren:

Wissenschaftliche Studien zeigen, dass es durch die gesteigerte Durchblutung der trainierten Muskulatur zu einer vermehrten Aufnahme von Aminosäuren kommt, soweit vorher Protein zugeführt wurde. Ein schnell verdauliches Eiweiß, am besten Wheyprotein, vor dem Training liefert die notwendigen Baustoffe, die dann während des Trainings optimal von der Muskulatur aufgenommen werden können.

Wer vor dem Training Wheyprotein zuführt, der ist zudem auch noch in den ersten zwei Stunden nach dem Training gut mit Aminosäuren versorgt. Dann allerdings sinkt der Aminosäurespiegel rasch beim schnell verdaulichen Wheyprotein. Wer direkt nach dem Training ebenfalls ein Wheyprotein zuführt (je 40g), der hat die nach dem heutigem Forschungsstand optimale Strategie umgesetzt.

Es dauert nämlich etwa 2 Stunden, bis nach der Zufuhr von Milcheiweiß (Casein) oder Fleisch – als langsam verdauliche Proteine – der Aminosäurespiegel im Blut ansteigt. Das bedeutet: Es ist eine konstante Versorgung in den Stunden nach dem Training sichergestellt, denn wenn die Wirkung des Wheyproteins »nachlässt«, dann beginnt die von Milcheiweiß/Casein oder Fleischprotein. Und die hält bis zu 8 Stunden nach der Zufuhr an, da die Aminosäuren hier eben nur sehr verzögert ins Blut gelangen. In der Praxis sieht das wie folgt aus:

»Pre-Workout Mahlzeit« Kohlenhydrate mit gemischtem glykämischen Index (hoch, mittel und niedrig kombiniert) plus schnell verwertbares Protein etwa 30-45 Minuten vor dem Krafttraining. Um die fettverbrennende Wirkung des Ausdauertrainings zu forcieren, sollte auf die Kohlenhydratzufuhr davor verzichtet werden.

»Post-Workout Mahlzeit« Kohlenhydrate mit hohem glykämischen Index plus langsam verwertbares Protein etwa 30 Minuten nach dem Krafttraining bzw. 45-60 Minuten nach dem Ausdauertraining.

Fett

Fett als Nährstoff hat allgemein immer noch einen schlechten Ruf. »Fett macht fett« proklamieren auch heute noch viele Ernährungswissenschaftler, Trainer und Ernährungsberater. Eine solche Pauschalisierung kann sich natürlich bei genauerer Betrachtungsweise nur als falsch herausstellen. So mehren sich in den letzten Jahren die Hinweise, dass Fett in Wahrheit nicht der Auslöser für Übergewicht und ernährungsbedingte Krankheiten ist, sondern vielmehr eine zu hohe Kohlenhydratzufuhr dafür verantwortlich gemacht werden kann.

Fett macht tatsächlich fett, aber nur wenn gleichzeitig ein hoher Insulinspiegel vorliegt. Ist der Insulinspiegel als Folge einer kohlenhydratarmen Ernährung (Low Carb) hingegen niedrig, hat es der Körper schwer, Fette aus der Nahrung im Unterhautfettgewebe zu speichern. Voraussetzungen die mit der Metabolen Diät erzielt werden.

Gute Fette – schlechte Fette

Zahlreiche wissenschaftliche Studien zeigen eindeutig, dass nicht die Menge (Quantität) an verzehrtem Fett, sondern vielmehr die Art der Fette (Qualität) entscheidend ist für den Fettabbau. Für die Metabole Diät gilt: Fett durchaus sparsam einsetzen, dafür aber gezielt auf die »guten« Fette zurückgreifen! Was ist nun ein »gutes« Fett, welche sind die »schlechten«? Und was bewirken die jeweiligen Fette im Körper? Diesen Fragen werden wir nun etwas ausführlicher nachgehen:

Die »schlechten« Fette sind die so genannten »gesättigten Fette«, die z.B. in fetthaltigen Milchprodukten, Käse, Fleisch, Wurst, Süßigkeiten, Gebäck etc. enthalten sind und vielen Lebensmitteln ihren leckeren Geschmack geben. Gesättigte Fette sind für den Körper nicht lebensnotwendig und müssten eigentlich überhaupt nicht mit der Nahrung aufgenommen werden. Sie werden darüber hinaus sehr leicht als Körperfett gespeichert und können die Blutfettwerte verschlechtern. Eine sinnvolle Ernährung sollte daher so wenig wie möglich gesättigte Fette enthalten.

Die »guten« Fette lassen sich in zwei Kategorien aufteilen: Zum einen gibt es die »einfach ungesättigten Fette« (enthalten in Nüssen, Olivenöl, Rapsöl etc.), die zwar ebenfalls nicht lebensnotwendig sind, jedoch günstige Auswirkungen auf den Blutfettspiegel haben (u.a. Anstieg des »guten« HDL-Cholesterins, Abfall des »schlechten« LDL-Cholesterins). Sie werden außerdem schwerer als Körperfett gespeichert als gesättigte Fette.

Tabelle 5:

PROZENTANTEIL DER FETTSÄUREN IN VERSCHIEDENEN ÖLEN & FETTEN

	Gesättigte Fette = schlechte Fette	Einfach ungesätt. Fette = gute Fette	Mehrfach ungesätt. Fette = gute Fette
Pflanzliche Fette			
Distelöl	10	14	76
Sonnenblumenöl	11	25	64
Sojaöl	13	23	64
Maiskeimöl	15	38	47
Erdnussöl	16	56	28
Walnussöl	9	16	74
Leinöl	9	16	67
Olivenöl	14	77	9
Rapsöl	5	65	30
Diät-Margarine	25	15	60
Pflanzenmargarine	20	45	35
Kokosfett	91	7	2
Tierische Fette			
Schweineschmalz	42	48	10
Rindertalg	52	44	4
Butter	65	31	4

Zum andern gibt es die »mehrfach ungesättigten Fette« (Linolsäure, alpha-Linolensäure und Fischöle), die für den Körper lebensnotwendig sind. Sie übernehmen im Körper vielfältige Aufgaben und sind unter anderem Bestandteile der Zellmembranen, in denen sie wichtige Funktionen ausüben (z.B. Regulierung von Rezeptoren auf der Zelloberfläche). Außerdem dienen sie anderen Substanzen als Bausteine, insbesondere den so genannten »Gewebshormonen«. Da diese direkt am Ort ihrer Entstehung gebildet und nach kurzer Zeit wieder abgebaut werden, wurde für sie der Begriff Gewebshormone eingeführt. Diese Substanzen verfügen im Organismus über Signalcharakter und steuern viele lebenswichtige Funktionen (Wachstum, Wasserhaushalt, Entzündungsvorgänge, Immunsystem, Fett-/Stoffwechsel etc.). Tabelle 5 zeigt, aus welchen Fettsäuren sich verschiedene Nahrungsfette zusammensetzen:

Omega-6 Fettsäuren

Man unterscheidet bei den lebensnotwendigen »mehrfach ungesättigten Fetten« die so genannten Omega-6 und Omega-3 Fettsäuren. Aus der Gruppe der Omega-6 Fette ist die Linolsäure besonders wichtig. Sie kommt reichlich in verschiedenen Pflanzensorten vor (bei dem wenigen Fett, das in Gemüse und Getreideprodukten enthalten ist, handelt es sich zu einem Großteil um Linolsäure).

Darüber hinaus bestehen die im Haushalt häufig zum Kochen verwendeten Pflanzenöle wie etwa Sonnenblumenöl oder Distelöl zu einem Großteil aus Linolsäure. Der Bedarf von 5-10g täglich wird daher in der Regel problemlos gedeckt.

Omega-3 Fettsäuren

Für den Körper sind neben der Linolsäure als so genannte Omega-6 Fettsäure jedoch auch die alpha-Linolensäure, die Eicosapentaensäure (EPA) und die Docosahexaensäure (DHA) lebensnotwendig. Diese drei essenziellen Fettsäuren gehören zu der Gruppe der

Tabelle 6:

VORTEILE EINER AUSGEWOGENEN FETTSÄUREN-ZUFUHR

Anstieg des »guten« HDL-Cholesterins, Abfall des »schlechten« LDL-Cholesterins und der Triglyceride

➲ **Verbesserung der Blutfettwerte**

Verbesserung der Insulinsensitivität

➲ **Fettspeicherung aus Kohlenhydraten und Nahrungsfett erschwert**

Leichte Erhöhung des Stoffwechselgrundumsatzes bei hoher Omega-3 Zufuhr

➲ **schnellerer Stoffwechsel**

Schnellerer Stoffwechsel und erhöhte Insulinsensitivität

➲ **erleichterter Abbau von Körperfett**

Optimierte Glykogenspeicherung

➲ **raschere Regeneration**

Hemmung von Entzündungsvorgängen im Körper

➲ **geringere Anfälligkeit für Überlastungserscheinungen z.B. Sehnenansatzentzündungen**

Bessere Muskeldurchblutung

➲ **besserer »Pump« im Training**

Gefäßerweiternde Wirkung

➲ **Normalisierung eines evtl. erhöhten Blutdrucks**

Verminderte Blutplättchenverklumpung

➲ **geringere Neigung zu Gefäßverschlüssen, »dünneres« Blut**

Omega-3 Fettsäuren. Die alpha-Linolensäure kommt nur in Pflanzen vor. In nennenswerter Menge ist sie insbesondere in Leinsamen, in deutlich geringeren Anteilen in Walnüssen und Sojaprodukten zu finden. Daher ist eine ausreichende Versorgung mit alpha-Linolensäure bei den meisten Menschen nicht gewährleistet.

EPA und DHA als weitere Omega-3 Fettsäuren sind auch unter dem Oberbegriff »Fischöle« bekannt. Der Körper kann aus alpha-Linolensäure aus der Nahrung EPA und DHA in begrenztem Umfang selbst herstellen. Dieser Prozess ist jedoch sehr störanfällig und recht ineffizient (in der Regel beträgt die Umwandlungsrate max. 5 bis 10%).

Es ist daher fraglich, ob der Bedarf an EPA und DHA des Körpers von 1-2g täglich nur durch Zufuhr von alpha-Linolensäure gedeckt werden kann. Häufig reicht nämlich die Aufnahme dieser pflanzlichen Omega-3 Fettsäure nicht aus, um die längerkettigen und höher ungesättigten Fischöle zu bilden. Es ist daher wichtig, neben der alpha-Linolensäure auch die tierischen Omega-3 Fettsäuren EPA und DHA durch den Verzehr von Fisch zu sich zu nehmen bzw. Fischöle in Kapselform zu ergänzen.

Betrachtet man die gegenwärtige Ernährungssituation in der Bevölkerung und auch beim Sportler, so zeigt sich zudem ein deutliches Ungleichgewicht bei der Fettzufuhr: Omega-6 Fette sind im Übermaß vorhanden, die Zufuhr der wichtigen Omega-3 Fette, insbesondere der Fischöle, ist jedoch mangelhaft. Das Verhältnis von Omega-6 zu Omega-3 Fetten sollte aber nach Empfehlungen führender Ernährungswissenschaftler maximal 2:1 bis 4:1 betragen. Eine mengenmäßig gleiche Zufuhr wird sogar mittlerweile als ideal angesehen. Welche Vorteile sich mit einer ausgewogenen Zufuhr von Omega-6 zu Omega-3 Fettsäuren erzielen lassen, zeigt Tabelle 6.

Mit einer »normalen« Ernährung ist es kaum möglich ein Gleichgewicht bei der Zufuhr von Omega-6 und Omega-3 Fettsäuren zu erzielen. Zwar enthalten grüne Blattgemüse wie z.B. Spinat hohe Anteile an alpha-Linolensäure, doch ist der Gesamtfettgehalt viel zu gering. Quellen für alpha-Linolensäure sind, wie bereits erwähnt, pflanzliche Öle aus Raps, Soja und Walnüssen, insbesondere aber

Leinsamen und Leinsamenöl. Langkettige Omega-3 Fettsäuren wie EPA und DHA kommen ausschließlich in Fisch vor.

Ausgewogene Fettzufuhr

Im Rahmen einer sinnvollen und gesunden Ernährung sollte die Fettzufuhr überwiegend durch einfach ungesättigte Fettsäuren abgedeckt werden und zudem genügend mehrfach ungesättigte Fettsäuren enthalten. Bei den mehrfach ungesättigten Fetten ist darauf zu achten, dass ein ausgewogenes Verhältnis von Omega-6 zu Omega-3 Fettsäuren erzielt wird.

Neben alpha-Linolensäure sollte die Fettzufuhr auch eine ausreichende Menge an tierischen Omega-3 Fettsäuren EPA und DHA bieten. Um die Zufuhr an tierischen Omega-3 Fettsäuren zu erhöhen, empfiehlt es sich regelmäßig Fisch zu essen, etwa 3-4 mal pro Woche 150-200g Lachs, Thunfisch, Makrele, Hering. Alternativ – und für viele einfacher – kann Fischöl auch in Form einer Nahrungsergänzung verabreicht werden, um somit eine ausreichende Versorgung zu gewährleisten. 3-6g Fischöl pro Tag in Form von Kapseln liefern in etwa 1-2g reines EPA und DHA (da deren Anteil, zumindest bei hochwertigen Produkten, in etwa 30% beträgt).

Medium Fat

Im Gegensatz zur ketogenen Diät, bei der bis zu 70% der Kalorien durch Fett gedeckt werden, beträgt die Fettzufuhr im Rahmen der Metabolen Diät maximal 35%. Ebenso wie die Nährstoffe Protein und Kohlenhydrate, so wird auch die Fettzufuhr bei der Metabolen Diät anhand der Kalorienzufuhr ermittelt, die sich wiederum aus dem Stoffwechselgrundumsatz und der Zielsetzung (Gewichtsabnahme, Gewichtszunahme oder Körpergewicht konstant halten) ergibt. Die Fettzufuhr ist außerdem abhängig von der jeweiligen Kohlenhydratzufuhr des Tages, die wiederum von der körperlichen Aktivität beeinflusst wird. An trainingsfreien Tagen wird mehr Fett verzehrt, da an diesen Tagen die Kohlenhydratzufuhr insgesamt gering ist. An Trainingstagen – mit einer moderaten Kohlenhydratzufuhr – wird hingegen weniger Fett mit der Nahrung aufgenommen.

Tabelle 7:

FETTZUFUHR AN TRAININGSFREIEN TAGEN

Kalorienzufuhr	35% Kalorienanteil	Fett/Tag*
4000kcal	1400kcal	155g
3500kcal	1225kcal	136g
3000kcal	1050kcal	115g
2500kcal	875kcal	95g
2000kcal	700kcal	75g
1500kcal	525kcal	60g
1000kcal	350kcal	40g

Bei einer Kalorienzufuhr von über 4000kcal pro Tag wird die Obergrenze für die tägliche Fettmenge an trainingsfreien Tagen auf bis zu 220g angehoben, siehe »Hochkalorische Metabole Diät zum Muskelaufbau« auf Seite 86.

*Werte zum Teil gerundet!

Timing der Fettzufuhr

Was das Timing der Fettzufuhr betrifft, so gilt für die Metabole Diät: Die gleichzeitige Zufuhr von Fett und Kohlenhydraten in einer Mahlzeit sollte so gut wie möglich vermieden werden. Daraus ergibt sich, dass das Frühstück sowie die Pre- und Post-Workout Mahlzeit nur sehr wenig Fett enthalten. Bei dieser Empfehlung wurde bewusst der Begriff »sehr wenig« gewählt, da ein absoluter Verzicht auf Fett in der Praxis oft schwer möglich, im Rahmen der Metabolen Diät aber auch gar nicht notwendig ist. So wenig wie möglich Fett bedeutet hier vielmehr, dass keine bewusste Fettzufuhr erfolgt.

Tabelle 8:

FETTZUFUHR AN TRAININGSTAGEN

Kalorienzufuhr	15% Kalorienanteil	Fett/Tag*
4000kcal	600kcal	65g
3500kcal	525kcal	60g
3000kcal	450kcal	50g
2500kcal	375kcal	40g
2000kcal	300kcal	35g
1500kcal	225kcal	25g
1000kcal	150kcal	20g

Beispiel: Bei einer Kalorienzufuhr von 1500/Tag werden an trainingsfreien Tagen 15%, also 225kcal aus Fett zugeführt. Das ergibt 25g Fett, da 1g Fett 9kcal aufweist.

Bei einer Kalorienzufuhr von über 4000kcal pro Tag wird die Obergrenze für die tägliche Fettmenge an Trainingstagen auf bis zu 130g angehoben, siehe »Hochkalorische Metabole Diät zum Muskelaufbau« auf Seite 86.

*Werte zum Teil gerundet!

Die Gründe hierfür wurden bereits ausführlich beschrieben, seien aber an dieser Stelle noch einmal grob zusammengefasst: Durch den Verzehr von Kohlenhydraten steigt der Blutzuckerspiegel und die Bauchspeicheldrüse wird zur Ausschüttung von Insulin aktiviert. Selbst Kohlenhydrate mit einem niedrigen glykämischen Index sorgen dafür, wenn auch in geringerem Ausmaß. Da Insulin jedoch die Fettzellen im Körper für die Fettzufuhr »öffnet«, wird gleichzeitig zugeführtes Fett im Körperfettgewebe gespeichert. Genau das, was der Diätwillige nicht möchte!

Wird dagegen Fett und Eiweiß innerhalb einer Mahlzeit kombiniert (gilt bei der Metabolen Diät für alle Mahlzeiten außer Frühstück, Pre- und Post-Workout), so tritt natürlich ebenfalls vermehrt Fett in das Blut über. Allerdings wird dieses durch den niedrigen Insulinspiegel (es werden keine nennenswerten Mengen an Kohlenhydraten zugeführt) eher im Körper zur Energiegewinnung genutzt, die Fettaufnahme in die Fettzellen funktioniert nur schlecht.

Bei der Metabolen Diät handelt es sich also letztlich auch um eine Art Trennkost. Allerdings werden hier nicht wie bei der klassischen Trennkost nach »Hay« Eiweiß und Kohlenhydrate getrennt. Vielmehr werden hier die physiologischen Mechanismen des Körpers optimal ausgenutzt, um durch die Trennung von Kohlenhydraten und Fett den Körperfettverlust in der Diät zu maximieren bzw. den Aufbau von Körperfett bei einem Kalorienüberschuss in der Muskelaufbauphase zu minimieren.

Hochkalorische Metabole Diät zum Muskelaufbau

Für die Mehrheit der Abnehmwilligen, die mit der Metabolen Diät Körperfett abbauen und überschüssiges Körpergewicht reduzieren möchten, kommt der Kalorienbereich von 1000 bis 2500kcal pro Tag in Frage. Da die Metabole Diät jedoch nicht nur als Diät im klassischen Sinne praktiziert wird, sondern ebenso für den Muskelaufbau genutzt werden kann, ist diese Ernährungsform auch mit einer »hochkalorischen« Energiezufuhr von über 4000kcal pro Tag durchführbar. Eine derart hohe Kalorienzufuhr wird überwiegend von intensiv trainierenden Bodybuildern und Kraftsportlern zum Muskelaufbau eingesetzt. Und das auch nur für zeitlich begrenzte Perioden von etwa 4-12 Wochen.

Tabelle 9:

HOCHKALORISCHE METABOLE DIÄT – TRAININGSFREIER TAG

Nährstoffe	5000kcal / Tag*	4500kcal / Tag*
Kohlenhydrate	150g / 600kcal / 12%	150g / 600kcal / 13%
Eiweiß	600g / 2400kcal / 48%	550g / 2200kcal / 49%
Fett	220g / 2000kcal / 40%	188g / 1700kcal / 38%

*Werte zum Teil gerundet!

Um von den positiven Effekten der Metabolen Diät profitieren zu können, erfordert die hochkalorische Energiezufuhr jedoch eine modifizierte Nährstoffverteilung. Die Obergrenze für die tägliche Kohlenhydratzufuhr im Rahmen der Metabolen Diät liegt an trainingsfreien Tagen bei 150g und an Trainingstagen bei 350g. Da diese Werte auch für die hochkalorische Energiezufuhr als »Maximalwerte« gelten, wird sowohl die Eiweiß- als auch die Fettzufuhr erhöht.

Tabelle 10:

HOCHKALORISCHE METABOLE DIÄT – TRAININGSTAG

Nährstoffe	5000kcal / Tag*	4500kcal / Tag*
Kohlenhydrate	350g / 1400kcal / 28%	350g / 1400kcal / 31%
Eiweiß	600g / 2400kcal / 48%	550g / 2200kcal / 49%
Fett	130g / 1200kcal / 24%	100g / 900kcal / 20%

*Werte zum Teil gerundet!

Kalorien

Die Begriffe »Gesamtenergiebedarf« und »Kalorienzufuhr« werden häufig falsch interpretiert. Wir erinnern uns: Gesamtenergiebedarf = Anzahl der Kalorien, die der Körper pro Tag benötigt um das Körpergewicht unverändert beizubehalten. Die Kalorienzufuhr orientiert sich am Gesamtenergiebedarf und den individuellen Zielen des Einzelnen. Egal ob Sie nun abnehmen, zunehmen oder Ihr Körpergewicht konstant halten möchten, entscheidend dafür ist zunächst einmal das Verhältnis von Kalorienzufuhr zum Gesamtenergiebedarf.

Als Faustregel gilt:

Kalorienzufuhr < Gesamtenergiebedarf: **Gewichtsabnahme**

Kalorienzufuhr = Gesamtenergiebedarf: **konstantes Körpergewicht**

Kalorienzufuhr > Gesamtenergiebedarf: **Gewichtszunahme**

Um eine Gewichtsabnahme zu erreichen müssen primär weniger Kalorien zugeführt werden als es dem Bedarf entspricht. Umgekehrt kann der Körper nur an Gewicht zulegen, wenn mehr Kalorien aufgenommen als verbraucht werden. Allerdings sollte bei der Gewichtsreduktion das Kaloriendefizit nicht mehr als 500-750kcal pro Tag betragen. Der Kalorienüberschuss in der Muskelaufbauphase sollte hingegen nicht mehr als 200-500kcal täglich ausmachen. Dazu zwei Beispiele:

1. Der Gesamtenergiebedarf einer Person beträgt 2500kcal. Die Kalorienzufuhr in der Diätphase beträgt lediglich 1200kcal. Dieses drastische Kaloriendefizit bewirkt, dass nicht nur Körperfett, sondern auch wertvolle Muskelmasse verloren geht.

2. In der Aufbauphase führt dieselbe Person 3500kcal zu, also 1000kcal mehr als es dem Bedarf entspricht. Dadurch wird sicherlich nicht nur Muskelmasse aufgebaut, sondern auch der Körperfettanteil ansteigen.

Zu welchen Anteilen der Körper Muskelmasse und Fettmasse bei der Gewichtsreduktion abbaut bzw. bei der Gewichtszunahme aufbaut, wird zudem vom körperlichen Training beeinflusst. So wird ein gleichzeitig durchgeführtes (sinnvoll strukturiertes) Kraft- und Ausdauertraining dazu führen, dass in der Diät weniger Muskelmasse verloren geht und in der Aufbauphase hauptsächlich Muskel- anstatt Fettmasse zugelegt wird.

Ein weiterer Aspekt, der vielfach nicht berücksichtigt wird, ist der Einfluss der Nährstoffzufuhr auf die Körperzusammensetzung (speziell Verhältnis Muskelgewebe zu Körperfett). Vor allem die Menge, die Art und das Timing der Kohlenhydrate und Fette tragen maßgeblich dazu bei, ob der Körper bei einer Kalorienreduktion hauptsächlich Körperfett abbaut oder Muskelmasse verliert. Gleiches gilt für die Aufbauphase: Auch hier spielt die Nährstoffzufuhr eine entscheidende Rolle ob durch den Kalorienüberschuss überwiegend Körperfett zugelegt oder echte Muskelsubstanz aufgebaut wird.

Die Metabole Diät liefert ideale Voraussetzungen sowohl für eine kalorienreduzierte Diät, als auch für eine Aufbauernährung mit Kalorienüberschuss. Das Verhältnis von Muskelmasse zu Fettmasse wird optimiert, d.h. bei der Gewichtsreduktion wird ein Maximum an Körperfett abgebaut bei so geringem Muskelmasseverlust wie möglich. In der Aufbauphase wird der Fettaufbau hingegen so weit wie möglich in Grenzen gehalten.

Beides wird durch ein exaktes Timing der Kohlenhydratzufuhr sowie eine hohe Eiweißzufuhr erreicht. Darüber hinaus wird der Organismus durch die geschickte Auswahl von hochwertigen Fetten (insbesondere einfach und mehrfach ungesättigte Fettsäuren und Fischöl) effektiver in der Fettverbrennung und dem Muskelaufbau bzw. Muskelerhalt.

Sie können sich also auch mal ein größeres Kaloriendefizit als 500-750kcal an einem Tag erlauben, ohne gleich Muskelmasse zu verlieren. In der Aufbauphase führt die Zufuhr von überwiegend hochwertigen Fetten in Kombination mit einer kontrollierten und niedrigen Kohlenhydratmenge dazu, dass der Körperfettanteil trotz Kalorienüberschuss nicht deutlich ansteigt.

Zudem zeigen die Erfahrungen vieler, die auf die Metabole Diät umgestiegen sind, dass trotz gleichbleibender Kalorienmenge bereits innerhalb weniger Wochen eine positive Veränderung der Körperzusammensetzung erfolgt. Durch die Aktivierung des Stoffwechsels, der bei vielen »eingeschlafen« ist, werden die zugeführten Kalorien/Nährstoffe besser verwertet, d.h. weniger in Körperfett umgewandelt (durch Insulinkontrolle) und der Fettabbau wird gefördert. Sie können also durchaus ohne eine Kalorienreduktion Körperfett verlieren und somit das Erscheinungsbild Ihres Körpers trotz gleichbleibendem Körpergewicht deutlich verbessern.

ANWENDUNG
DER METABOLEN DIÄT

VON STEPHAN KORTE

KAPITEL 3

Das Konzept

Nach seitenlangen theoretischen Erklärungen über die Wirkungsweise der Metabolen Diät kommen wir nun zum praktischen Teil und zeigen Ihnen wie Sie diese Ernährungsform in die Praxis umsetzen können. Fassen wir zusammen:

- viel Eiweiß
- wenig Kohlenhydrate
- gezielt zugeführte Kohlenhydrate nur zum Frühstück und an Trainingstagen vor und nach dem Training
- wenig Fett an Trainingstagen – bei höherer Kohlenhydratzufuhr
- mehr Fett an trainingsfreien Tagen – bei geringerer Kohlenhydratzufuhr

Die Stoffwechsel-Analyse: Bestimmung von Kalorienbedarf und Kalorienzufuhr

Und was ist mit dem Kalorienbedarf bzw. der Kalorienzufuhr? Wie ermitteln Sie Ihren Stoffwechselgrundumsatz und erfahren wie viele Kalorien Sie benötigten um Ihr Ziel (Fettabbau/Gewichtsabnahme oder Muskelaufbau) zu erreichen? Das ist ganz einfach. Es gibt verschiedene Möglichkeiten:

Kalorienbedarf bekannt

Am einfachsten ist es, wenn der Kalorienbedarf bereits bekannt ist. Das trifft jedoch nur auf diejenigen zu, die sich bisher ausführlich mit ihrer Ernährung beschäftigt haben und sich schon nach einem Ernährungsplan mit Kalorienvorgabe ernähren. Wenn sich Ihr Körpergewicht mit dieser Kalorienmenge in letzter Zeit nicht verändert hat, dann entspricht dies Ihrem Kalorienbedarf/Stoffwechselgrundumsatz.

Um mit der Metabolen Diät zu beginnen müssen Sie nun die Nährstoffverteilung Ihrer täglichen Ernährung ändern, z.B. Kohlenhydratanteil reduzieren, Proteinzufuhr erhöhen. Von besonderer Bedeutung ist Ihr Ziel, sprich was Sie mit der Metabolen Diät erreichen wollen. Möchten Sie ein Maximum an Körperfett verlieren, so ziehen Sie von der Kalorienzahl, die zum Erhalt Ihres Körpergewichts notwendig ist, 500-750kcal ab. Steht bei Ihnen dagegen der Muskelaufbau im Vordergrund der Zielsetzungen so addieren Sie 200-500kcal zu Ihrem Kalorienbedarf dazu.

Selbstverständlich können Sie Ihre Kalorienzufuhr auch unverändert beibehalten und die Nährstoffverteilung nach den Regeln der Metabolen Diät ändern. Sie werden feststellen, dass sich Ihr Körper allein durch die modifizierte Nährstoffverteilung verändern wird. Ihre Körperzusammensetzung (Verhältnis Muskel- zu Fettgewebe) wird sich langsam aber stetig verbessern, der Körperfettanteil wird reduziert und Sie profitieren auch auf diese Weise von den Vorteilen der Metabolen Diät.

Das Ernährungsprotokoll

Eine effektive Möglichkeit Ihren Kalorienbedarf zu ermitteln ist ein »Ernährungsprotokoll«. Hierzu schreiben Sie einfach 3-5 Tage lang alles auf, was Sie essen und trinken. Achten Sie darauf, dass Sie an diesen Tagen Ihre Ernährungsgewohnheiten NICHT ändern. Essen Sie so wie Sie es gewohnt sind. Anschließend können Sie mit Hilfe des Ernährungsprotokolls und einer Nährwerttabelle ausrechnen, wie viele Kalorien Sie im Durchschnitt pro Tag zuführen.

Hat sich Ihr Körpergewicht in letzter Zeit nicht wesentlich verändert, dann entspricht diese Kalorienmenge Ihrem täglichen Kalorienbedarf, also Ihrem Stoffwechselgrundumsatz. Ziehen Sie hiervon 500-750kcal ab, wenn Sie schnell Körperfett verlieren möchten oder zählen 200-500kcal dazu, wenn Sie Muskelmasse aufbauen wollen.

Sie können die Kalorienzufuhr auch unverändert beibehalten. Zuletzt stellen Sie Ihre Kost hinsichtlich der prozentualen Verteilung von Kohlenhydraten, Eiweiß und Fett gemäß den Richtlinien der Metabolen Diät um. Das Ernährungsprotokoll ist ein hilfreiches Instrument zur Ermittlung der realen Kalorienzufuhr. Manch einer wird sich wundern, wie wenig Kalorien er/sie tatsächlich pro Tag zuführt.

Vor allem Bodybuilder und Kraftsportler liegen bei der Angabe ihrer Kalorienmenge – die ja meistens geschätzt ist – im wahrsten Sinne des Wortes »daneben«. Angaben wie 8000-10000 Kalorien pro Tag gehören eher ins Reich der Phantasie und haben mit der Realität wenig zu tun. Eine Kalorienzufuhr jenseits von 5000 ist sogar bei Profibodybuildern eher eine Seltenheit. Schon gar nicht in der Diätphase.

Ein gutes Beispiel hierfür ist der IFBB Profibodybuilder Dennis James, dessen Kalorienzufuhr 9 Wochen vor dem Mr. Olympia 2006 gerade einmal 3500 Kalorien betrug. Und das bei einem Körpergewicht von 126kg in sehr guter Form. Seine Nährstoffverteilung: 255g Kohlenhydrate (= 30% der Gesamtkalorien), 500g Protein (= 57%) und 50g Fett (= 13%).

Pragmatische Vorgehensweise

Viele Anwender starten allerdings einfach mit der Metabolen Diät und setzen die Nahrungsmengen nach Gefühl fest. Im Verlauf von 2-4 Wochen kann man dann mittels Kontrolle des Körpergewichtes und einem kritischen Blick in den Spiegel eine »Feinjustierung« der Kalorienzufuhr vornehmen. Und zwar entsprechend den persönlichen Zielsetzungen.

Auch mit dieser pragmatischen Strategie haben viele Anwender gute Erfolge, denn die Metabole Diät »verzeiht« Fehler hinsichtlich zu hoher oder zu niedriger Kalorienzufuhr eher als andere Diäten.

Egal für welches Vorgehen Sie sich entscheiden, die in diesem Buch aufgeführten Rezepte werden Ihnen eine große Hilfe bei der Erstellung Ihres Menüplanes sein. Suchen Sie sich einfach die für Sie schmackhaften Rezepte heraus und integrieren Sie diese in Ihre tägliche Ernährung. Dadurch brauchen Sie sich schon mal nicht mehr so viele Gedanken über die Nährstoffverteilung der einzelnen Mahlzeiten machen. Sie werden merken, wie Sie nach einiger Zeit dann selbst ein Gefühl dafür entwickeln, Ihre Kalorien- und Nährstoffzufuhr optimal zu gestalten.

Wenn Sie sich gerne an exakten Vorgaben orientieren, dann sollten Sie die detaillierten Ernährungspläne in Kapitel 9 »Diätpläne« nutzen, die besonders in der Anfangsphase der Metabolen Diät sehr hilfreich sind.

Nährstoffverteilung im Tagesverlauf

Die folgenden 5 Beispiele zeigen, wie Sie die Nährstoffverteilung nach den Grundsätzen der Metabolen Diät gestalten und die Mahlzeiten in Ihren Tagesablauf einplanen können. Dabei gibt es 2 Standard-Modelle und 3 modifizierte Modelle.

Tabelle 11:

STANDARD NÄHRSTOFFVERTEILUNG AN TRAININGSFREIEN TAGEN EIWEISS 50% KOHLENHYDRATE 15% FETT 35%	
Frühstück	Kohlenhydrate (gesamte Tagesmenge) + Eiweiß
Zwischenmahlzeit	Eiweiß + Fett
Mittagessen	Eiweiß + Fett
Zwischenmahlzeit	Eiweiß + Fett
Abendessen	Eiweiß + Fett
Snack (optional)	Eiweiß + Fett

Dieses Schema ist für trainingsfreie Tage geeignet, sowie für alle Personen, die sich nicht sportlich betätigen!

Die Standard-Modelle

Bei den Standard-Modellen der Nährstoffverteilung wird lediglich zwischen trainingsfreien Tagen und Trainingstagen unterschieden.

Tabelle 12:

STANDARD NÄHRSTOFFVERTEILUNG AN TRAININGSTAGEN **EIWEISS 50% KOHLENHYDRATE 35% FETT 15%**	
Frühstück	Kohlenhydrate (1/3 der Tagesmenge) + Eiweiß
Mittagessen	Eiweiß + Fett
Pre-Workout Mahlzeit	Kohlenhydrate (1/3 der Tagesmenge) + Eiweiß
Workout	A) Gewichtstraining oder B) Ausdauertraining mit dem Ziel »Verbesserung der Ausdauer«, oder C) Gewichtstraining + Ausdauertraining mit dem Ziel »max. Fettverbrennung«
Post-Workout Mahlzeit	Kohlenhydrate (1/3 der Tagesmenge) + Eiweiß
Abendessen	Eiweiß + Fett
Snack (optional)	Eiweiß + Fett

Dieses Schema ist für alle geeignet, die wie folgt trainieren:
Nur Gewichtstraining im Fitness-Studio oder nur Ausdauertraining mit dem Ziel »Verbesserung der Ausdauer« oder Gewichtstraining mit anschließendem Ausdauertraining mit dem Ziel »maximale Fettverbrennung«.

Die modifizierten Modelle

Bei den modifizierten Modellen ist die Nährstoffverteilung, insbesondere die Kohlenhydratzufuhr, speziell auf die Art des Trainings (A, B, C, D) und den Trainingszeitpunkt ausgerichtet.

Tabelle 13:

MODIFIZIERTE NÄHRSTOFFVERTEILUNG AN TRAININGSTAGEN: VERSION 1 EIWEISS 50% KOHLENHYDRATE 35% FETT 15%	
Frühstück = Pre-Workout Mahlzeit	Kohlenhydrate (1/2 der Tagesmenge) + Eiweiß
Workout	A) Gewichtstraining oder B) Ausdauertraining mit dem Ziel »Verbesserung der Ausdauer«, oder C) Gewichtstraining + Ausdauertraining mit dem Ziel »max. Fettverbrennung«
Post-Workout Mahlzeit	Kohlenhydrate (1/2 der Tagesmenge) + Eiweiß
Mittagessen	Eiweiß + Fett
Zwischenmahlzeit	Eiweiß + Fett
Abendessen	Eiweiß + Fett
Snack (optional)	Eiweiß + Fett

Dieses Schema ist für alle geeignet, die früh morgens oder am Vormittag trainieren: Nur Gewichtstraining im Fitness-Studio oder nur Ausdauertraining mit dem Ziel »Verbesserung der Ausdauer« oder Gewichtstraining mit anschließendem Ausdauertraining mit dem Ziel »maximale Fettverbrennung«.

Tabelle 14:

MODIFIZIERTE NÄHRSTOFFVERTEILUNG AN TRAININGSTAGEN: VERSION 2 **EIWEISS 50% KOHLENHYDRATE 35% FETT 15%**	
Frühstück	Kohlenhydrate (1/2 der Tagesmenge) + Eiweiß
Mittagessen	Eiweiß + Fett
Pre-Workout Mahlzeit	Eiweiß (JA, nur Eiweiß!)
Workout	D) Ausdauertraining mit dem Ziel »maximale Fettverbrennung«
Post-Workout Mahlzeit	Kohlenhydrate (1/2 der Tagesmenge) + Eiweiß
Abendessen	Eiweiß + Fett
Snack (optional)	Eiweiß + Fett

Dieses Schema ist für alle geeignet, die ihr Ausdauertraining mit dem Ziel »Maximale Fettverbrennung« am Nachmittag oder am Abend durchführen.

Tabelle 15:

MODIFIZIERTE NÄHRSTOFFVERTEILUNG AN TRAININGSTAGEN: VERSION 3 EIWEISS 50% KOHLENHYDRATE 15% FETT 35%	
Workout	D) Ausdauertraining mit dem Ziel »maximale Fettverbrennung«
Frühstück = Post-Workout Mahlzeit	Kohlenhydrate (gesamte Tagesmenge) + Eiweiß
Zwischenmahlzeit	Eiweiß + Fett
Mittagessen	Eiweiß + Fett
Zwischenmahlzeit	Eiweiß + Fett
Abendessen	Eiweiß + Fett
Snack (optional)	Eiweiß + Fett

Dieses Schema ist für alle geeignet, die ihr Ausdauertraining mit dem Ziel »Maximale Fettverbrennung« früh morgens absolvieren. Die Kohlenhydratzufuhr erfolgt ausschließlich nach dem Ausdauertraining und wird – obwohl es sich um einen Trainingstag handelt – auf 15% der Gesamtkalorienzufuhr reduziert. Das garantiert schnellstmöglichen Fettabbau!

Abwechslung hält den Stoffwechsel in Schwung

Die Reihenfolge und Anzahl der Mahlzeiten im Tagesverlauf ist als Richtlinie zu verstehen und nicht als fixe Vorgabe die Sie strikt einhalten müssen. Im Grunde genommen ist es völlig egal, wann und wie oft Sie pro Tag essen (mit Ausnahme der Pre- und Post-Workout Mahlzeiten, die zeitnah zur sportlichen Aktivität erfolgen sollten).

Für einen gut funktionierenden Stoffwechsel ist es sogar von Vorteil, wenn die tägliche Aufteilung der Mahlzeiten abwechslungsreich gestaltet wird. Sie können also ruhig an einem Tag nur dreimal essen, dafür eventuell etwas größere Mahlzeiten. Am nächsten Tag essen Sie dann 5-6 kleinere Mahlzeiten.

Für den Erfolg mit der Metabolen Diät ist vorrangig entscheidend, dass Sie die täglich vorgesehene Kohlenhydratmenge nicht überschreiten und die Kohlenhydrate zur richtigen Zeit zuführen.

Calorie-Cycling

Die Kalorienzufuhr, die sich an Ihrem Stoffwechselgrundumsatz und Ihren individuellen Zielen orientiert, spielt eine entscheidende Rolle bei der Metabolen Diät. Es kommt jedoch nicht darauf an, dass Sie diese Kalorienmenge tagtäglich einhalten müssen. Ausschlaggebend ist, dass Sie die Kalorienzufuhr in einem überschaubaren Zeitraum (7-10 Tage) insgesamt nicht überschreiten.

Das gilt insbesondere für eine kalorienreduzierte Diät mit dem Ziel Körperfett und überschüssiges Gewicht abzubauen. Eine äußerst effektive Methode um den Stoffwechsel auf Trab zu halten oder wieder zu beschleunigen ist das »Calorie-Cycling«. Darunter versteht man den phasenweisen (zyklischen) Wechsel der zugeführten Kalorienmenge. Das folgende Beispiel zeigt, wie Sie diese Methode anwenden:

Tabelle 16:

CALORIE-CYCLING – KALORIEN PRO TAG: 2500 / PRO WOCHE: 17500 KALORIENVERTEILUNG IM LAUFE EINER WOCHE			
Montag	2500kcal	Freitag	2500kcal
Dienstag	2000kcal	Samstag	2000kcal
Mittwoch	1500kcal	Sonntag	3500kcal
Donnerstag	3500kcal	**Gesamt**	**17500kcal**

Ausreichende Flüssigkeitszufuhr

Viele Sportler und auch Nichtsportler trinken zu wenig! Vergessen Sie nicht: Ihre Muskulatur besteht zu einem großen Teil aus Wasser. Als Grundregel gilt: 1 Liter Flüssigkeit je 20kg Körpergewicht. Dabei sollten Sie vorzugsweise auf Wasser, Mineralasser und zum Teil auf »Light«-Getränke zurückgreifen. Fruchtsäfte enthalten in der Regel Zucker oder liefern aufgrund ihres Fruchtanteils zusätzliche Kohlenhydrate. Kaffee und schwarzer Tee enthalten Koffein. Koffein in großen Mengen kann leicht entwässernd wirken. Das sollten Sie bei Ihrer Flüssigkeitszufuhr beachten.

Tabelle 17:

FLÜSSIGKEITSZUFUHR PRO TAG

Körpergewicht	Flüssigkeit	Körpergewicht	Flüssigkeit
60 kg	3,0 Liter	100 kg	5,0 Liter
70 kg	3,5 Liter	110 kg	5,5 Liter
80 kg	4,0 Liter	120 kg	6,0 Liter
90 kg	4,5 Liter	130 kg	6,5 Liter

REFEED
DER »STOFFWECHSEL-TURBO«

VON STEPHAN KORTE

KAPITEL 4

Hormonelle Veränderungen während einer Diät

Der menschliche Stoffwechsel wird von zahlreichen Hormonen und Enzymen beeinflusst und gesteuert. Insbesondere im Verlauf einer kalorienreduzierten Diätphase ist der Organismus auf hormoneller Ebene bemüht mit diversen »Schutzmechanismen« gegen einen fortschreitenden Gewichtsverlust und Fettabbau anzukämpfen. So belegen wissenschaftliche Studien, dass bereits nach wenigen Tagen kalorienreduzierter Diät der Spiegel des Schilddrüsenhormons T3 (Trijodthyronin) um bis zu 20% absinken kann. T3 ist für einen gut funktionierenden Stoffwechsel verantwortlich und ein Absinken dieses Hormons trägt neben anderen Faktoren zum Stillstand der Diätbemühungen bei. Zu den weiteren negativen hormonellen Auswirkungen – die im Laufe einer Diät auftreten können – zählen u.a. ein Absinken der Sexualhormone, eine verminderte Noradrenalinausschüttung, weniger IGF-1 sowie ein Anstieg des muskelabbauenden (katabolen) Hormons Cortisol.

Leptin

Ein Hormon, das – unabhängig von der Diätform – entscheidend zum Erfolg oder Misserfolg einer Diät beitragen kann, ist das Leptin. Leptin leitet sich vom Griechischen »leptos« ab, was so viel wie »dünn« bedeutet. Es handelt sich hierbei um einen Botenstoff (Proteohormon), der von den Fettzellen (Adipozyten) produziert wird und eine wichtige Rolle bei der Regulierung des Fettstoffwechsels spielt. Leptin hemmt das Auftreten von Hungergefühlen und ist für die langfristige Regulation des Körpergewichts bzw. des Körperfettanteils zuständig. Auf hormoneller Ebene erweist sich Leptin als wichtiger Regulator der die Produktion von Insulin, Schilddrüsenhormonen, Sexualhormonen und Glukokortikoiden kontrolliert.

Der Leptin-Mechanismus ist einfach erklärt: Bei einem hohen Körperfettanteil wird viel Leptin ausgeschüttet. Nimmt durch eine kalorienreduzierte Ernährung der Körperfettanteil ab, so werden die

Fettzellen dünner. Durch die Volumenabnahme der Fettzellen wird weniger Leptin freigesetzt, die Leptinsensibilität bleibt jedoch unverändert. Niedrige Leptinspiegel als Resultat einer Körperfettabnahme führen u.a. zu einem vermehrten Appetit, einem Absinken der Körpertemperatur und insgesamt zu einem langsameren Stoffwechsel.

Im Klartext bedeutet das: Je niedriger der Körperfettanteil, desto schwerer wird es, die letzten hartnäckigen Fettreserven abzubauen. Gleichzeitig steigt mit fortschreitender Dauer der Diätphase die Wahrscheinlichkeit, wertvolles Muskelgewebe abzubauen, überproportional an.

Das kommt Ihnen bekannt vor? Diese Probleme in der Diät treten praktisch bei allen Abnehmwilligen auf, je nach Diätform früher oder später. Das gefürchtete »Plateau«, ab dem trotz strikter Diät einfach keine Fortschritte mehr erzielt werden und ab dem Ihr Körper alles versucht, damit Sie wieder an Körperfett zulegen, wird maßgeblich von einem niedrigen Leptinspiegel beeinflusst. Eine weitere Reduzierung der Kalorienzufuhr oder etwa eine Erhöhung des Ausdauertrainings um die Fettverbrennung weiter zu forcieren, macht an diesem Punkt wenig Sinn und ist eher kontraproduktiv. Übertraining und Abbau von stoffwechselaktiver Muskulatur wären einige der möglichen negativen Folgen.

Durch die gezielte und ausgewogene Zufuhr der richtigen Kohlenhydrate, Fette und Eiweiße, zusammen mit dem optimalen Timing der Nährstoffe werden Sie bei der Metabolen Diät im Vergleich zu anderen Diätformen (Low Fat Diät, Ketogene Diät) erst deutlich später mit einer möglichen Stagnation Ihrer Fortschritte konfrontiert. Doch auch für die Metabole Diät gilt: Je länger die Diät andauert und je mehr Sie Ihren Körperfettanteil reduziert haben, desto stärker können sich die negativen Effekte eines absinkenden Leptinspiegels bemerkbar machen.

Refeed

Nun werden Sie sich bestimmt fragen, ob es eine Möglichkeit gibt, das Absinken des Leptinspiegels zu verhindern. Ja, die gibt es. Wissenschaftliche Untersuchungen zeigen, dass bereits 12-36 Stunden kalorienüberschüssige und kohlenhydratreiche Ernährung zu einem deutlichen Anstieg des Leptinspiegels führen können.

In der Praxis sieht das so aus, dass Sie an einem Tag viel mehr Kalorien essen, als Sie an den übrigen Tagen während der Metabolen Diät normalerweise zuführen. Idealerweise liegt die Kalorienmenge deutlich über Ihrem Kalorienbedarf (Stoffwechselgrundumsatz). Da Insulin die Freisetzung von Leptin steigert, sollte die Ernährung an diesem Tag sehr kohlenhydratreich sein. Aufgrund der dadurch entstehenden intensiven Insulinausschüttung wird empfohlen, die Fettzufuhr auf ein absolutes Minimum zu beschränken um eine mögliche Fetteinlagerung zu verhindern. In Fachkreisen wird diese Vorgehensweise als »Refeed« bezeichnet.

Systematische, regelmäßige Refeeds, bei denen sowohl die Kalorienzufuhr als auch der Kohlenhydratanteil erhöht werden, sind äußerst effektiv um ein »Einschlafen« des Stoffwechsels – auch bei strikter Kalorienreduktion und deutlichem Abbau des Körperfettanteils – im Laufe einer mehrwöchigen/-monatigen Diätphase zu verhindern und langfristig eine konstante Gewichtsabnahme, sowie einen kontinuierlichen Fettabbau zu gewährleisten. Nicht zu verachten ist zudem die Tatsache, dass es eine Art psychische »Befreiung« ist, an einem Tag wieder einmal »mehr« essen zu dürfen. Und wenn man das auch noch mit gutem Gewissen tun kann, was will man mehr?

Refeed Grundsätze

Zum Refeed gibt es die umstrittensten Theorien und Empfehlungen. Viele entbehren jeglicher wissenschaftlicher Grundlage. Andere wiederum sind wissenschaftlich untermauert. Was den Refeed im Rahmen der Metabolen Diät betrifft, so gibt es einige wichtige

Grundsätze, die Sie beachten sollten um optimal von den Vorteilen eines Refeeds zu profitieren.

1. Kalorienzufuhr
Eine der beiden wichtigsten Voraussetzungen für die Erhöhung des Leptinspiegels ist die erhöhte Kalorienzufuhr. Für den Refeed bei der Metabolen Diät bedeutet das, dass Sie Ihre bisherige tägliche Kalorienzufuhr deutlich erhöhen. Hierbei können Sie sich entweder an exakte Vorgaben halten (siehe »Strict«-Refeed), oder einfach »viel mehr essen« als an den bisherigen Tagen (siehe »Sloppy«-Refeed).

2. Nährstoffverteilung
Die zweite wichtige Voraussetzung, nämlich die Nährstoffverteilung beim Refeed, wurde bereits zuvor grob erwähnt und ist mit wenigen Worten zusammengefasst: Sehr viele Kohlenhydrate, moderat Eiweiß und so wenig wie möglich Fett!

Kohlenhydrate: Neben der erhöhten Kalorienmenge trägt eine hohe Kohlenhydratzufuhr maßgeblich zum Ansteigen des Leptinspiegels bei. Studien belegen, dass Leptin in gewisser Weise »insulinabhängig« ist und bei Vorliegen eines hohen Insulin- und Blutzuckerspiegels auch die Leptinproduktion steigt. Als »Low Carb-Ernährung« empfiehlt die Metabole Diät normalerweise eine maximale Kohlenhydratzufuhr von 35% der täglichen Kalorienzufuhr (an Trainingstagen). Für den Refeed gilt: Kohlenhydratzufuhr stark erhöhten. Auch hierbei können Sie sich wieder an exakte Vorgaben halten und die Kohlenhydratmenge auf etwa 70% der Tageskalorienmenge erhöhen. Wer es einfacher mag, der achtet am Refeed-Tag auf eine überwiegend kohlenhydratreiche Ernährung.

Trotz der hohen Kohlenhydratzufuhr ist die Gefahr der Fettspeicherung während des Refeeds äußerst gering, so lange die Fettzufuhr auf ein Minimum begrenzt wird. Der Körper wird nämlich die zugeführten Kohlenhydrate zunächst für die Glykogenspeicherung verwenden, da die Speicher – je nach Trainingsvolumen

– bei der relativ kohlenhydratarmen Metabolen Diät nicht immer gänzlich gefüllt sind.

Ein wichtiges Thema ist die Frage nach der Art der Kohlenhydrate – eher kurzkettige, wie beispielsweise Traubenzucker oder Süßigkeiten, oder doch lieber komplexe Kohlenhydrate, wie sie beispielsweise in Vollkornprodukten enthalten sind? Einfache Antwort: Die Form der Kohlenhydrate ist im Grunde genommen zweitrangig, solange die gewählte Kohlenhydratquelle möglichst fettarm, im Optimalfall fettfrei ist. Am Ende des Verdauungsprozesses steht ohnehin Glucose und ob Sie diese nun direkt in Form von Traubenzucker oder etwas umständlicher in Form von komplexen Kohlenhydraten zuführen, das spielt bei der Aktivierung des Leptinspiegels sowie beim Auffüllen Ihrer Glykogendepots eher eine untergeordnete Rolle.

Sicher, Sie können durch gezielte Zufuhr bestimmter Kohlenhydrate die Effekte des Refeeds maximieren (siehe »Tipps und Tricks für den Refeed«), aber wenn Ihnen dies zu kompliziert erscheint, dann macht das keinen großen Unterschied.

Wenn Sie während der Metabolen Diät Cola, Säfte und andere zuckerhaltige Getränke vermissen, dann können Sie diese an Ihrem Refeed-Tag ruhigen Gewissens trinken. Sind Sie eher ein herzhafter Typ, der sich mal wieder an Reis und Nudeln satt essen mag, dann können Sie auch dies tun. Vollkornbrot mit Marmelade? Optimal, sofern ohne Butter zubereitet! Spaghetti in Tomatensoße mit einem großen Glas Cola? Warum nicht? Egal, ob Sie beim Refeed Gummibärchen essen, Fruchtsäfte trinken oder etwas abwechslungsreicher schlemmen – Ihrer Fantasie sind praktisch keine Grenzen gesetzt, solange die kohlenhydratreichen Mahlzeiten ein Minimum an Fett enthalten.

Protein: Während die Metabole Diät normalerweise eine konstant hohe Proteinzufuhr von 50% der täglichen Kalorienmenge empfiehlt, so muss die Eiweißmenge am Refeed-Tag zugunsten der

Kohlenhydrate reduziert werden. Achten Sie zwar darauf, dass Sie zu jeder Kohlenhydratmahlzeit auch etwas Protein aufnehmen, übertreiben Sie es aber nicht, denn es sind in erster Linie die Kohlenhydrate, die eine erhöhte Leptinausschüttung auslösen.

Sie können Ihre gewohnte Proteinzufuhr beim Refeed also ruhigen Gewissens auf 25% der Kalorienzufuhr herunterschrauben. Verzichten Sie lieber auf 50g Protein als auf 50g Kohlenhydrate!

Fett: Wie bereits erwähnt, sollte die Fettaufnahme während des Refeeds so gering wie möglich ausfallen. Damit ist gewährleistet, dass es hier nicht zu einem unerwünschten Anstieg des Körperfettanteils kommt. Aufgrund der stark erhöhten Kohlenhydratzufuhr und des daraus resultierenden hohen Insulinspiegels wird Fett – das am Refeed-Tag aufgenommen wird – nämlich einfach und schnell in den Körperfettdepots gespeichert. Einzig wünschenswert ist der Einbau von Omega-3-Fettsäuren im Fettgewebe, da diese von hier aus nicht nur für die Gesundheit äußerst positive Effekt ausüben, sondern ebenfalls den Stoffwechsel wirkungsvoll ankurbeln können.

Wenn Sie also gezielt gute Fette während des Refeeds zuführen möchten, dann empfiehlt sich die Supplementierung mit etwa 10g Omega-3-Fettsäure-reichem Fischöl (in Form von Fischöl-Kapseln, die es heutzutage in jedem gut sortierten Supermarkt zu kaufen gibt).

3. Refeed Dauer

Auf die Frage nach der »Refeed-Dauer« gibt es die unterschiedlichsten Antworten. Die Empfehlungen reichen von einer einzigen kohlenhydratreichen Mahlzeit bis hin zu zwei ganzen Refeed-Tagen. Wissenschaftlich belegt ist: Je länger, desto massiver die nachfolgende Stoffwechselerhöhung. Einerseits steigt durch einen längerfristigen Kalorienüberschuss jedoch die Gefahr der Körperfettzunahme.

Andererseits minimiert ein kurzer Refeed (z.B. maximal 12 Stunden) die Gefahr der Körperfettspeicherung, hat aber nicht so effektive Auswirkungen auf den Leptinspiegel und damit den Stoffwechsel. In der Praxis hat sich für die Metabole Diät ein eintägiger Refeed mit einer etwa 16-stündigen überkalorischen und kohlenhydratreichen Ernährung bewährt. Dabei wird früh morgens mit einem kohlenhydratreichen und fettarmen Frühstück begonnen. Im weiteren Tagesverlauf wird weiterhin auf diese Art und Weise gegessen bis kurz vor dem Schlafengehen.

4. Refeed Häufigkeit

Bleibt noch die Frage zu klären »wann, wie oft und in welchen Abständen« ein Refeed erfolgen sollte. Vereinfacht kann man sagen: Je länger die Diät andauert und je niedriger der Körperfettanteil, desto häufiger sollte ein Refeed ausgeführt werden.

Wie zu Beginn dieses Kapitels beschrieben, spielt die Volumenabnahme der Fettzellen eine entscheidende Rolle beim Absinken des Leptinspiegels. Das eine Abnahme des Fettzellenvolumens nicht innerhalb weniger Tage geschieht, dürfte verständlich sein. Ebenso bekannt dürfte es sein, dass die Gewichtsabnahme in den ersten Tagen einer Diät – egal welcher Diätform – überwiegend aus einem Flüssigkeitsverlust besteht. Umso absurder sind die Empfehlungen einiger »Diätexperten« die raten, einen »Refeed« von Beginn der Diät an durchzuführen und das sogar noch in kurzen Abständen, z.B. jeden dritten Tag.

Nur weil rein wissenschaftlich betrachtet innerhalb weniger Tage durch eine Veränderung der Ernährungsgewohnheiten (Kalorienreduktion, Einschränkung einzelner Nährstoffe, o.ä.) bestimmte hormonelle Veränderungen eintreten können, heißt das noch lange nicht, dass Sie nicht abnehmen und effektiv Körperfett verlieren können. Was soll das für eine Diät sein, bei der Sie gleich von Beginn an jeden dritten Tag die Kalorienzufuhr drastisch erhöhen und haufenweise Kohlenhydrate essen dürfen? Als Diät kann man das wohl kaum bezeichnen. Auch wenn es viele Abnehmwillige leider immer noch nicht wahrhaben wollen, eine vernünftige Diätform mit der sichtbare Erfolge erzielt werden sollen, verlangt nun einmal ein gewisses Maß an Disziplin.

Bei der Metabolen Diät wird der Refeed gezielt eingesetzt, und zwar erst dann, wenn er wirklich notwendig ist. Im Vergleich zu anderen Diätformen ist dies hier deutlich später der Fall. Dank der ausgewogenen Nährstoffkombinationen und einem optimalen Timing der Nährstoffzufuhr aktiviert die Metabole Diät den Stoffwechsel derart effektiv, dass die Vorteile eines Refeeds erst im Laufe einer mehrwöchigen/-monatigen Diätphase genutzt werden sollten. Jahrelange empirische Erfahrungswerte haben ergeben, dass ein Refeed nach frühestens vier Wochen strikter Einhaltung der Metabolen Diät erfolgen sollte. Wenn möglich sogar noch später.

Wenn Sie feststellen, dass Ihre Fortschritte (Gewichtsabnahme, Körperfettabbau) ins Stocken geraten oder Sie das Gefühl nicht los werden »unbedingt wieder einmal mehr essen zu müssen«, dann sollte der Refeed zunächst im Abstand von 10-14 Tagen erfolgen. Nach weiteren 4 Wochen mit der Metabolen Diät und 10 bis 14-tägigen Refeeds kann dann einmal pro Woche ein Refeed ausgeführt werden.

Sollten Sie zu den Personen zählen, die nach wochenlanger Einhaltung einer anderen Diätform aufgrund von stagnierenden Fortschritten auf die Metabole Diät wechseln, dann können Sie durchaus auch schon früher einen Refeed machen, z.B. von Beginn an.

5. Fortsetzung der Diät »nach dem Refeed«

Am Tag nach dem Refeed sollten Sie zu Ihrer gewohnten Ernährungsweise gemäß der Metabolen Diät zurückkehren. Wenn Sie für die Metabole Diät das »Calorie-Cycling«-Prinzip anwenden, dann sollten Sie im Anschluss an den Refeed einen eher »gemäßigten« Tag mit weniger Kalorien und Kohlenhydraten wählen.

Refeed Arten

Die beiden folgenden Refeed Arten haben sich für die Metabole Diät als besonders praktisch und effektiv erwiesen.

1. »Sloppy«-Refeed

Wenn Sie zu den Personen gehören, die eine Diät zwar mit einer entsprechenden Konsequenz verfolgen, sich aber nicht an detaillierte Ernährungsvorschläge halten möchten, dann ist diese Art des Refeeds für Sie am besten geeignet. Der Begriff »sloppy« kommt aus dem Englischen und bedeutet »salopp/nachlässig«. Aber Vorsicht! Ein »Sloppy«-Refeed darf nicht mit einem »All you can eat« Tag verwechselt werden, so wie ihn etwa die Anabole Diät erlaubt.

Sie müssen sich zwar nicht an strikte Nahrungsmengen-Vorgaben halten, folgenden Grundsatz sollten Sie jedoch unbedingt befolgen: Essen Sie so gut wie möglich KEIN FETT! Verzichten Sie auf sichtbare Fette und versuchen Sie auch »versteckte Fette« zu meiden.

Da Sie sich sehr kohlenhydratreich ernähren müssen, kommt für Sie nach wie vor eine Vielzahl an leckeren Nahrungsmitteln in Frage: Brot, Brötchen und alle fettarmen Backwaren. Nudeln, Reis, Kartoffeln, Cola, sämtliche Fruchtsäfte und andere zuckerhaltige Getränke. Gummibärchen, Bonbons und fettfreie Süßigkeiten (aufgepasst vor fetthaltigen Süßigkeiten wie etwa Schokolade, Müsliriegel, Kuchen, Torten usw.).

Dazu können Sie alle mageren und qualitativ hochwertigen Eiweißquellen verzehren, wie z.B. fettarmes Rindfleisch, Pute, Hühnerfleisch, mageres Schweinefleisch, Thunfisch und andere fettarme Fischarten. Sie können Ihren moderaten Eiweißbedarf an diesem Tag auch mit leicht verdaulichen Proteinshakes decken. Alles in allem ist die Auswahl an schmackhaften und »effektiven« Lebensmitteln für den Refeed sehr groß und es sollte Ihnen keine Schwierigkeiten bereiten die richtigen Produkte auszuwählen.

Der »Sloppy«-Refeed passt ideal in das Konzept der Metabolen Diät, die ja keine »Diät« im klassischen Sinne darstellt, sondern eine Ernährungfom die dauerhaft angewendet werden kann.

2. »Strict«-Refeed

Wie der Begriff schon andeutet, handelt es sich hierbei um eine strikte Planung des Refeeds. Dieses Schema ist ideal für alle die sich gerne an klare Richtlinien in der Diät halten und besonders für die unmittelbare Wettkampfvorbereitung im Bodybuilding geeignet. Beim »Strict«-Refeed wird sowohl die Kalorienzufuhr, als auch die Nährstoffverteilung exakt festgelegt. Um die zuvor beschriebene Leptin-Aktivierung zu erzielen wird wie folgt verfahren:

Zunächst einmal wird die Kalorienzufuhr um 25% erhöht, d.h. ein Viertel mehr Kalorien als Sie üblicherweise im Rahmen der Metabolen Diät pro Tag konsumieren. Des weiteren wird die Nährstoffverteilung modifiziert. Der Kohlenhydratanteil wird von maximal 35% auf nunmehr 70% der Tageskalorienzufuhr angehoben. Eiweiß und Fett werden im Vergleich zu den ursprünglichen Empfehlungen der Metabolen Diät drastisch reduziert und zwar auf 25% Eiweiß und 5% Fett, bezogen auf die tägliche Kalorienmenge.

Nährstoffverteilung im Tagesverlauf: Tabelle 20 zeigt Ihnen, wie Sie die Nährstoffverteilung für einen »Strict«-Refeed Tag gestalten und die Mahlzeiten in Ihren Tagesablauf einplanen können. Die ermittelten Nährwertangaben müssen nicht »aufs' Gramm genau« mit der dass die Ernährung stark kohlenhydratreich und sehr fettarm ist.

Tipps und Tricks für den Refeed

Der Refeed ist eine wirksame Methode die Effektivität einer langfristigen Diätphase zu verbessern. Wer die Vorteile des Refeeds maximieren möchte, dem stehen weitere Möglichkeiten zur Verfügung.

1. Optimale Kohlenhydrate

Zum einen kann die Auswahl der Kohlenhydratarten berücksichtigt werden. Im Klartext heißt das: Für die ersten 3-4 Mahlzeiten des Refeeds sollten Kohlenhydrate mit hohem glykämischen Index (GI) bevorzugt werden um eine maximale Freisetzung des anabolen Hormons »Insulin« zu erzielen.

Die Zufuhr von »flüssigen Kohlenhydraten«, z.B. Dextrose, Maltodextrin, hochmolekulare Maisstärke oder ultra-hochmolekulare

Tabelle 18:

NÄHRSTOFFVERTEILUNG »STRICT«-REFEED IM RAHMEN DER METABOLEN DIÄT

MD-Kalorien	Refeed-Kalorien*	70% Kohlenhydrate*	25% Eiweiß*	5% Fett*
5000kcal	6250kcal	4375kcal = 1095g	1565kcal = 390g	315kcal = 35g
4500kcal	5625kcal	3940kcal = 990g	1405kcal = 350g	280kcal = 31g
4000kcal	5000kcal	3500kcal = 880g	1250kcal = 310g	250kcal = 28g
3500kcal	4375kcal	3060kcal = 770g	1095kcal = 275g	220kcal = 24g
3000kcal	3750kcal	2625kcal = 660g	940kcal = 235g	190kcal = 21g
2500kcal	3125kcal	2190kcal = 550g	780kcal = 195g	155kcal = 17g
2000kcal	2500kcal	1750kcal = 440g	625kcal = 155g	125kcal = 14g
1500kcal	1875kcal	1310kcal = 330g	470kcal = 115g	95kcal = <10g
1000kcal	1250kcal	875kcal = 220g	315kcal = 80g	65kcal = <10g

*Um die Ermittlung der einzelnen Nährstoffe nicht unnötig zu erschweren, wurden die errechneten Werte zum Teil auf- bzw. abgerundet.

Tabelle 19:

VERGLEICH DER KOHLENHYDRATZUFUHR WÄHREND DER METABOLEN DIÄT UND »STRICT«-REFEED

MD-Kalorien	35% Kohlenhydrate*	15% Kohlenhydrate*	Refeed-Kalorien*	70% Kohlenhydrate*
5000kcal	1400kcal = 350g	600kcal = 150g	6250kcal	4375kcal = 1095g
4500kcal	1400kcal = 350g	600kcal = 150g	5625kcal	3940kcal = 990g
4000kcal	1400kcal = 350g	600kcal = 150g	5000kcal	3500kcal = 880g
3500kcal	1225kcal = 305g	525kcal = 130g	4375kcal	3060kcal = 770g
3000kcal	1050kcal = 260g	450kcal = 110g	3750kcal	2625kcal = 660g
2500kcal	875kcal = 220g	375kcal = 95g	3125kcal	2190kcal = 550g
2000kcal	700kcal = 175g	300kcal = 75g	2500kcal	1750kcal = 440g
1500kcal	525kcal = 130g	225kcal = 55g	1875kcal	1310kcal = 330g
1000kcal	350kcal = 90g	150kcal = 40g	1250kcal	875kcal = 220g

*Um die Ermittlung der einzelnen Nährstoffe nicht unnötig zu erschweren, wurden die errechneten Werte zum Teil auf- bzw. abgerundet. Die Kohlenhydratzufuhr während der Metabolen Diät beträgt an Trainingstage 35% und an trainingsfreien Tagen 15% der täglichen Kalorienzufuhr. Für den »Strict«-Refeed wird die Kohlenhydratmenge auf 70% erhöht.

Wachsmaisstärke (ZELLTECH von ALL STARS, www.all-stars.de oder CREA-VITARGO von BMS, www.bms-sports.net) kombiniert mit Proteinpulver und Wasser in einem Shake, hat sich in der Praxis als besonders effektiv erwiesen.

Eine Kombination aus Reisschleim, Honig und Wheyprotein, gemischt mit Wasser und als Brei zubereitet ist ebenfalls sehr gut geeignet und verursacht erfahrungsgemäß keinerlei Verdauungsbeschwerden. Ein Vorteil, der besonders von Wettkampfbodybuildern beim »Aufladen« geschätzt wird. Für die restlichen Mahlzeiten des Refeeds kann auf Kohlenhydrate mit mittlerem bis niedrigem GI (Haferflocken, Spaghetti, Naturreis o.ä.) zurückgegriffen werden.

Tabelle 20:

NÄHRSTOFFVERTEILUNG IM TAGESVERLAUF BEIM »STRICT«-REFEED

Kalorienzufuhr Metabole Diät: 2500kcal

Kalorienzufuhr Refeed: 3125kcal (um 25% erhöht)

	Kalorien*	Kohlenhydrate*	Eiweiß*	Fett*
Frühstück	567kcal	100g	35g	3g
Zwischenmahlzeit	567kcal	100g	35g	3g
Mittagessen	567kcal	100g	35g	3g
Zwischenmahlzeit	467kcal	75g	35g	3g
Abendessen	567kcal	100g	35g	3g
Snack	398kcal	75g	20g	2g
Gesamt	**3133kcal**	**550g**	**195g**	**17g**
		2200kcal	**780kcal**	**153kcal**

*Um die Ermittlung der einzelnen Nährstoffe nicht unnötig zu erschweren, wurden die errechneten Werte zum Teil auf- bzw. abgerundet.

2. Mahlzeiten-Timing

Die zeitliche Aufteilung der Mahlzeiten ist eine weitere Möglichkeit, die Effektivität des Refeeds zu optimieren. So können etwa Schwankungen des Blutzuckerspiegels aufgrund der hohen Kohlenhydratzufuhr durch regelmäßige Mahlzeiten im Abstand von 2 bis 3 Stunden verhindert werden.

Da die Leptin-Aktivierung von einem hohen Blutzuckerspiegel und der damit einhergehenden Insulinproduktion beeinflusst wird, kann eine regelmäßige Kohlenhydratzufuhr diesen Vorgang positiv beeinflussen. Regelmäßig zugeführte Kohlenhydrate sorgen für einen relativ konstanten Blutzuckerspiegel. Auf diese Weise kann – wenn auch nur in gewissem Ausmaß – die Leptin-Ausschüttung kontinuierlich und ohne große Schwankungen aktiviert werden.

3. Optimale Proteinarten

Die Auswahl der Proteinarten ist ebenfalls von Bedeutung, und zwar vor allem in Bezug auf mögliche Verdauungsbeschwerden. Da der überwiegende Teil der Kalorienzufuhr beim Refeed aus Kohlenhydraten (geringe Kaloriendichte) besteht und damit ein deutlich größeres Volumen an Nahrung verzehrt wird, können Verdauungsbeschwerden auftreten.

Um die Verdauung nicht unnötig zu belasten, sollten »leicht verdauliche« Proteinarten verzehrt werden, z.B. Wheyprotein-Shakes, Eiklar, Thunfisch, Geflügel, fettarme Fischsorten, die zu den fettarmen Proteinquellen zählen, woraus sich als positiver Nebeneffekt zudem eine niedrige Fettzufuhr ergibt.

4. Kein Training beim Refeed

Tipp für leistungsorientierte Sportler: Es ist von Vorteil am Refeed-Tag nicht zu trainieren. Wenn Sie während des Refeeds nicht trainieren, dann werden die zugeführten Kohlenhydrate auch nicht zur Energiebereitstellung für körperliche Belastungen herangezogen, sondern optimal als Glykogen in der Muskulatur eingelagert.

Auf diese Weise können Sie besser von der enormen Glykogenspeicherung aufgrund der drastisch erhöhten Kohlenhydratzufuhr profitieren. Sie werden feststellen, dass sich Ihre Muskeln deutlich besser mit Glykogen »aufladen« wenn Sie sich am Refeed-Tag nicht körperlich belasten. Das gilt sowohl für das Training mit Gewichten, als auch für das Ausdauertraining.

Wählen Sie für den Refeed einen trainingsfreien Tag, ruhen Sie sich aus und gehen Sie erst am darauffolgenden Tag gut erholt und mit prall gefüllten Glykogenspeichern wieder ins Training.

KOCHEN
VON A–Z

VON CLAUDIA WERNIG

KAPITEL 5

Abkürzungen: Die folgenden Abkürzungen werden für die Angabe von Zutaten/Nährwerten bei den Rezepten verwendet:

Bnd. = Bund	Msp. = Messerspitze
EL = Esslöffel	MUF = mehrfach ungesättigte Fettsäuren
g = Gramm	kcal = Kilokalorien, kurz: Kalorien
l = Liter	Fett i. Tr. = Fettgehalt in Trockenmasse
ml = Milliliter	TL = Teelöffel
Pkg. = Packung	Tgk. = tiefgekühlt

Abschmecken: Nach Geschmack würzen bzw. süßen.

Abschrecken: Kurz unter fließendes, kaltes Wasser halten.

Auftauen: Tiefgefrorene Zutaten können entweder langsam bei Zimmertemperatur oder in der Mikrowelle aufgetaut werden. Das Auftauen in der Mikrowelle funktioniert wesentlich schneller. Hierbei sollte jedoch beachtet werden, dass die Funktion »Auftauen« bzw. eine niedrige Wattzahl (150-200) eingestellt ist. Wird fälschlicherweise die Funktion »Erhitzen« oder eine höhere Wattzahl (500-700) eingestellt, dann werden Fleisch, Fisch oder Geflügel stellenweise schon gegart. Zudem ist es wichtig einen geeigneten Mikrowellenbehälter mit Deckel zu verwenden.

Auslösen: Das Fleisch vom Knochen entfernen.

Backrohr: Andere Bezeichnung für Backofen.

Backzeit: Die Backzeit kann je nach Backofen etwas variieren.

Ballaststoffe: Bei Ballaststoffen handelt es sich auch um Kohlenhydrate. Der Energiegewinn durch Ballaststoffe ist aufgrund der geringen zugeführten Mengen allerdings zu vernachlässigen.

Balsamico: Auch »Aceto balsamico« oder »Balsamessig« genannt. Italienische Essig-Spezialität.

Blättrig schneiden: In feine Scheiben schneiden.

Blanchieren: Kurz (etwa 1 Minute) in kochendes Wasser geben oder mit kochendem Wasser übergießen.

Braten/Anbraten: Was das Braten oder Anbraten von Speisen betrifft, so gibt es die unterschiedlichsten Varianten.

beidseitig anbraten: »Putenschnitzel beidseitig 4 Minuten anbraten.« Bedeutet: Jede Seite des Putenschnitzels 2 Minuten braten.

glasig braten/leicht anbraten: Nur leicht und kurz anbraten – soll nicht braun werden.

rösten/anrösten: In heißem Öl oder Fett nur kurz anbraten um Geschmack und Farbe zu verbessern.

scharf anbraten: Auf heißer Flamme (höchster Stufe) braten.

Bratpfanne: Ich empfehle eine qualitativ hochwertige »antihaft-beschichtete« Bratpfanne. Diese ist zwar etwas kostspielig, aber haben Sie erst einmal mit einer solchen gekocht, werden Sie nicht mehr darauf verzichten wollen.

Butterflocken: Butter sehr fein mit einem Messer vom Block schneiden, sie ringelt sich dabei ein = Butterflocken.

Cottage Cheese: »Körniger Frischkäse« oder »Hüttenkäse«.

Dressing: Vorsicht! Vor allem Fertigdressing liefert zusätzliche »versteckte« Kalorien und meistens auch Kohlenhydrate, die Sie in die Berechnung Ihrer Kalorienzufuhr mit einbeziehen müssen.

Dünsten: Auf kleiner Flamme köcheln. Zugedeckt, damit die Flüssigkeit nicht verdampft.

Eiklar: Gibt es im Großhandel (z.B. Metro) im Tetra Pak zu kaufen.

Da Eiweiß in der Metabolen Diät eine wichtige Rolle spielt und Eiklar in vielen meiner Rezepte vorkommt, macht es Sinn dieses in größeren Mengen zu kaufen und eventuell einzufrieren.

Eischnee: Eiklar mit einem Handmixer oder einer Küchenmaschine mixen bis ein Schnitt mit dem Messer sichtbar bleibt. Das Eiklar sollte kühl sein und darf keine Spur Dotter enthalten. Der Eischnee gelingt besser wenn 2 EL kaltes Wasser oder eine Prise Salz zugegeben wird.

Energie: Entspricht dem Gesamtkaloriengehalt eines Rezeptes. Auch Brennwert genannt. Für die Berechnung des Energiegehaltes der Rezepte werden für 1g Fett 9 Kalorien (kcal) und für je 1g Eiweiß und Kohlenhydrate 4 kcal angesetzt. Der Gesamtkaloriengehalt wurde bei allen Rezepten auf eine ganze Zahl ohne Dezimalstellen gerundet.

Erdnussmus: Auch als »Erdnussbutter« bekannt. Ideal ist ein Produkt ohne Zuckerzusatz (geringer Kohlenhydratanteil) und ohne zusätzliche gehärtete Fette.

Faschieren: Fein zerhacken oder mit einer Küchenmaschine zerkleinern.

Faschiertes: Hackfleisch vom Rind oder Schwein gibt es in jeder Fleischerei (meistens frisch zubereitet) und im Supermarkt an der Fleischtheke oder abgepackt im Kühlregal. Geflügel-Hackfleisch wird auf Anfrage auch frisch vom Fleischer zubereitet, kann man aber auch selber in einer elektrischen Küchenmaschine faschieren.

Feta Käse: Auch als »Griechischer Schafskäse« bekannt. Erhältlich mit unterschiedlichem Fettgehalt von bis zu 45% i. Tr.

Fett/Ö l: Wird Ö l oder Butter zum Braten verwendet, dann wird nicht die gesamte Menge davon auch verzehrt. Bei der Berechnung der Nährwerte und des Fettanteils wurde davon ausgegangen, dass nur die halbe Menge letztendlich auch mit der Mahlzeit verzehrt wird.

Gemüse: Bei der Auswahl von Gemüse empfehle ich generell die

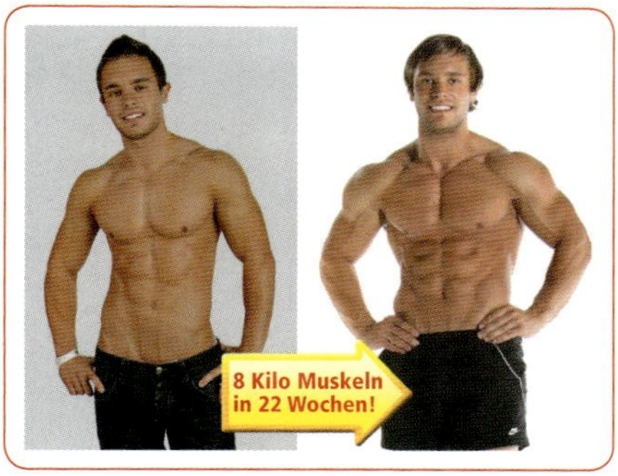

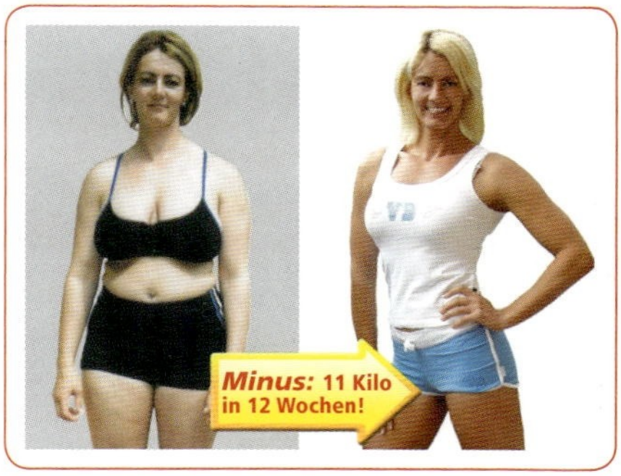

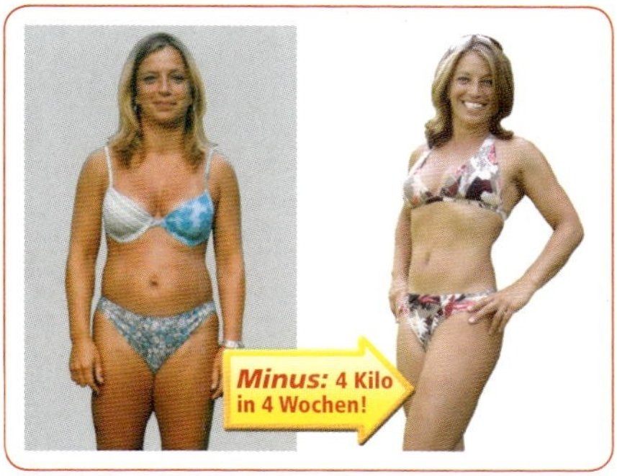

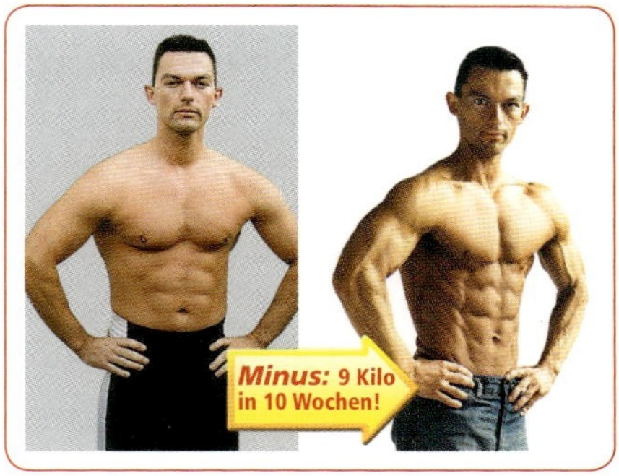

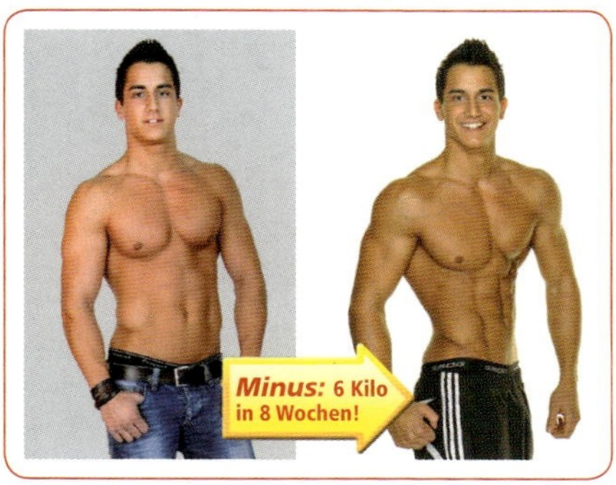

LOW CARB WIRKT!

Diäterfolg mit der METABOLEN DIÄT

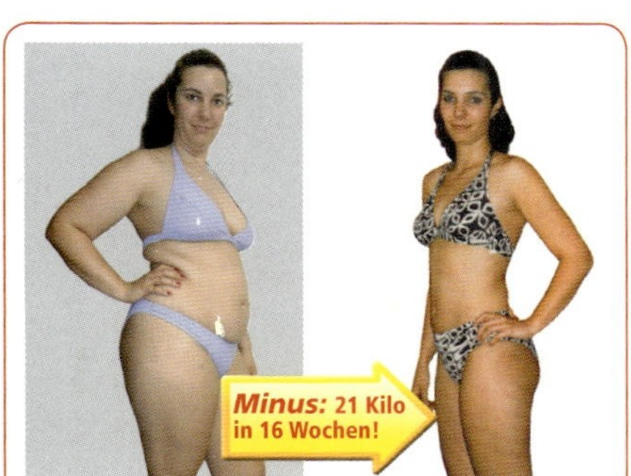

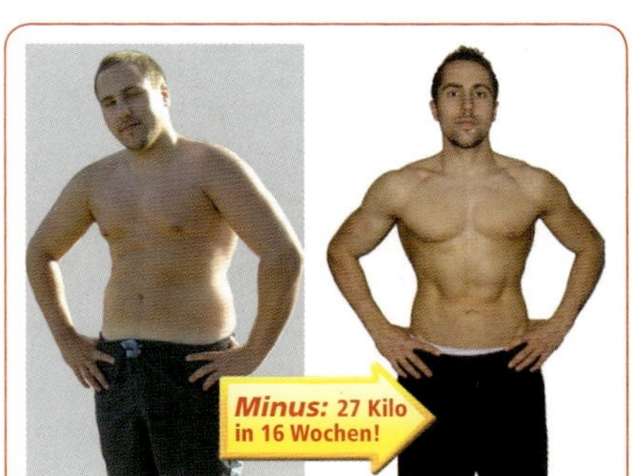

www.metabole-diet.de

Dabei ist die METABOLE DIÄT keine kurzfristige Diät, sondern die ideale Diätformel für den modernen Arbeitsmenschen. Sie lässt sich in jeden Tagesablauf integrieren, ob zu Hause, bei der Arbeit, unterwegs oder im Restaurant.

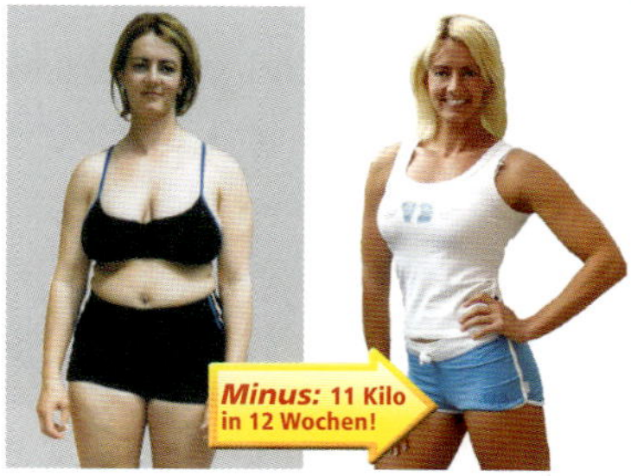
Minus: 11 Kilo
in 12 Wochen!

»Mit der Metabolen Diät ist es mir gelungen meinen Körperfettanteil zu reduzieren und dauerhaft meine Idealfigur beizubehalten.« **Claudia Wernig**

Dauerhafter Erfolg dank abwechslungsreicher Ernährung!

Die meisten Diäten sind langfristig nicht von Erfolg gekrönt, da sie zu kompliziert oder zu eintönig sind. Die METABOLE DIÄT ist keine Diät im herkömmlichen Sinne sondern ein Ernährungssystem das langfristig praktiziert werden kann und dauerhaften Diäterfolg ermöglicht.

Wer sich glutenfrei, laktosefrei oder aufgrund von Nahrungsmittelunverträglichkeiten besonders ernähren muss, für den ist die METABOLE DIÄT genau richtig.

Optimaler Muskelaufbau und maximale Leistungsfähigkeit für Sportler

Erfolgreiche Sportler wissen, dass eine ausgewogene Ernährung über 50% des Trainingserfolges ausmachen kann. Die METABOLE DIÄT eignet sich hervorragend zur Leistungsoptimierung im Sport. Durch sinnvolle Nährstoffkombinationen und ein effektives Timing der Nährstoffzufuhr gelingt es dem Sportler mehr Muskeln aufzubauen und dabei gleichzeitig Körperfett abzubauen.

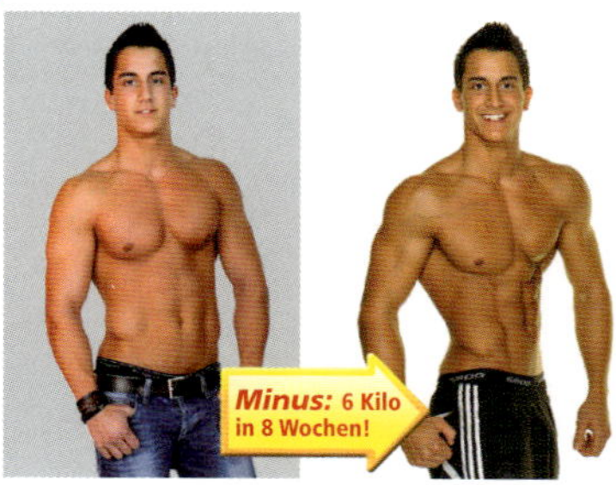
Minus: 6 Kilo
in 8 Wochen!

»Die Metabole Diät ist keine 'klassische Diät', sondern eine Ernährungsform, die einem hilft den Körperfettgehalt das ganze Jahr über niedrig zu halten und trotzdem Muskeln aufzubauen.« **Martin Grötzl**

Photos © Fritz Hegemann

www.metabole-diet.de

Mit 86 Rezepten erfolgreich abnehmen

Von einfach und schnell zubereiteten Mahlzeiten bis hin zu kohlenhydratarmen Feinschmecker-Gerichten. Genießen Sie die Vielfalt von Fisch, Fleisch, Geflügel, Eierspeisen, Salaten, Snacks und Kaltgerichten sowie schmackhaften Desserts, Shakes, leckeren LOW CARB Kuchen und Muffins. Die Zubereitung der Gerichte ist einfach und verständlich beschrieben. Alle Rezepte sind mit ausführlichen Nährwertangaben (Kohlenhydrat-, Protein- und Fettanteil, sowie Kalorien) dargestellt.

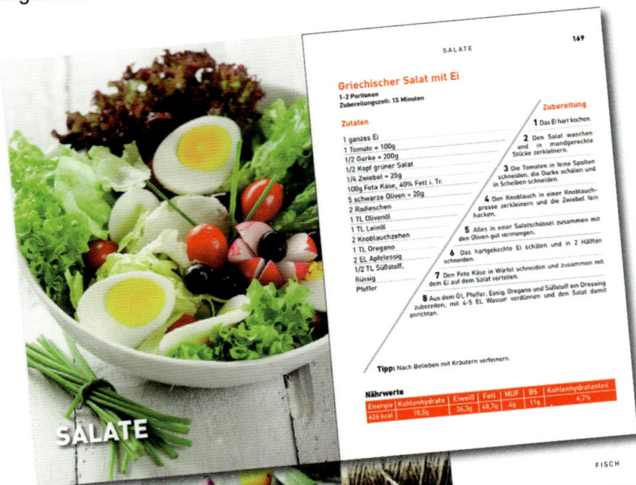

SALATE 169

Griechischer Salat mit Ei

1-2 Portionen
Zubereitungszeit: 15 Minuten

Zutaten

- 1 ganzes Ei
- 1 Tomate = 100g
- 1/2 Gurke = 200g
- 1/2 Kopf grüner Salat
- 1/4 Zwiebel = 25g
- 100g Feta Käse, 40% Fett i. Tr.
- 5 schwarze Oliven = 20g
- 2 Radieschen
- 1 TL Olivenöl
- 1 TL Leinöl
- 2 Knoblauchzehen
- 1 TL Oregano
- 2 EL Apfelessig
- 1/2 TL Süßstoff, flüssig
- Pfeffer

Zubereitung

1 Das Ei hart kochen.

2 Den Salat waschen und in mundgerechte Stücke zerkleinern.

3 Die Tomaten in feine Spalten schneiden, die Gurke schälen und in Scheiben schneiden.

4 Den Knoblauch in einer Knoblauchpresse zerkleinern und die Zwiebel fein hacken.

5 Alles in einer Salatschüssel zusammen mit den Oliven gut vermengen.

6 Das hartgekochte Ei schälen und in 2 Hälften schneiden.

7 Den Feta Käse in Würfel schneiden und zusammen mit dem Ei auf dem Salat verteilen.

8 Aus dem Öl, Pfeffer, Essig, Oregano und Süßstoff ein Dressing zubereiten, mit 4-5 EL Wasser verdünnen und den Salat damit anrichten.

Tipp: Nach Belieben mit Kräutern verfeinern.

Nährwerte

Energie	Kohlenhydrate	Eiweiß	Fett	MUF	BS	Kohlenhydratanteil
626 kcal	10,5g	36,3g	48,7g	4g	11g	6,7%

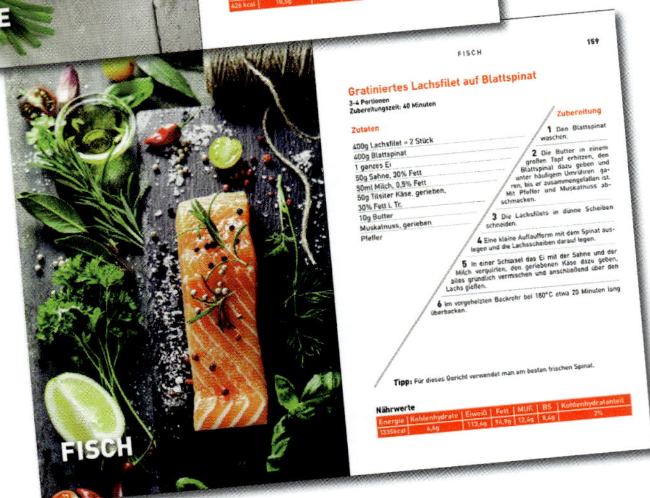

FISCH 159

Gratiniertes Lachsfilet auf Blattspinat

3-4 Portionen
Zubereitungszeit: 40 Minuten

Zutaten

- 400g Lachsfilet = 2 Stück
- 400g Blattspinat
- 1 ganzes Ei
- 50g Sahne, 30% Fett
- 50ml Milch, 0,5% Fett
- 50g Tilsiter Käse, gerieben, 30% Fett i. Tr.
- 10g Butter
- Muskatnuss, gerieben
- Pfeffer

Zubereitung

1 Den Blattspinat waschen.

2 Die Butter in einem großen Topf erhitzen, den Blattspinat dazu geben und unter häufigem Umrühren garen, bis er zusammengefallen ist. Mit Pfeffer und Muskatnuss abschmecken.

3 Die Lachsfilets in dünne Scheiben schneiden.

4 Eine kleine Auflaufform mit dem Spinat auslegen und die Lachsscheiben darauf legen.

5 In einer Schüssel das Ei mit der Sahne und der Milch verquirlen, den geriebenen Käse dazu geben, alles gründlich vermischen und anschließend über den Lachs gießen.

6 Im vorgeheizten Backrohr bei 180°C etwa 20 Minuten lang überbacken.

Tipp: Für dieses Gericht verwendet man am besten frischen Spinat.

Nährwerte

Energie	Kohlenhydrate	Eiweiß	Fett	MUF	BS	Kohlenhydratanteil
1335kcal	6,6g	113,6g	94,9g	12,4g	8,4g	2%

JETZT bestellen Tel. 0180 524 07 12 oder auf amazon.de

(Festnetz 14 Cent/Min., Mobilfunk max. 42 Cent/Min.)

ZEPTE METABOLE DIÄT

neue Buch »REZEPTE METABOLE DIÄT« ist die ideale Ergänzung des Bestsellers ETABOLE DIÄT«. Erfahren Sie auf 252 Seiten wie das erfolgreiche LOW CARB nährungssystem funktioniert und wie Sie es einfach und praktisch anwenden.

130 leckere Rezepte für Fleisch, Fisch und Geflügel-Gerichte. Eierspeisen, Salate, Snacks, Desserts, Kuchen und Muffins. Plus spezielle Mahlzeiten für vor und nach dem Training sowie zum Kohlenhydrataufladen beim »Refeed«. Alle Rezepte mit einfacher und verständlicher Zubereitung sowie Nährwertangaben (Kohlenhydrate, Eiweiß, Fett und Kalorien).

Tipps und Tricks für die einfache Zubereitung der LOW CARB Mahlzeiten. Mit extra Kapitel »Kräuter & Gewürze ABC« und ausführlicher Vorstellung hilfreicher Küchengeräte.

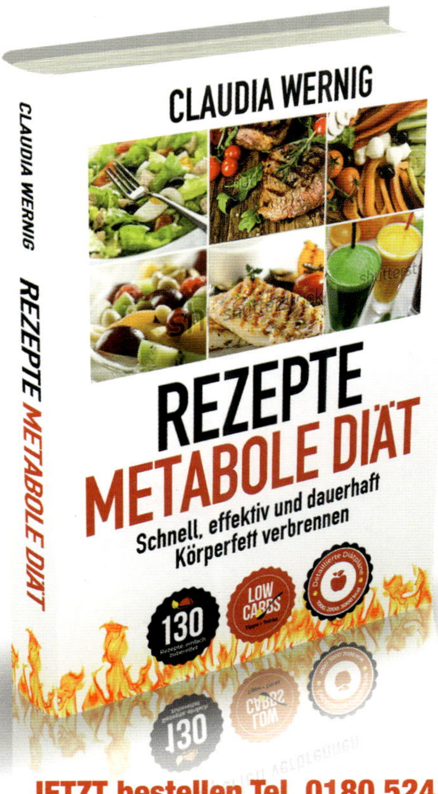

Dazu gibt es Ernährungspläne für 1000, 2000 und 3000 Kalorien pro Tag. Jeweils für eine komplette Woche. Das Buch »REZEPTE METABOLE DIÄT« beschreibt zudem in einer praktischen Zusammenfassung das Prinzip und die Anwendung der Metabolen Diät!

NEU-AUFLAGE

22,95 €

Paperback 252 Seiten

ISBN 978-3-9502301-7-8

JETZT bestellen Tel. 0180 524 07 12 oder auf amazon.de

(Festnetz 14 Cent/Min., Mobilfunk max. 42 Cent/Min.)

Praktische Diätpläne

Detaillierte Ernährungspläne – jeweils für 1 Woche – helfen dabei, die Metabole Diät erfolgreich umzusetzen. Die Ernährungspläne sind ideal für alle, die sich bei ihrer Diät gerne an exakte Vorgaben halten. Einfach Diätplan einhalten und abnehmen!

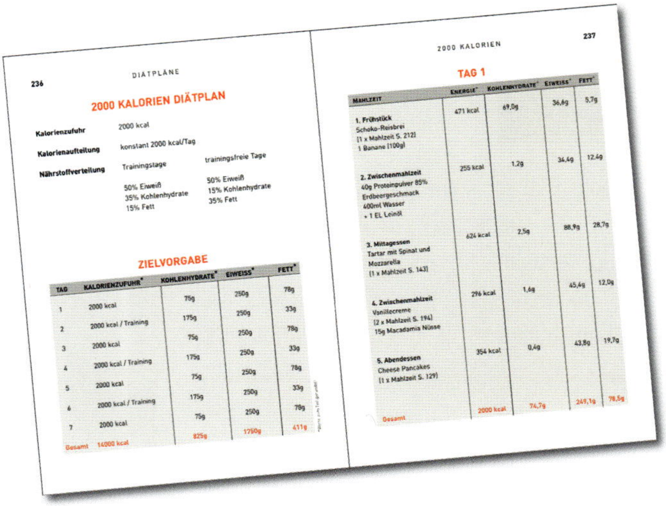

236 DIÄTPLÄNE

2000 KALORIEN DIÄTPLAN

Kalorienzufuhr	2000 kcal	
Kalorienaufteilung	konstant 2000 kcal/Tag	
Nährstoffverteilung	Trainingstage	trainingsfreie Tage
	50% Eiweiß 35% Kohlenhydrate 15% Fett	50% Eiweiß 15% Kohlenhydrate 35% Fett

ZIELVORGABE

TAG	KALORIENZUFUHR*	KOHLENHYDRATE*	EIWEISS*	FETT*
1	2000 kcal	75g	250g	78g
2	2000 kcal / Training	175g	250g	33g
3	2000 kcal	75g	250g	78g
4	2000 kcal / Training	175g	250g	33g
5	2000 kcal	75g	250g	78g
6	2000 kcal / Training	175g	250g	33g
7	2000 kcal	75g	250g	78g
Gesamt	14000 kcal	825g	1750g	411g

2000 KALORIEN 237

TAG 1

MAHLZEIT	ENERGIE*	KOHLENHYDRATE*	EIWEISS*	FETT*
1. Frühstück Schoko-Reisbrei [1 x Mahlzeit S. 212] 1 Banane [100g]	471 kcal	69,0g	36,6g	5,7g
2. Zwischenmahlzeit 40g Proteinpulver 85% Erdbeergeschmack 400ml Wasser + 1 EL Leinöl	255 kcal	1,2g	34,4g	12,4g
3. Mittagessen Tartar mit Spinat und Mozzarella [1 x Mahlzeit S. 143]	624 kcal	2,5g	88,9g	28,7g
4. Zwischenmahlzeit Vanillecreme [2 x Mahlzeit S. 194] 15g Macadamia Nüsse	296 kcal	1,6g	45,4g	12,0g
5. Abendessen Cheese Pancakes [1 x Mahlzeit S. 129]	354 kcal	0,4g	43,8g	19,7g
Gesamt	2000 kcal	74,7g	249,1g	78,5g

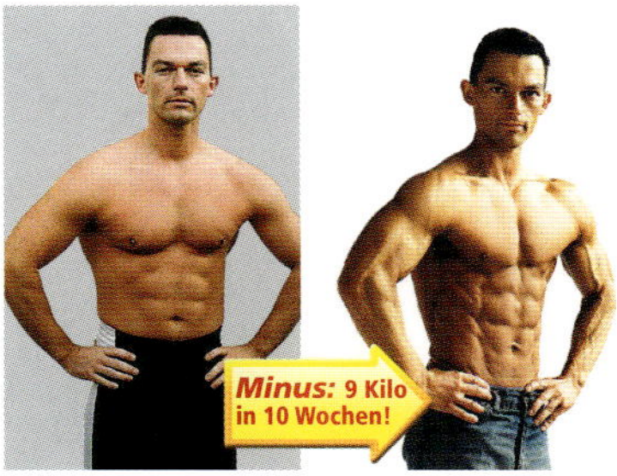

Minus: 9 Kilo
in 10 Wochen!

»In Relation zu herkömmlichen Diäten ist die 'Low Carb' Ernährung mit Abstand die beste Möglichkeit, einen schlanken und muskulösen Körper zu erreichen und vor allem zu halten!« **Stephan Deininger**

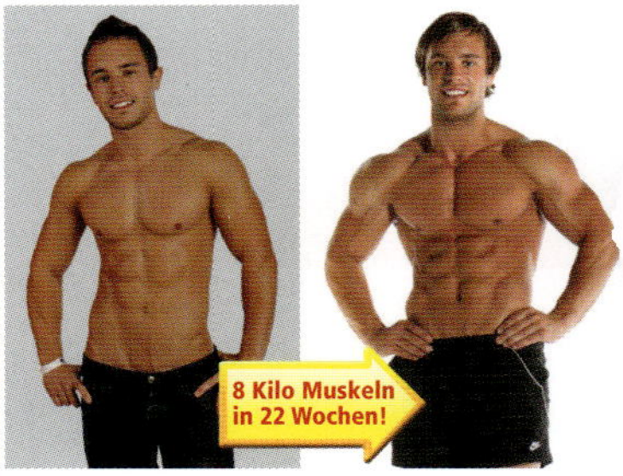

8 Kilo Muskeln
in 22 Wochen!

»Nach einem Monat war es ein Kinderspiel sich an die Low Carb Ernährung zu halten. Wenn man erstmal angefangen hat sieht man schnell Erfolge! Mit der Metabolen Diät habe ich zirka 8kg fettfreie Körpermasse aufgebaut.« **Benedikt Pilsl**

Photos © Fritz Hegemann

WISSENSCHAFTLICH FUNDIERTES ERNÄHRUNGSSYSTEM

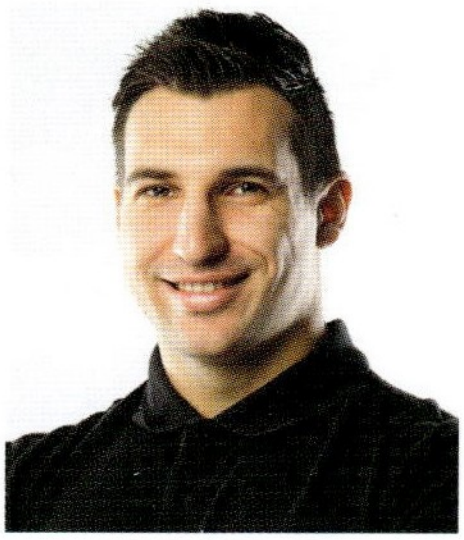

“Neben gut ausgeklügelten Timing-Strategien für Kohlenhydrate und Fette bietet die Metabole Diät reichlich Möglichkeiten, den Stoffwechsel so stark wie möglich anzuregen.” PHILIPP RAUSCHER

“Die Metabole Diät ist keine Extremform unter den vielen Diäten. Die Gestaltung der Ernährung ist mit einer großen Auswahl an erlaubten Lebensmitteln verbunden. Dadurch lässt sich die Metabole Diät lebenslang beibehalten.” DR. MED. TORSTEN ALBERS

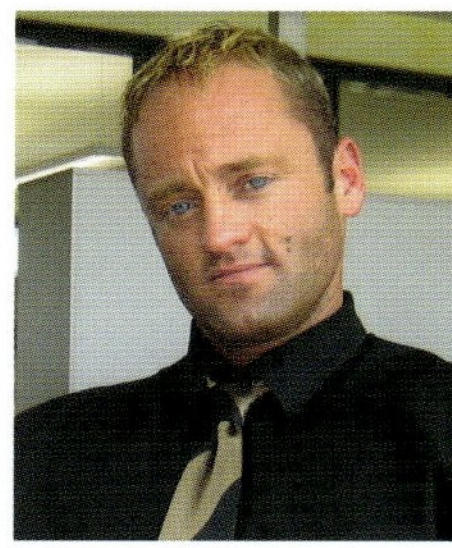

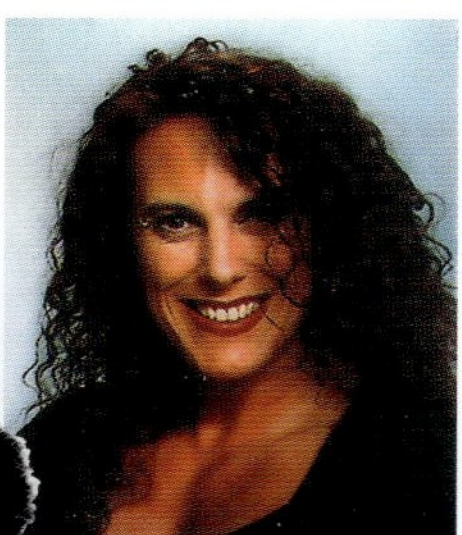

“Frauen profitieren besonders von einer eiweißreichen LOW CARB Diät.” DR. MARTINA HERGET

“Für den Figurerfolg gilt: Ernährung ist wichtiger als das Training! Trainiert wird 3-5 Mal pro Woche. Gegessen wird mindestens 21 Mal die Woche!” DIPL. OEC. TROPH. ANDREAS SCHOLZ

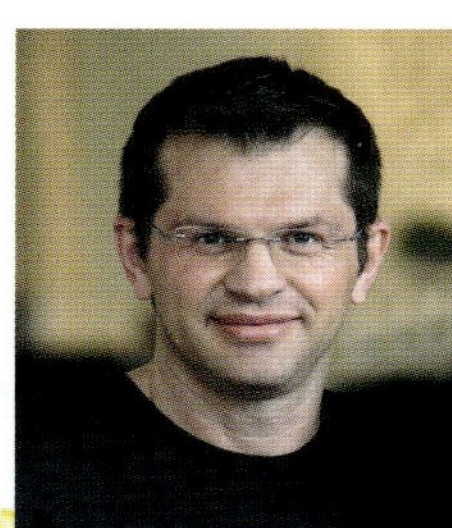

frische Variante, da frisches Gemüse einfach besser schmeckt als tiefgefrorenes. Bei den meisten Rezepten habe ich daher frisches Gemüse verwendet. Tiefkühlgemüse wird allerdings immer beliebter, nicht zuletzt weil es schnell und einfach zubereitet werden kann.

Gewürze: Bei den meisten meiner Rezepte sind die Gewürze ohne Mengenangaben angegeben. Der Grund hierfür ist einfach: Die Menge des Gewürzes zu bestimmen muss dem persönlichen Geschmack des Kochs überlassen bleiben. Die Würzangaben bei meinen Rezepten können dazu nur anleiten. Da Geschmäcker grundsätzlich verschieden sind, sollte jeder Koch sein Gericht vor dem Servieren kosten und nach Bedarf würzen. Würzen ist Geschmackssache und erfordert Fingerspitzengefühl, Phantasie und Mut.

Hafermark: Fein zerriebene Haferflocken. Gibt es im Supermarkt fertig zu kaufen, können aber preiswerter und sehr einfach mit einer elektrischen Küchenreibe oder Kaffeemühle selber hergestellt werden.

Jungzwiebeln: = Frühlingszwiebeln. Sind im Vergleich zu herkömmlichen Zwiebeln milder im Geschmack.

Kaffeepulver: Löslicher Instant-Kaffee.

Knoblauch pressen: Knoblauch kann in einer speziellen Knoblauchpresse gepresst werden. Man kann die Knoblauchzehe aber auch mit einer Gabel zerdrücken oder mit einem Messer sehr fein hacken.

Knoblauchpulver: = Knoblauchgranulat.

Köcheln: Zugedeckt, auf kleiner Flamme kochen.

Kräuter/Kräutermischung: Ich empfehle frische oder tiefgekühlte Kräuter zu verwenden, da hierbei der Geschmack besser zur Geltung kommt als bei getrockneten Kräutern.

Magerquark: Quarksorte mit dem geringsten Fettanteil.

Maisstärke: Auch unter dem Markennamen »Mondamin – Feine Speisestärke« bekannt. Hervorragend geeignet zum Binden von Soßen, Cremes, Grützen und anderen Leckereien.

Mangoldblätter: Grünes Blatt- und Stielgemüse mit einem würzigen, leicht nussigen Geschmack, der vielen Gerichten eine ganz spezielle Note verleiht. Mangold gehört zur gleichen Rübenart wie die Rote Bete. Besonders zart und wohlschmeckend sind die jungen, 10-15cm langen Mangoldblätter. Ältere und übermäßig große sind dagegen etwas bitter. Mangold wird wie Spinat verwendet, durch Blanchieren kann die leicht bittere Geschmacksnote neutralisiert werden.

Marinade: Eine aus mehreren Zutaten zusammengemischte flüssige Sauce. Wird meist für Salate, Dressings oder zum Einlegen von Fleisch und Geflügel verwendet.

MUF: Abkürzung für »mehrfach ungesättigte Fettsäuren«. Eine ausführliche Beschreibung der unterschiedlichen Fettsäuren finden Sie in Kapitel 2 unter »Fett«.

Nährwerte: Die Nährwerte der Rezepte wurden mit der großen GU Nährwert Kalorien Tabelle 2014/2015 (Gräfe und Unzer Verlag, ISBN 978-3833820403) sowie den Angaben auf den Verpackungen der einzelnen Lebensmittel ermittelt. Manche Lebensmittel sind wegen der geringen Nährwertmengen nicht berücksichtigt, z.B. Salat, Kräuter, Gewürze.

Nockerl: Eine Teigmasse wird mit zwei Ess- oder Teelöffeln (je nach gewünschter Größe) zu ovalen Klöschen geformt. Dabei ist es hilfreich die Löffel nach jedem Nockerl kurz in heißes Wasser einzutauchen, damit der Teig nicht festklebt.

Ö l: Für die Rezepte wurden die verschiedensten Ö le (Lein-, Erdnuss, Walnuss-, Distel- und Olivenöl) verwendet um eine breite Vielfalt an gesunden Fettsäuren zu erreichen. Mehr Infos über »gesunde« Fette erfahren Sie in Kapitel 2 unter »Fett«.

Omelette: Das Backen eines Omelettes bedarf einiger Übung. Wichtig ist, dass das Omelette in Bewegung bleibt und nicht in der Pfanne festklebt. Falls dies doch geschieht, Omelette vorsichtig vom Rand aus nach innen vom Pfannenboden lösen. Am besten gelingt das Omelette wenn die Herdplatte bei mittlerer Temperatur eingeschaltet ist. Je kleiner die Bratpfanne, desto einfacher das Wenden.

Passieren/Pürieren: Zu einer breiigen Masse (Püree) verarbeiten. Entweder mit einem Pürierstab oder durch ein Sieb streichen. Tomaten gibt es zum Beispiel fertig passiert oder püriert im Tetra Pak oder Konservendosen.

Pfeffer: Ist Pfeffer in der Zutatenliste aufgeführt, dann ist damit schwarzer Pfeffer gemeint. Wird grüner, weißer oder roter Pfeffer eingesetzt, dann ist dies entsprechend erwähnt.

Portionen: Die meisten Rezepte sind auf 1-2 Portionen berechnet. Ausnahmen sind extra angeführt (z.B. Aufläufe). Wie viele Portionen ein Rezept tatsächlich ergibt, hängt von Ihrer täglichen Kalorienzufuhr ab, wie das folgende Beispiel verdeutlicht:

Rezept:	Mangoldrouladen mit Tomaten-Zucchini Sauce
Kalorien:	702
Portionen:	1-2

Liegt Ihre tägliche Kalorienzufuhr z.B. bei 1500 Kalorien, dann ergibt das Rezept für Sie 2 Portionen (zu je 351 Kalorien). Wenn Sie hingegen als 90kg schwerer Bodybuilder/Kraftsportler pro Tag 3000 Kalorien verzehren, dann entspricht das Rezept eher einer Portion.

Portionsgröße: Manche Portionen werden Ihnen etwas groß vorkommen. Zu beachten ist jedoch, dass meistens keine Beilagen (Reis, Nudeln, Kartoffeln, Brot, Knödel o.ä.) dazu kommen.

Proteinpulver: Auch »Eiweißkonzentrat« genannt. Man unterscheidet nach der Art der verwendeten Rohstoffe. Als Proteinpulver 85% wird ein »Mehrkomponenten Eiweißkonzentrat« bezeichnet, das als hochwertige Komponenten meistens Milcheiweiß/Casein, Wheyprotein und Eiprotein enthält. Durch den hohen Milcheiweißanteil ist es gut für die Zubereitung cremiger Shakes geeignet. Ein Wheyprotein hingegen eignet sich vor allem zur Erhöhung des Protein- anteils von Speisen z.B. Gries-, Haferflockengerichte und Gebäck.

Putzen: Gemüse putzen bedeutet auch waschen, reinigen.

Reis: Wird in der Regel ungekocht gewogen. Falls das bei einem Rezept nicht der Fall ist, so wird dies extra angegeben.

Reisschleim: Gibt es im Supermarkt in der Babykostabteilung. Eine besonders leicht verdauliche Kohlenhydratquelle.

Salat: Der Nährstoffgehalt, insbesondere der Kohlenhydratanteil von grünem Salat (Blattsalat), ist so gering, dass Salat generell zu allen Gerichten zusätzlich gegessen werden kann.

Salmonellen: Für Speisen mit rohen Eiern nur frische Eier verwenden. Diese Speisen kühl lagern und rasch verzehren. Salate und Gemüse immer getrennt von Fleisch und Eiern aufbewahren. Wer diese Tipps berücksichtigt, hält Salmonellen mit großer Wahrscheinlichkeit von Küche und Speisen fern.

Salz: Generell habe ich bei fast allen Gerichten auf die zusätzliche Gabe von Salz verzichtet. Kräuter und andere Gewürze geben meiner Meinung nach den Gerichten ausreichend Geschmack. Wer nicht darauf verzichten möchte, kann natürlich seine Speisen beliebig nach eigenem Geschmack salzen.

Schinken: Für Rezepte bei denen Schinken als Zutat aufgeführt ist, wird »gekochter Schinken« verwendet.

Steak: Ein »richtig« gebratenes Steak wird nur einmal gewendet um die Zartheit des Fleisches zu erhalten. Je nach Dauer der Bratzeit unterscheidet man zwischen:

Englisch = das Fleisch ist außen leicht gebräunt, innen noch blutig (bei Druck nachgebend). Auf jeder Seite ca. 3-4 Minuten braten.

Medium = Außen gebräunt, innen rosa und in der Mitte noch etwas blutig (bei Druck wenig nachgebend). Auf jeder Seite ca. 4-5 Minuten braten.

Well = Das Fleisch ist durchgegart, in der Mitte zart rosa (bei Druck nicht nachgebend). Auf jeder Seite ca. 6-7 Minuten braten.

Stocken lassen: z.B. flüssiges Ei in einer Bratpfanne zu Rührei »fest werden lassen«.

Tabasco: Rote, sehr scharfe Pfeffersauce.

Tartar: Hackfleisch (Faschiertes) aus Rinderfilet. Wird als Delikatesse gerne »roh« gegessen.

Überbacken: Im Backofen, nicht zugedeckt, bei starker Hitze backen.

Unterheben: Vorsichtig einrühren, am Besten mit einem großen Löffel.

Vorbereitung: Die richtige Vorbereitung erleichtert die Zubereitung der Mahlzeiten. Lesen Sie das Rezept zunächst einmal aufmerksam, bevor Sie mit dem Kochen beginnen. Eventuell benötigte Küchengeräte oder Hilfsmittel sollten vorbereitet werden. Vorausdenken und überlegen wie man sich Zeit und Arbeit richtig einteilt spart Zeit. Durch ein kleines Übersehen kann das ganze Essen verzögert werden, wenn z.B. das Gericht in einen vorgeheizten Backofen soll und dieser noch kalt ist.

Vorgeheiztes Backrohr/Backofen: Das Backrohr muss bereits die erforderliche Backtemperatur erreicht haben.

Ziehen lassen: Zur Seite stellen und ruhen lassen, je nach Zeitangabe.

LOW CARB
REZEPTE

VON CLAUDIA WERNIG

KAPITEL 6

EIERSPEISEN

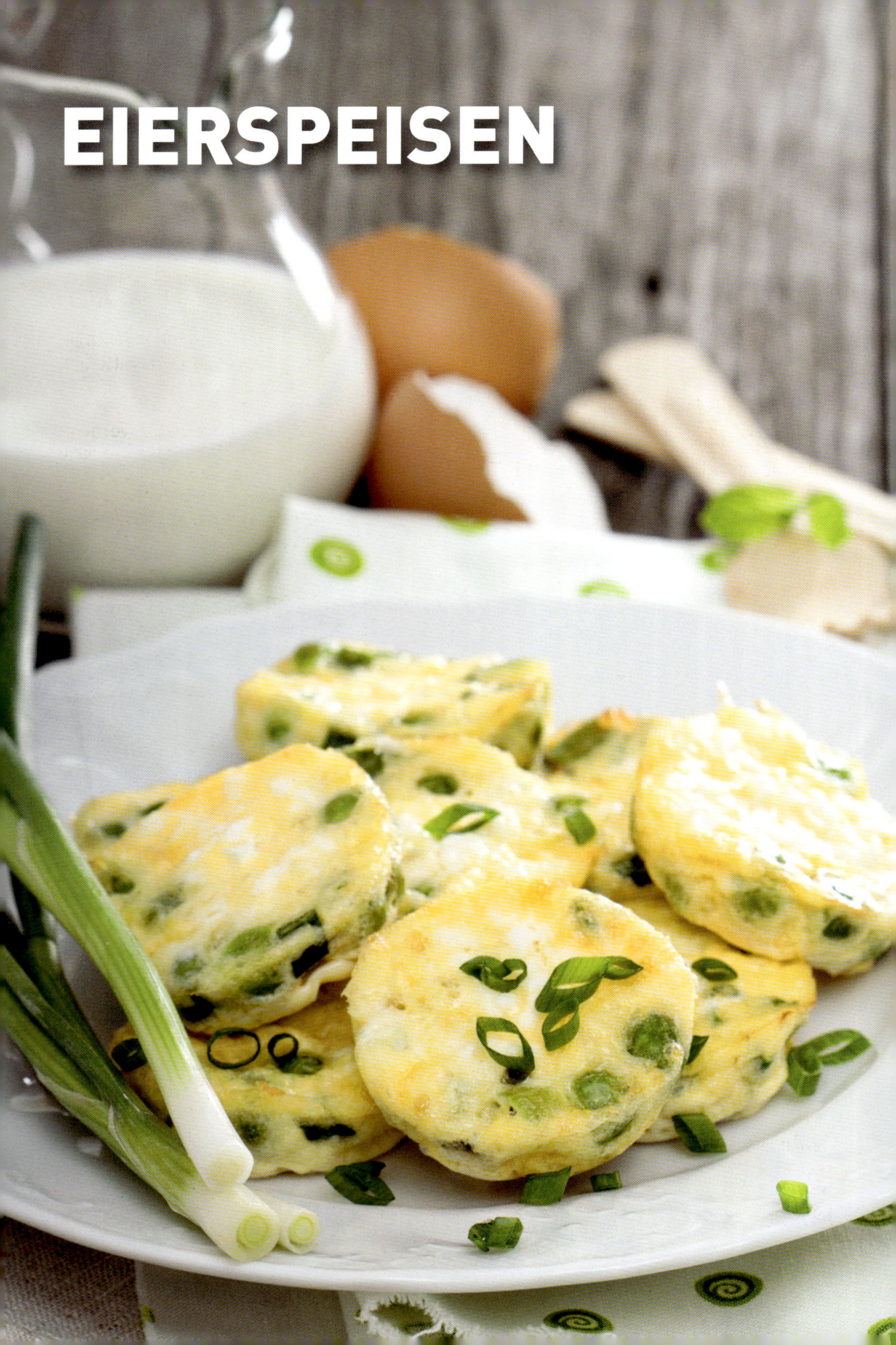

Cheese Pancakes

1 Portion
Zubereitungszeit: 20 Minuten

Zutaten

1 ganzes Ei
6 Eiklar
20g Gouda Käse, 40% Fett i. Tr.
50g Butterkäse, 30% Fett i. Tr.
20g Mozzarella Light, 10% Fett i. Tr.
1 TL Olivenöl
Schnittlauch

Zubereitung

1 Den Käse reiben und den Schnittlauch fein hacken.

2 Eier und Eiklar verquirlen, den geriebenen Käse dazu geben und gut vermengen.

3 Eine Pfanne mit Olivenöl ausstreichen, erhitzen und 3-4 handtellergroße Pancakes backen.

4 Die fertigen Pancakes mit dem fein gehackten Schnittlauch bestreuen.

Tipp: Sehr gut dazu schmeckt Sauerrahm! Den Käse gibt es bereits gerieben und einzeln verpackt zu kaufen. Das spart Zeit bei der Zubereitung.

Nährwerte

Energie	Kohlenhydrate	Eiweiß	Fett	MUF	BS	Kohlenhydratanteil
354 kcal	0,4g	43,8g	19,7g	4,9g	----	0,5%

Omelette Toscana

1-2 Portionen
Zubereitungszeit: 15 Minuten

Zutaten

1 ganzes Ei
7 Eiklar
1 Tomate = 100g
2 grüne Oliven = 8g
50g Butterkäse, gerieben, 30% Fett i. Tr.
1 TL Distelöl
1 TL Olivenöl
frisches Basilikum
Pfeffer

Zubereitung

1 Ei und Eiklar in einer Schüssel oder einem hohen Gefäß mit einer Gabel oder einem Handmixgerät verquirlen.

2 Die Tomate in Würfel schneiden, das Basilikum fein hacken und die Oliven ebenfalls klein würfelig schneiden.

3 Das Öl in einer Pfanne erhitzen, die Eimasse dazu gießen und stocken lassen.

4 Die Tomatenwürfel, die Oliven und das Basilikum auf dem Omelette verteilen, den geriebenen Butterkäse darüber streuen und bei geringer Hitze leicht einschmelzen lassen.

5 Nach Geschmack mit Pfeffer würzen.

Nährwerte

Energie	Kohlenhydrate	Eiweiß	Fett	MUF	BS	Kohlenhydratanteil
374 kcal	3,1g	47,5g	19g	4,8g	1,2g	3,3%

Eierspeise mit Kräuterquark

1-2 Portionen
Zubereitungszeit: 15 Minuten

Zutaten

- 1 ganzes Ei
- 7 Eiklar
- 200g Magerquark
- 50g Sauerrahm, 10% Fett
- 1 TL Walnussöl
- 1 TL Olivenöl
- 1/2 Bnd. Kerbel
- 1 großes Salatblatt
- Pfeffer

Zubereitung

1 Das Ei mit dem Eiklar verquirlen und mit Pfeffer würzen.

2 Den Kerbel klein hacken.

3 Den Sauerrahm, den Kerbel und den Quark in eine Schüssel geben und mit einer Gabel verrühren bis eine glatte Masse entsteht.

4 Das Öl in einer Pfanne erhitzen, die Eimasse dazugießen und unter ständigem Rühren stocken lassen.

5 Das Salatblatt waschen, auf einen großen Teller legen, mit dem Kräuterquark bestreichen und das Rührei darauf verteilen.

Nährwerte

Energie	Kohlenhydrate	Eiweiß	Fett	MUF	BS	Kohlenhydratanteil
451 kcal	8,7g	61,8g	18,9g	7g	----	7,7%

Champignon-Omelette

1 Portion
Zubereitungszeit: 15 Minuten

Zutaten

- 2 ganze Eier
- 4 Eiklar
- 100g Champignons
- 1/2 Zwiebel = 50g
- 1 TL Distelöl
- 1 TL Olivenöl
- Pfeffer
- Petersilie
- Thymian

Zubereitung

1 Die Champignons fein blättrig schneiden und die Zwiebel fein hacken.

2 Beides in einer Pfanne mit Olivenöl leicht anbraten, mit Petersilie, Thymian und Pfeffer würzen und zugedeckt bei minimaler Hitze warm halten.

3 Die Eier mit dem Eiklar verquirlen.

4 In einer Pfanne das Distelöl erhitzen, die Eimasse dazu geben und daraus ein Omlette backen – 1 mal wenden.

5 Die Pilzfüllung auf dem Omelette verteilen, zusammenklappen oder zusammenrollen und warm servieren.

Nährwerte

Energie	Kohlenhydrate	Eiweiß	Fett	MUF	BS	Kohlenhydratanteil
332 kcal	3,9g	34,4g	19,9g	7,3g	2,9g	4,7%

Thunfisch-Eierpfanne

2 Portionen
Zubereitungszeit: 15 Minuten

Zutaten

2 ganze Eier
5 Eiklar
1 Dose Thunfisch natural (in Wasser) = 150g
1 Zwiebel = 100g
1 EL Distelöl
Pfeffer aus der Mühle
Kresse

Zubereitung

1 Die Zwiebel fein ringelig schneiden und in einer Pfanne mit Öl glasig anbraten.

2 Den Thunfisch ausdrücken und auf den Zwiebelringen in der Pfanne verteilen.

3 Die 2 Eier und die 5 Eiklar in einem Shaker gut schütteln oder in einer Schüssel mit einer Gabel verquirlen. Anschließend über den Thunfisch in die Pfanne gießen.

4 Die Thunfischpfanne bei mäßiger Hitze etwa 5 Minuten braten. Wenn das Ei gestockt ist, die Masse mit einem Pfannenwender grob zerkleinern..

5 Auf einem Teller anrichten, mit Pfeffer aus der Mühle und Kresse bestreuen und heiß servieren.

Tipp: Dazu schmeckt vorzüglich grüner Blattsalat.

Nährwerte

Energie	Kohlenhydrate	Eiweiß	Fett	MUF	BS	Kohlenhydratanteil
513 kcal	5,7g	66,6g	24,9g	4,3g	2,1g	4,4%

Rührei mit Zucchini und Käse

1-2 Portionen
Zubereitungszeit: 15 Minuten

Zutaten

2 ganze Eier
5 Eiklar
1/2 Zucchini = 100g
100g Tilsiter Käse, gerieben, 30% Fett i. Tr.
1 EL Olivenöl
1 EL Erdnussöl
Pfeffer
Oregano

Zubereitung

1 Zucchini in feine Scheiben schneiden.

2 Eier und Eiklar verquirlen.

3 Das Olivenöl in einer Pfanne erhitzen, die Eimasse dazu gießen und unter Rühren bei mässiger Hitze stocken lassen.

4 Den geriebenen Käse darüber streuen, gut einschmelzen lassen und mit Pfeffer würzen.

5 Die Zucchinischeiben in einer zweiten Pfanne mit 1 EL Erdnussöl scharf anbraten, mit Oregano würzen.

6 Das Rührei auf einem Teller anrichten und mit den gerösteten Zucchinischeiben belegen.

Tipp: Man kann dieses Gericht auch ohne Käse zubereiten. Dadurch erhält es einen völlig anderen Geschmack und ergibt eine »leichtere« Mahlzeit.

Nährwerte

Energie	Kohlenhydrate	Eiweiß	Fett	MUF	BS	Kohlenhydratanteil
654 kcal	3g	63,6g	43,1g	9g	1,1g	1,8%

Omelette Hawaii

1-2 Portionen
Zubereitungszeit: 15 Minuten

Zutaten

2 ganze Eier
5 Eiklar
4 Scheiben Schinken, mager, ohne Fettrand = 50g
50g Mozzarella Light, 10% Fett i. Tr.
1 Scheibe Ananas = 50g
1 TL Olivenöl
1 TL Erdnussöl
Schnittlauch
Pfeffer aus der Mühle

Zubereitung

1 Den Schinken in Streifen und die Ananas in Stücke schneiden.

2 Den Schnittlauch fein hacken, den Mozzarella in dünne Scheiben schneiden.

3 Eiklar und Eier verquirlen.

4 Das Öl in einer Pfanne erhitzen und die Eimasse dazu gießen.

5 Ananas und Schinken auf der noch nicht gestockten Eimasse verteilen und mit den Mozzarellascheiben bedecken.

6 Etwa 3 Minuten zugedeckt ziehen lassen und anschließend mit Schnittlauch bestreuen.

7 Das Omelette je nach Geschmack mit Pfeffer aus der Mühle würzen.

Nährwerte

Energie	Kohlenhydrate	Eiweiß	Fett	MUF	BS	Kohlenhydratanteil
497 kcal	7g	58,4g	26,2g	4,9g	0,8g	5,6%

Omelette »Fresh«

1 Portion
Zubereitungszeit: 15 Minuten

Zutaten

1 ganzes Ei
8 Eiklar
1 Tomate = 100g
1/4 Salatgurke = 100g
1/2 gelbe Paprikaschote = 50g
1 TL Olivenöl

Zubereitung

1 Ei und Eiklar mit einem Schneebesen in einer Schüssel verquirlen.

2 Die Tomate, die Salatgurke und die Paprikaschote in feine Würfel schneiden.

3 In einer Pfanne das Öl erhitzen, die Eimasse eingießen und daraus ein Omelette backen. 1 mal wenden.

4 Das Omelette auf einem großen Teller anrichten, mit den Gemüsewürfeln belegen und zusammenklappen.

Tipp: Um dem Omelette geschmacklich eine besondere Note zu verleihen, kann es mit verschiedenen frischen Kräutern bestreut werden.

Nährwerte

Energie	Kohlenhydrate	Eiweiß	Fett	MUF	BS	Kohlenhydratanteil
280 kcal	6,3g	39,2g	10,9g	1,4g	3,3g	9%

Kresse-Omelette mit Schinken und Spargel

1-2 Portionen
Zubereitungszeit: 20 Minuten

Zutaten

- 3 ganze Eier
- 4 Eiklar
- 4 Scheiben gekochter Schinken, mager ohne Fettrand = 50g
- 60g grüner Spargel
- 50g körniger Frischkäse, 10% Fett i. Tr.
- 1 Bnd. Kresse
- 1 TL Distelöl
- 1 TL Olivenöl
- Muskatnuss, gerieben

Zubereitung

1 Den Spargel schälen und in siedendem Wasser etwa 10 Minuten kochen.

2 Die Kresse fein hacken.

3 Die Eier und das Eiklar in eine Schüssel geben und mit einer Gabel verquirlen. Mit Muskatnuss würzen und die Kresse dazu mischen.

4 Das Öl in einer Pfanne erhitzen, die Eimasse eingießen und ein Omelette backen – 1 mal wenden.

5 Das fertig gebackene Omelette auf einem großen Teller anrichten, eine Hälfte mit dem Frischkäse bestreichen, mit Schinken belegen und den Spargel darauf verteilen.

6 Das Omelette zusammenklappen und genießen.

Tipp: Um Zeit zu sparen verwende ich manchmal auch bereits geschälten Spargel aus dem Glas.

Nährwerte

Energie	Kohlenhydrate	Eiweiß	Fett	MUF	BS	Kohlenhydratanteil
534 kcal	2,5g	59,8g	31,6g	8,6g	0,9g	1,9%

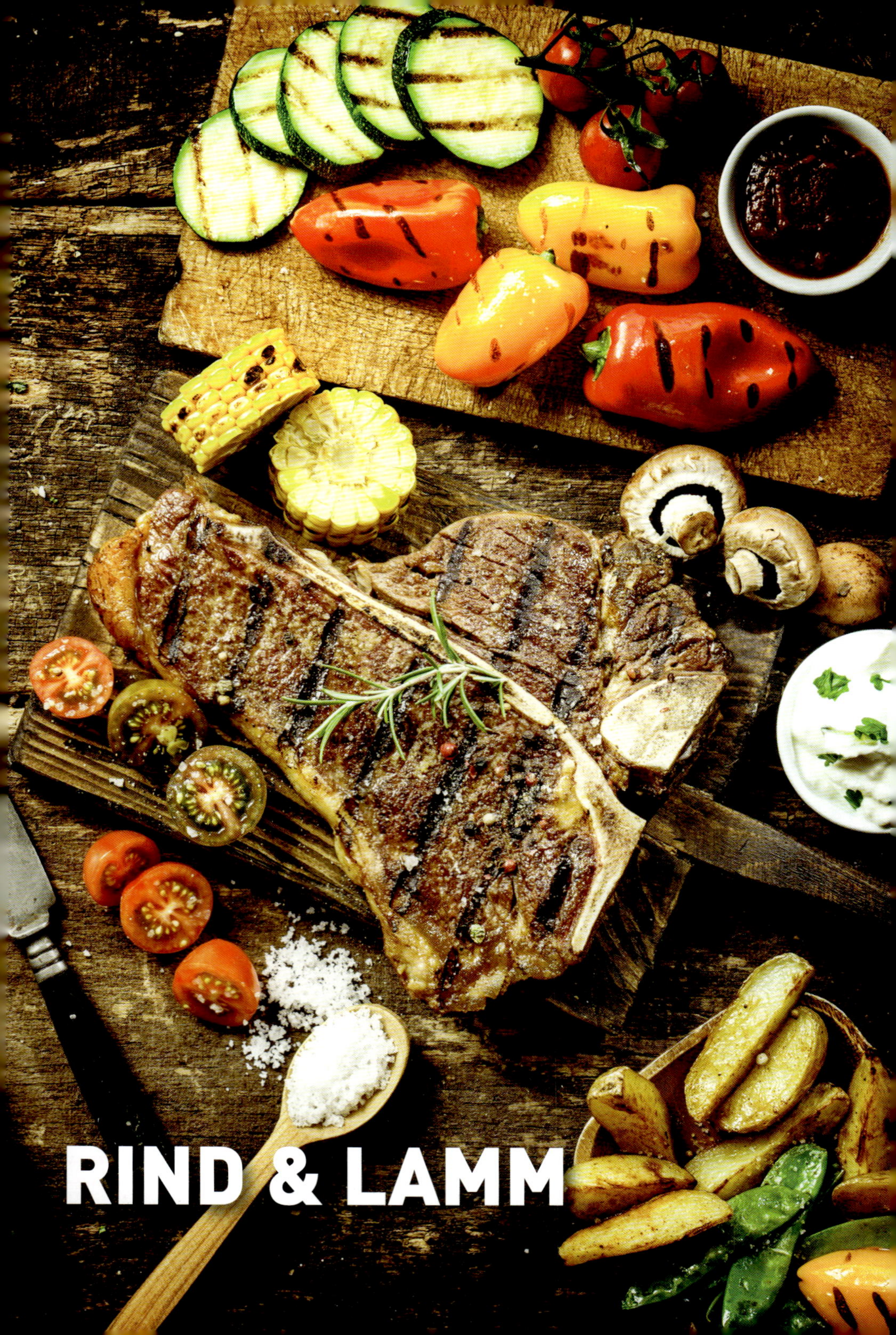

RIND & LAMM

Rindersteak mit Tomatensauce und Broccoli

1-2 Portionen
Zubereitungszeit: 20 Minuten

Zutaten

250g Rinderfilet = 1 Stück
2 Tomaten = 200g
1 EL Basilikum
2 Knoblauchzehen
1 TL Olivenöl
1 TL Erdnussöl
10g Butter
Pfeffer aus der Mühle
200g Broccoli (Tgk.)

Zubereitung

1 Das Rinderfilet mit Pfeffer würzen, beidseitig mit dem Öl bestreichen und 2-3 Minuten einziehen lassen.

2 Die Tomaten in Würfel schneiden und die Knoblauchzehen mit einer Knoblauchpresse pressen.

3 Die Butter in einem Topf bei kleiner Hitze zergehen lassen, Tomatenwürfel, Basilikum und den gepressten Knoblauch dazu geben und zirka 8 Minuten zugedeckt köcheln lassen. Anschließend warm halten.

5 Den Broccoli etwa 10 Minuten in der Mikrowelle weich dünsten.

6 In der Zwischenzeit das Steak in einer Pfanne anbraten oder auf einem Elektrogrill auf höchster Stufe grillen.

7 Das gebratene Steak auf einen vorgewärmten Servierteller legen, die Tomatensauce darüber gießen und den Broccoli dazu reichen.

Tipp: Ein perfekt gebratenes Steak sollte nur 1 mal gewendet werden, damit das Fleisch zart bleibt.

Nährwerte

Energie	Kohlenhydrate	Eiweiß	Fett	MUF	BS	Kohlenhydratanteil
519 kcal	11,7g	61,9g	25g	11,1g	2g	9%

Cevapcici mit Paprikagemüse

1-2 Portionen
Zubereitungszeit: 30 Minuten

Zutaten

300g Tartar (faschiertes Rinderfilet)
1/4 Zwiebel = 25g
1 ganzes Ei
1/2 Knoblauchzehe
1 EL Olivenöl
1 EL Erdnussöl
1 gelbe Paprikaschote = 100g
1 rote Paprikaschote = 100g
1/2 Zucchini = 100g
Majoran
Chiligewürz
Paprikagewürz
Petersilie

Zubereitung

1 Die Zwiebel und den Knoblauch sehr fein hacken.

2 Tartar in einer Schüssel mit Zwiebel, Knoblauch, Ei und allen Gewürzen gut durchmengen – am besten mit sauberen Händen.

3 Die Fleischmasse 10 Minuten ziehen lassen und danach in 3-4 etwa daumendicke Röllchen (Cevapcici) formen.

4 In einer Bratpfanne 1 EL Erdnussöl erhitzen und die Cevapcici bei mäßiger Hitze von allen Seiten braten.

5 Paprika und Zucchini in mundgerechte Stücke schneiden und in einer Pfanne mit dem Olivenöl etwa 3 Minuten unter Rühren anbraten. Mit 4-5 EL Wasser aufgießen und zugedeckt 1 Minute ziehen lassen.

6 Die Cevapcici und das Gemüse auf einem Teller anrichten und warm servieren.

Tipp: Die Paprikaschoten nicht zu lange braten, da sie sonst einen bitteren Geschmack erhalten.

Nährwerte

Energie	Kohlenhydrate	Eiweiß	Fett	MUF	BS	Kohlenhydratanteil
625 kcal	9,6g	75,7g	31,5g	7,2g	8,7g	6,1%

Kalbssteak mit Spinat-Käsekruste

1-2 Portionen
Zubereitungszeit: 35 Minuten

Zutaten

200g Kalbsfilet = 1 Stück
1 ganzes Ei
20g Emmentaler, gerieben, 45% Fett i. Tr.
100g Blattspinat
10g Mandeln
1 Knoblauchzehe
1 TL Erdnussöl
1 TL Olivenöl
100g Joghurt, 1,5% Fett
1/2 Bnd. Schnittlauch
Pfeffer

Zubereitung

1 Den Spinat in ein Sieb geben, mit kochendem Wasser übergießen und anschließend grob hacken.

2 Die Mandeln und den Knoblauch fein hacken.

3 Das Ei, den Emmentaler, die gehackten Mandeln und den Knoblauch zusammen mit dem Spinat in einem Topf vermengen und kurz erhitzen. Anschließend zugedeckt zu Seite stellen und 5 Minuten ziehen lassen.

4 Das Fleisch pfeffern und in heißem Öl beidseitig 1-2 Minuten scharf anbraten.

5 Das angebratene Fleisch in eine Auflaufform legen, mit der Spinatmasse bedecken und im vorgeheizten Backrohr 10 Minuten bei 200°C überbacken.

6 Den Schnittlauch fein hacken, mit dem Joghurt verrühren und zum Steak servieren.

Tipp: Anstatt Mandeln kann man auch Erdnüsse verwenden und dem Gericht dadurch einen völlig neuen Geschmack geben.

Nährwerte

Energie	Kohlenhydrate	Eiweiß	Fett	MUF	BS	Kohlenhydratanteil
523 kcal	5,8g	60,3g	28,7g	3,4g	3,6g	4,4%

Kräuterlasagne

4-6 Portionen
Zubereitungszeit: 45 Minuten

Zutaten

800g Rindergehacktes
200g Champignons
1 Zucchini = 200g
200g Blattspinat, tiefgekühlt
200g Tomaten, passiert
100g Parmesan, gerieben
2 Eiklar
1/2 Tasse Wasser
1 Msp. Knoblauchgranulat
1 EL Petersiliengrün, gehackt
1 EL Schnittlauch, gehackt
1 EL Basilikum, gehackt
1 EL Oregano, gehackt
Pfeffer

Zubereitung

1 Den Spinat auftauen.

2 Das Fleisch mit Petersiliengrün, Eiklar, Pfeffer und Knoblauchgranulat in einer Schüssel vermengen.

3 Zucchini und Champignons in feine Scheiben schneiden.

4 Eine Auflaufform abwechselnd mit Fleisch und Gemüse befüllen. Als oberste Schicht sollte die Hackfleischmasse verwendet werden.

5 Die passierten Tomaten mit 1/2 Tasse Wasser verrühren, mit Basilikum, Schnittlauch und Oregano würzen und über die Lasagne gießen. Abschließend mit geriebenem Parmesan bestreuen.

6 Die Lasagne zirka 30 Minuten bei 180°C im vorgeheizten Backofen überbacken, bis der Käse goldbraun und knusprig ist.

Tipp: Dieser Auflauf kann sehr gut portionsweise tiefgefroren und später praktisch als »schnelle« Mahlzeit in der Mikrowelle aufgewärmt werden.

Nährwerte

Energie	Kohlenhydrate	Eiweiß	Fett	MUF	BS	Kohlenhydratanteil
2273kcal	11,9g	241g	140,2g	2,3g	11,3g	2,1%

Tartar mit Spinat und Mozzarella

1-2 Portionen
Zubereitungszeit: 20 Minuten

Zutaten

300g Tartar (faschiertes Rinderfilet)
1/2 Zwiebel = 50g
100g Mozzarella Light, 10% Fett i. Tr.
1 TL Distelöl
1 TL Olivenöl
200g Blattspinat, tiefgekühlt
Pfeffer
Chiligewürz

Zubereitung

1 Den Blattspinat auftauen.

2 Die Zwiebel fein hacken und den Mozzarella in kleine Würfel schneiden.

3 Die Zwiebel in einer Pfanne mit Öl anrösten, Tartar dazu geben und unter Rühren scharf anbraten.

4 Mit Pfeffer und Chiligewürz abschmecken und den aufgetauten Spinat darunter rühren.

5 Wenn alles gut durch gebraten ist, den Mozzarella darüber streuen und auf kleiner Flamme etwa 4 Minuten zugedeckt dünsten lassen, bis der Käse zerlaufen ist.

Nährwerte

Energie	Kohlenhydrate	Eiweiß	Fett	MUF	BS	Kohlenhydratanteil
624 kcal	2,5g	88,9g	28,7g	5,4g	5,5g	1,6%

Mangoldrouladen mit Tomaten-Zucchini Sauce

1-2 Portionen
Zubereitungszeit: 40 Minuten

Zutaten

- 300g Tartar (faschiertes Rinderfilet)
- 1 ganzes Ei
- 4 Mangoldblätter = 200g
- 100g Mozzarella Light, 10% Fett i. Tr.
- 1/2 Bnd. Petersilie
- 200g Tomaten, passiert
- 1/2 Zucchini = 100g
- 250ml Wasser
- Basilikum
- Pfeffer

Zubereitung

1 Die Mangoldblätter kurz in kochendes Wasser legen, abschrecken und die groben Stiele entfernen.

2 Petersilie hacken und den Mozzarella in sehr feine Würfel schneiden oder mit einer Küchenreibe reiben.

3 Das Fleisch zusammen mit dem Ei, Mozzarella, Petersilie und Pfeffer in eine Schüssel geben und gut vermengen.

4 Die Mangoldblätter mit der Fleischmasse bestreichen.

5 Die Blätter einrollen, in eine Auflaufform legen und mit 250ml Wasser aufgießen. Im vorgeheizten Backrohr 15 Minuten bei 180°C backen.

6 Zucchini in feine Streifen schneiden und mit den passierten Tomaten vermengen, mit Basilikum würzen. Bei Bedarf mit etwas Wasser verdünnen.

7 Die Rouladen aus dem Backrohr nehmen, mit der Sauce übergießen und noch 15 Minuten fertig backen.

Tipp: Anstelle von Mangoldblättern kann auch Weißkraut verwendet werden.

Nährwerte

Energie	Kohlenhydrate	Eiweiß	Fett	MUF	BS	Kohlenhydratanteil
702 kcal	9,2g	98,8g	30g	2g	7,1g	5,2%

Mongolisches Rindergeschnetzeltes aus dem Wok

1-2 Portionen
Zubereitungszeit: 20 Minuten

Zutaten

300g Rinderfilet, am Stück
1 Zwiebel = 100g
100g Lauch (Porree)
1/2 rote Paprikaschote = 50g
2 Knoblauchzehen
1 TL Walnussöl
1 TL Olivenöl
2 EL Sojasauce
Ingwer
Chiligewürz
Pfeffer

Zubereitung

1 Das Rinderfilet in dünne Streifen schneiden.

2 Zwiebel, Lauch und Paprika ebenfalls streifig und den Knoblauch in feine Würfel schneiden.

3 Das Öl im Wok erhitzen, Zwiebel und Knoblauch dazu geben und alles 1 Minute unter Rühren auf höchster Stufe anbraten.

4 Die Rinderfilet-Streifen in den Wok geben, etwa 3 Minuten mitrösten bis sie fast gar sind. Dann erst Paprika und Lauch hinzu geben und weitere 2 Minuten braten.

5 Anschließend die Sojasauce in den Wok gießen, mit Ingwer, Chiligewürz und Pfeffer nach Geschmack würzen und noch einmal 2 Minuten unter ständigem Rühren fertig braten.

Tipp: Wer keinen Wok besitzt, kann dieses Gericht auch in einer tiefen Pfanne zubereiten.

Nährwerte

Energie	Kohlenhydrate	Eiweiß	Fett	MUF	BS	Kohlenhydratanteil
491 kcal	11,8g	68,9g	18,7g	1,7g	5,9g	9,6%

Beef Tartar

1 Portion
Zubereitungszeit: 10 Minuten

Zutaten

200g Tartar (faschiertes Rinderfilet)
1 Eidotter
5 Kapern = 10g
1 kleines Stück Zwiebel = 10g
1 TL Senf
1 TL Tomatenmark
1 TL Petersilie
Paprika
Pfeffer

Zubereitung

1 Das Fleisch und den Eidotter in eine Schüssel geben und mit einer Gabel gut vermengen.

2 Zwiebel, Kapern und die Petersilie fein zerhacken und zusammen mit dem Senf und Tomatenmark unter die Fleisch masse mischen.

3 Mit Pfeffer und Paprika abschmecken.

Tipp: Ein schnell zubereitetes Gericht. Das ideale Mittag- oder Abendessen für eine kohlenhydratarme Ernährung.

Nährwerte

Energie	Kohlenhydrate	Eiweiß	Fett	MUF	BS	Kohlenhydratanteil
300 kcal	1,1g	46,1g	12,4g	1g	0,2g	1,5%

Lammsteak auf griechische Art mit Gurkensalat

1-2 Portionen
Zubereitungszeit: 20 Minuten

Zutaten

200g Lammfilet = 2 Stück
Pfeffer
Rosmarin
Basilikum
1 TL Olivenöl
1/2 Salatgurke = 200g
1 Knoblauchzehe
50g Feta Käse, 40% Fett i. Tr.
2 EL Kräuteressig
1 TL Olivenöl
3 grüne Oliven = 12g
Salz
Pfeffer

Zubereitung

1 Eine Marinade aus Pfeffer, Rosmarin, Basilikum und 1 TL Olivenöl zubereiten und die Lammfilets damit bestreichen. 5 Minuten einziehen lassen.

2 Die Salatgurke fein blättrig schneiden, die Knoblauchzehe in einer Presse ausdrücken und mit den Gurkenblättern in einer Salatschüssel vermischen.

3 Den Feta Käse in kleine Würfel schneiden, die Oliven entkernen und halbieren, beides unter den Gurkensalat mengen.

4 Ein Dressing aus Kräuteressig, Olivenöl, Salz, Pfeffer und etwas Wasser bereiten und über den Salat gießen.

5 Das marinierte Fleisch in einer beschichteten Pfanne scharf anbraten und anschließend bei geringer Hitze fertig garen. Die Steaks sollten innen noch rosa sein.

Nährwerte

Energie	Kohlenhydrate	Eiweiß	Fett	MUF	BS	Kohlenhydratanteil
483 kcal	4,6g	51,5g	28,7g	1,9g	1,3g	3,8%

GEFLÜGEL

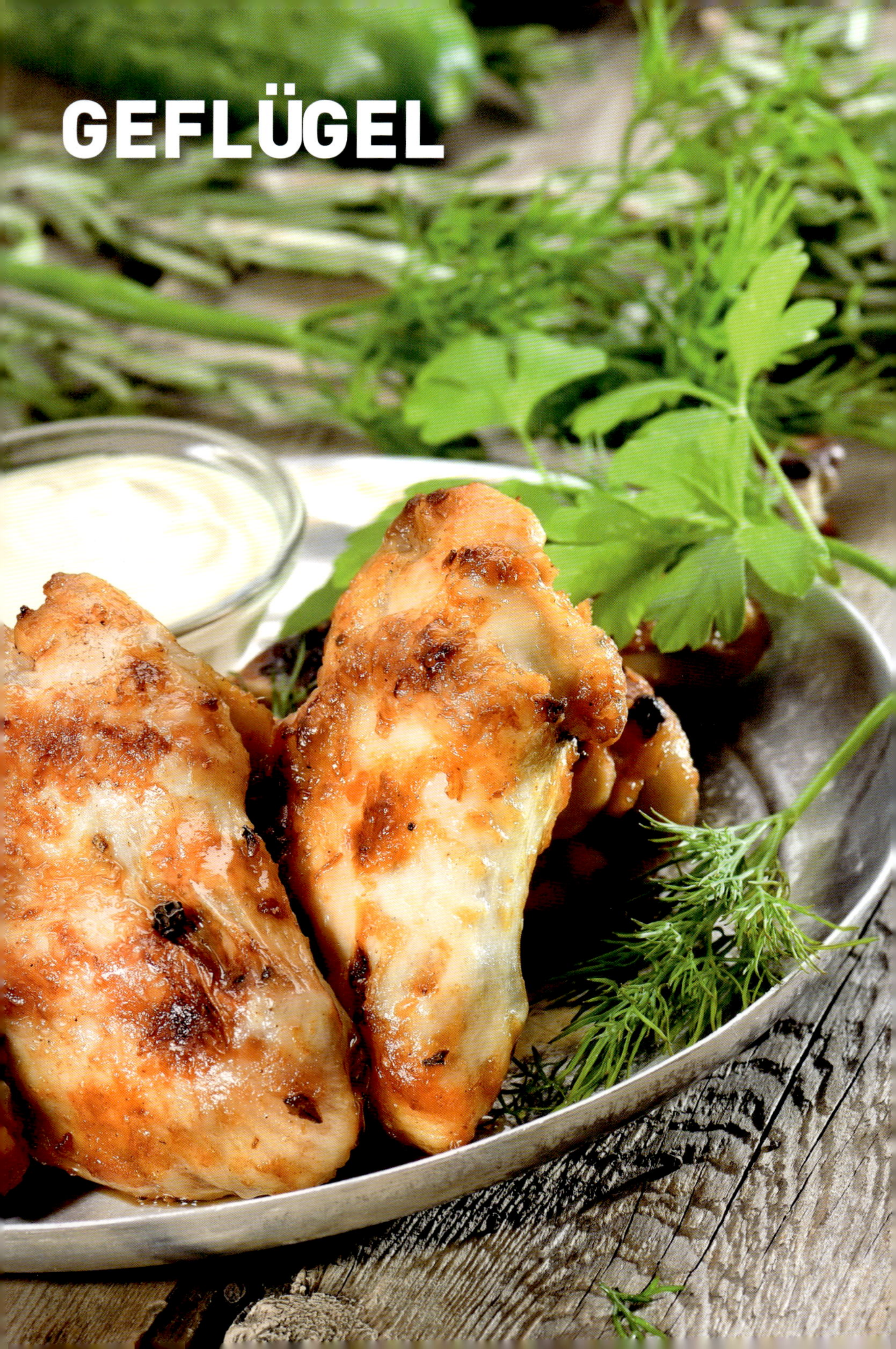

Teriyaki Hähnchen

1 Portion
Zubereitungszeit: 30 Minuten

Zutaten

200g Hühnerbrustfilet = 1 Stück
2 EL Teriyaki-Marinade
1/2 Salatgurke = 200g
2 Möhren = 100g
100g Chinakohlsalat
1 EL Erdnussöl

Zubereitung

1 Das Hühnerbrustfilet mit einem Fleischklopfer flach klopfen und anschließend auf beiden Seiten mit Teriyaki-Marinade bestreichen.

2 In einer Pfanne das Öl erhitzen und das Hühnerfleisch bei mäßiger Hitze auf beiden Seiten mindestens 10 Minuten braten.

3 In der Zwischenzeit die Salatgurke und die Möhren in feine Streifen schneiden. Das Gemüse kann auch in einer Küchenmaschine grob geraspelt werden.

4 Den Chinakohl ebenfalls fein streifig schneiden.

5 Das Gemüse auf einem großen Teller anrichten und das gegarte Hühnchen darauf legen.

Tipp: Am besten kommt der typisch asiatische Geschmack zur Geltung, wenn Sie das Fleisch bereits am Vortag marinieren und die Marinade über Nacht einziehen lassen.

Nährwerte

Energie	Kohlenhydrate	Eiweiß	Fett	MUF	BS	Kohlenhydratanteil
323 kcal	10,3g	51,3g	8,5g	2g	4,4g	12,7%

Grünes Hühnerfrikassee

1 Portion
Zubereitungszeit: 45 Minuten

Zutaten

- 200g Hühnerbrust = 1 Stück
- 1 Bnd. Suppengrün
- 1 Lorbeerblatt
- 2 Nelken
- 1/2 TL Pfefferkörner
- 100g grüner Spargel
- 150g Spinat, passiert
- 1/2 Zwiebel = 50g
- 1 Knoblauchzehe
- 10g Butter
- 50ml Milch, 1,5% Fett
- Muskatnuss, gerieben
- Pfeffer

Zubereitung

1 Das Hühnerfleisch in etwa 1 Liter kochendes Salzwasser geben, Suppengrün, Lorbeerblatt, Nelken und Pfefferkörner dazu geben. Zugedeckt zirka 30 Minuten kochen.

2 In der Zwischenzeit den Spargel schälen, in kochendem Wasser 15-20 Minuten garen und danach in 3cm lange Stücke schneiden.

3 Die Zwiebel fein hacken, den Knoblauch mit einer Presse pressen.

4 Die Butter in einem Topf erhitzen, die gehackte Zwiebel darin glasig werden lassen. Den Knoblauch und den Spinat dazu geben.

5 1/4 Liter von der Fleischbrühe abschöpfen und darüber gießen, 5 Minuten zugedeckt köcheln lassen.

6 Alles mit dem Mixstab direkt im Topf pürieren.

7 Die Milch unterrühren, noch einmal kurz aufkochen lassen und mit Pfeffer und Muskatnuss würzen.

8 Das Fleisch aus der Brühe nehmen, in mundgerechte Stücke schneiden und zusammen mit dem Spargel in die Spinatsauce geben. Heiß servieren!

Nährwerte

Energie	Kohlenhydrate	Eiweiß	Fett	MUF	BS	Kohlenhydratanteil
387 kcal	10,9g	57,8g	12,5g	1,2g	5,6g	11,3%

Käse-Putensteak mit Broccoli und Kräutersauce

1-2 Portionen
Zubereitungszeit: 25 Minuten

Zutaten

- 200g Putenbrust = 1 Stück
- 50g Gouda Käse, 40% Fett i. Tr.
- 200g Broccoli
- 150g Joghurt, 1,5% Fett
- 1 TL Erdnussöl
- 1 TL Olivenöl
- 1/4 Pkg. Kräutermischung (Tgk.)
- Pfeffer aus der Mühle

Zubereitung

1 Das Putenfleisch mit einem langen Messer dreimal quer durchstechen.

2 Den Gouda Käse in Stifte schneiden und in die Einstiche schieben. Er kann ruhig an beiden Seiten etwas heraus stehen. Mit Pfeffer aus der Mühle würzen.

3 Das Öl in einer Pfanne erhitzen und das mit Käse gespikte Putenfleisch beidseitig insgesamt 6-7 Minuten bei mittlerer Hitze braten.

4 Während das Fleisch brät, den Broccoli in der Mikrowelle oder in einem Topf mit 2-3 EL Wasser weich dünsten.

5 Das Joghurt zusammen mit der Kräutermischung in eine kleine Schüssel füllen und mit einer Gabel gut vermengen.

6 Das Putensteak und den Broccoli auf einem Teller anrichten und mit der Kräutersauce übergießen.

Tipp: Ein schnell und einfach zubereitetes Gericht, mit viel Geschmack. Anstelle von Gouda Käse kann es mit jedem beliebigen Käse zubereitet werden.

Nährwerte

Energie	Kohlenhydrate	Eiweiß	Fett	MUF	BS	Kohlenhydratanteil
529 kcal	11,2g	72,1g	21,7g	5,4g	6g	8,5%

Pikantes Putenschnitzel auf griechische Art

1 Portion
Zubereitungszeit: 30 Minuten

Zutaten

200g Putenbrust = 1 Stück
50g Feta Käse, 40% Fett i. Tr.
100g Tomaten, passiert (Tetra Pak oder Dose)
3 schwarze Oliven = 12g
1/4 rote Paprikaschote = 25g
1 EL Olivenöl
Oregano
Pfeffer

Tipp: Olivenöl sollte grundsätzlich nicht zu stark erhitzt werden, deshalb beim Anbraten des Schnitzels darauf achten (= mittlere Hitze).

Zubereitung

1 Die Oliven entkernen und halbieren. Den Feta Käse in zirka 1cm große Würfel schneiden, den Paprika ebenfalls in mundgerechte Stücke schneiden.

2 Das Putenfleisch waschen, abtupfen und mit einem Fleischhammer flach klopfen.

3 Das Öl in einer Pfanne erhitzen und das Putenschnitzel beidseitig 2 Minuten anbraten.

4 Ein ausreichend großes Stück Alufolie auf einem Backblech ausbreiten und das Schnitzel darauf legen. Den Bratrückstand in der Pfanne aufbewahren.

5 Die passierten Tomaten in den Bratrückstand rühren und bei Bedarf mit 3-4 EL Wasser aufgießen. Darauf achten, dass die Sauce nicht zu dünn wird. Mit Pfeffer und Oregano würzen.

6 Das Schnitzel mit den Käsewürfeln, Paprikastückchen und Olivenhälften belegen, die Alufolie seitlich etwas hochklappen und im 200° C heißen Backrohr bei Oberhitze oder Grillstufe etwa 6 Minuten überbacken.

7 Das Putenschnitzel aus dem Rohr nehmen und auf einem Teller anrichten.

8 Den beim Backen evtl. ausgetretenen Saft zur Tomatensauce geben, diese noch einmal erwärmen, gut durchrühren und über das Schnitzel gießen.

Nährwerte

Energie	Kohlenhydrate	Eiweiß	Fett	MUF	BS	Kohlenhydratanteil
437 kcal	4g	54,8g	22,4g	1,2g	2,2g	3,7%

Gefüllte Hühnerbrustrouladen

1-2 Portionen
Zubereitungszeit: 40 Minuten

Zutaten

300g Hühnerbrust = 2 Stück
100g Hühnerkeulen Fleisch = 1/2 Keule
100ml Milch, 1,5% Fett
4 Scheiben gekochter Schinken, mager ohne Fettrand = 50g
1 ganzes Ei
50g frische Champignons
1 EL Petersilie
4 Salbeiblätter
1 TL Distelöl
1 TL Olivenöl
Pfeffer

Zubereitung

1 Die Hühnerkeule auslösen, Champignons waschen und beides sehr fein schneiden.

2 Hühnerkeulenfleisch und Champignons in eine Schüssel geben, Milch und Ei dazu geben und alles gut vermengen. Mit Pfeffer und Petersilie würzen und 10 Minuten ziehen lassen.

3 Ein Schweinsnetz (erhältlich in der Fleischerei) ausbreiten, in zwei Teile schneiden und mit je zwei Blättern Schinken und Salbei belegen.

4 Das Hühnerfleisch mit einem Fleischhammer flach klopfen und auf die Schweinsnetze legen.

5 Mit der Fleisch-Champignonmasse bestreichen und zu Rouladen einrollen.

6 Die Rouladen in einer mit Distel- und Olivenöl beträufelten Pfanne unter mehrmaligem Wenden bei mäßiger Hitze zugedeckt braten.

7 Vor dem Verzehr das Schweinsnetz entfernen.

Tipp: Die Rouladen können auch bei 180° C etwa 35 Minuten im Backrohr gebacken werden, sollten dabei jedoch öfter mit Wasser begossen werden.

Nährwerte

Energie	Kohlenhydrate	Eiweiß	Fett	MUF	BS	Kohlenhydratanteil
763 kcal	5,6g	118,2g	29,8g	9g	1g	2,9%

Hühnerbrustfilet überbacken

1-2 Portionen
Zubereitungszeit: 30 Minuten

Zutaten

200g Hühnerbrust = 1 Stück
1 Tomate = 100g
200g Mozzarella Light, 10% Fett i. Tr.
1 TL Erdnussöl
1 TL Olivenöl
Pfeffer
1/2 Pkg. Kräutermischung (Tkg.)

Zubereitung

1 Die Hühnerbrust mit einem Fleischhammer flach klopfen. Mit Pfeffer würzen und in einer Bratpfanne mit 2 TL Öl 2 Minuten scharf anbraten.

2 Tomate und Mozzarella in feine Scheiben schneiden.

3 Das gebratene Fleisch in eine Auflaufform geben und mit den Tomatenscheiben und Kräutern belegen.

4 Anschließend mit Mozzarella Scheiben bedecken und im vorgeheizten Backrohr bei 190° C etwa 8 Minuten überbacken.

Tipp: Um das Gericht geschmacklich zu variieren kann man, anstatt der Kräutermischung auch frisches Basilikum verwenden.

Nährwerte

Energie	Kohlenhydrate	Eiweiß	Fett	MUF	BS	Kohlenhydratanteil
623 kcal	2,6g	90g	28,1g	6,6g	1g	1,7%

Putenauflauf mit Auberginen

2-3 Portionen
Zubereitungszeit: 40 Minuten

Zutaten

500g Putenbrust
1/2 Aubergine = 100g
1/2 Zwiebel = 50g
2 Knoblauchzehen
200g Tomaten, passiert (Tetra Pak oder Dose)
1 ganzes Ei
100g Parmesan, gerieben
Majoran
Pfeffer

Zubereitung

1 Das Putenfleisch faschieren oder schon beim Fleischer als Hackfleisch zubereiten lassen.

2 Die Zwiebel fein hacken, die Knoblauchzehen mit einer Knoblauchpresse zerkleinern und beides mit dem Putenhackfleisch vermengen.

3 Ein Ei unter die Fleischmasse mengen, mit Majoran und Pfeffer würzen. Anschließend 5 Minuten ziehen lassen.

4 Die Aubergine in feine Scheiben schneiden.

5 Eine Auflaufform mit einer Schicht Auberginen belegen, die Fleischmasse darüber geben, mit den restlichen Auberginen bedecken und zum Schluß den geriebenen Parmesan darüber streuen.

6 Den Auflauf mit den passierten Tomaten übergießen.

7 Im vorgeheizten Backrohr bei 190° C zirka 30 Minuten backen.

Nährwerte

Energie	Kohlenhydrate	Eiweiß	Fett	MUF	BS	Kohlenhydratanteil
1061kcal	11,7g	167,6g	38,2g	2,8g	5,7g	4,4%

Hühnerbruststreifen auf Asiagemüse

1 Portion
Zubereitungszeit: 30 Minuten

Zutaten

200g Hühnerbrustfilet = 1 Stück
1 Karotte = 100g
100g Lauch
100g Bambussprossen
100g Bohnensprossen
100g Champignons
1 TL Erdnussöl
1 TL Olivenöl
250ml Wasser
Ingwergewürz
Curry
Koriander

Zubereitung

1 Hühnerfleisch in 4-5cm lange Streifen schneiden.

2 Karotten und Lauch in feine Streifen und die Champignons blättrig schneiden.

3 In einer Bratpfanne das Öl erhitzen, Fleisch dazu geben und von allen Seiten gut anbraten.

4 Wenn es knusprig braun gebraten ist, aus der Pfanne nehmen und zugedeckt zur Seite stellen.

5 Das gesamte Gemüse in die Pfanne geben und unter Rühren 5 Minuten rösten.

6 Mit Ingwergewürz, Curry und Koriander würzen, mit etwa 1/4 Liter Wasser aufgießen und aufkochen lassen.

7 Das heiße Gemüse auf einen großen Teller füllen, die Hühnerbruststreifen darauf verteilen und sofort servieren.

Tipp: Asiagemüse gibt es auch als fertige Mischung tiefgekühlt zu kaufen.

Nährwerte

Energie	Kohlenhydrate	Eiweiß	Fett	MUF	BS	Kohlenhydratanteil
439 kcal	12g	62,6g	15,6g	6,7g	7,7g	10,9%

Putenburger »Mexiko«

1 Portion
Zubereitungszeit: 35 Minuten

Zutaten

230g Putenbrustfleisch, gehackt
1/2 Chilischote
10g rote Kidneybohnen, aus der Dose
1 Knoblauchzehe
10g Mais, aus der Dose
1 Eidotter
1 EL Koriander, frisch gehackt
Pfeffer
2 Blätter Endiviensalat

Zubereitung

1 Die Chilischote entkernen und sehr fein hacken, die Knoblauchzehe in einer Presse pressen und die Kidneybohnen mit einer Gabel zerdrücken.

2 Das gehackte Putenfleisch in einer Schüssel mit Chili, Bohnen, Mais, Knoblauch, Koriander und dem Eidotter gut vermengen und mit Pfeffer abschmecken.

3 Zwei Burger daraus formen und in einer antihaft-beschichteten Pfanne beidseitig 6 Minuten braten oder im Backofen bei Grillstufe 15-20 Minuten grillen.

4 Auf einem in Streifen geschnittenen Endiviensalat anrichten.

Tipp: Putenburger schmecken sehr lecker mit einem Schuss Curryketchup.

Nährwerte

Energie	Kohlenhydrate	Eiweiß	Fett	MUF	BS	Kohlenhydratanteil
350 kcal	6,4g	61,4g	8,7g	1,5g	3,2g	7,3%

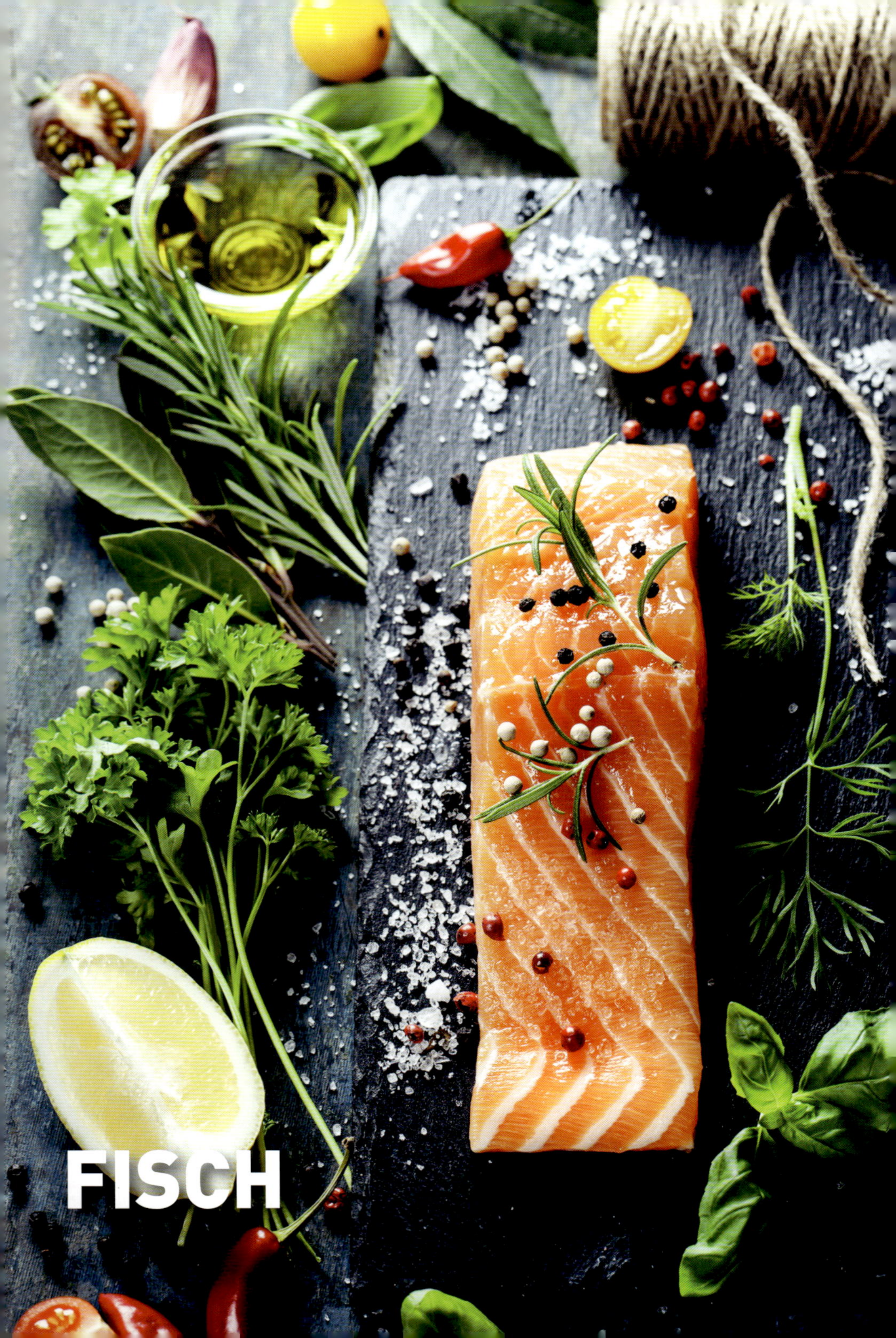

FISCH

Gratiniertes Lachsfilet auf Blattspinat

3-4 Portionen
Zubereitungszeit: 40 Minuten

Zutaten

- 400g Lachsfilet = 2 Stück
- 400g Blattspinat
- 1 ganzes Ei
- 50g Sahne, 30% Fett
- 50ml Milch, 0,5% Fett
- 50g Tilsiter Käse, gerieben, 30% Fett i. Tr.
- 10g Butter
- Muskatnuss, gerieben
- Pfeffer

Zubereitung

1 Den Blattspinat waschen.

2 Die Butter in einem großen Topf erhitzen, den Blattspinat dazu geben und unter häufigem Umrühren garen, bis er zusammengefallen ist. Mit Pfeffer und Muskatnuss abschmecken.

3 Die Lachsfilets in dünne Scheiben schneiden.

4 Eine kleine Auflaufform mit dem Spinat auslegen und die Lachsscheiben darauf legen.

5 In einer Schüssel das Ei mit der Sahne und der Milch verquirlen, den geriebenen Käse dazu geben, alles gründlich vermischen und anschließend über den Lachs gießen.

6 Im vorgeheizten Backrohr bei 180°C etwa 20 Minuten lang überbacken.

Tipp: Für dieses Gericht verwendet man am besten frischen Spinat.

Nährwerte

Energie	Kohlenhydrate	Eiweiß	Fett	MUF	BS	Kohlenhydratanteil
1335kcal	6,6g	113,6g	94,9g	12,4g	8,4g	2%

Forelle in Folie mit Spinatsauce

1 Portion
Zubereitungszeit: 35 Minuten

Zutaten

- 300g Forelle = 1 Stück
- 1 Knoblauchzehe
- 1 EL Thymian
- 1 EL Rosmarin
- 50g Sauerrahm, 10% Fett
- 100g Spinat, passiert
- 250ml Wasser
- Muskatnuss, gerieben
- Pfeffer

Zubereitung

1 Den Knoblauch mit einer Knoblauchpresse zerkleinern.

2 Die Forelle auf ein ausreichend großes Stück Alufolie legen. Knoblauch, Thymian und Rosmarin über den Fisch streuen und die Folie locker darüber zusammenfalten.

3 Bei 180°C im vorgeheizten Backrohr etwa 20 Minuten backen.

4 In der Zwischenzeit den passierten Spinat in einem Topf erhitzen, 1/4 Liter Wasser dazu geben und den Sauerrahm unterrühren. Mit Muskatnuss und Pfeffer würzen. Zugedeckt warm stellen.

5 Das Fischpäckchen nach der Garzeit vorsichtig öffnen damit der Dampf entströmen kann.

6 Die gebackene Forelle auf einen Teller legen und mit der Spinatsauce übergießen.

Nährwerte

Energie	Kohlenhydrate	Eiweiß	Fett	MUF	BS	Kohlenhydratanteil
382 kcal	2,9g	62,5g	13,4g	3,4g	2,1g	3%

Gegrillter Tintenfisch mit Knoblauchsauce und Schafskäse-Paprika

1-2 Portionen
Zubereitungszeit: 40 Minuten

Zutaten

400g Tintenfisch
1 TL Zitronensaft
2 Knoblauchzehen
100g Joghurt, 1,5% Fett
1 EL Olivenöl
1 rote Paprikaschote = 100g
60g Feta Käse, 40% Fett i. Tr.
1 ganzes Ei
30g Sauerrahm, 10% Fett
Pfeffer

Zubereitung

1 Den Deckel der Paprikaschote vorsichtig abschneiden und die Frucht mit einem Messer aushöhlen.

2 Den Feta Käse in kleine Würfel schneiden, in eine Schüssel geben und mit einer Gabel zerdrücken.

3 Sauerrahm, Ei und etwas Pfeffer dazumischen, gut vermengen anschließend in die Paprikaschote füllen.

4 Die gefüllte Paprikaschote in eine feuerfeste Backform stellen und im vorgeheizten Backrohr bei 180°C etwa 30 Minuten backen.

5 In der Zwischenzeit die Tintenfische mit Zitronensaft beträufeln, mit Olivenöl bestreichen und auf einem Plattengrill knusprig grillen.

6 Den Knoblauch in einer Knoblauchpresse zerkleinern, mit dem Joghurt in ein Schüssel geben und gut verrühren.

7 Den gegrillten Tintenfisch mit dem Schafskäse-Paprika auf einem Teller anrichten und mit Knoblauchsauce verfeinern.

Tipp: Anstatt auf einem Plattengrill kann der Tintenfisch auch in einer Pfanne gebraten werden.

Nährwerte

Energie	Kohlenhydrate	Eiweiß	Fett	MUF	BS	Kohlenhydratanteil
668 kcal	9,7g	88,6g	30,5g	2,1g	3,6g	5,8%

Fischburger

1 Portion
Zubereitungszeit: 35 Minuten

Zutaten

230g Lachsfilet
200g Blattspinat, frisch
5g Pinienkerne
1 Eiklar
1 Knoblauchzehe
1 TL Zitronensaft
1 EL Petersilie, frisch gehackt

Zubereitung

1 Einige Spinatblätter zum Servieren beiseite stellen, den Rest in einem Topf mit kochendem Wasser blanchieren. Die Spinatblätter ausdrücken und danach in Streifen schneiden.

2 Den rohen Lachs mit einer Gabel zerdrücken, die Knoblauchzehe in einer Presse pressen.

3 Alle Zutaten in einer Schüssel gut vermengen und daraus zwei Burger formen.

4 Die Burger auf ein großes Stück Alufolie legen und im Backrohr bei Grillstufe 15-20 Minuten grillen.

5 Auf Spinatblättern heiß servieren.

Tipp: Pressen Sie soviel Wasser wie möglich aus dem Spinat, damit der Burger nicht zu weich wird. Alternativ können Sie auch tiefgekühlten Blattspinat verwenden.

Nährwerte

Energie	Kohlenhydrate	Eiweiß	Fett	MUF	BS	Kohlenhydratanteil
540 kcal	2,6g	53,8g	34,9g	6,2g	4,2g	1,9%

Kabeljau im Salatbett

1 Portion
Zubereitungszeit: 40 Minuten

Zutaten

- 400g Kabeljaufilet = 2 Stück
- 1/2 Kopf Endiviensalat = 200g
- 10g Butter
- 2 Tomaten = 200g
- 1/2 Zwiebel = 50g
- 1/2 Bnd. Dill
- 1 EL Zitronensaft
- Pfeffer

Zubereitung

1 Den Salat waschen und in breite Streifen schneiden.

2 Die Zwiebel in kleine Würfel schneiden.

3 Die Butter in einem Topf erhitzen, die Zwiebelwürfel dazu geben und mit der zerlassenen Butter glasig anbraten.

4 Die Salatstreifen in den Topf geben, unter Rühren kurz (2 Minuten) anbraten und mit Pfeffer abschmecken.

5 Die Tomaten in Würfel schneiden, den Dill fein hacken und mit den Tomatenwürfeln vermengen.

6 Die Hälfte des Salates aus dem Topf nehmen, in eine kleine Auflaufform schlichten, den Fisch darauf geben, mit Zitronensaft beträufeln und mit dem restlichen Salat bedecken.

7 Die Tomaten-Dill-Mischung darüber streuen und zugedeckt etwa 20 Minuten im vorgeheizten Backrohr bei 180°C dünsten.

Nährwerte

Energie	Kohlenhydrate	Eiweiß	Fett	MUF	BS	Kohlenhydratanteil
394 kcal	7,7g	70,7g	8,9g	0,5g	3g	7,8%

Schollenröllchen mit Dillsauce

1-2 Portionen
Zubereitungszeit: 35 Minuten

Zutaten

- 300g Schollenfilet = 3 Stück
- 1/2 gelbe Paprikaschote = 50g
- 100g Blattspinat
- 100g körniger Frischkäse, 10% Fett i. Tr.
- 1 EL Zitronensaft
- Pfeffer
- 200g Joghurt, 1,5% Fett
- 1/8l Wasser
- 1/2 Bnd. Dill

Zubereitung

1 Den Dill fein schneiden, mit dem Joghurt in einer Schüssel vermengen und kalt stellen.

2 Die Paprikaschote in Streifen schneiden.

3 Die Schollenfilets trocken tupfen und mit Zitronensaft beträufeln.

4 Jedes Fischfilet mit Spinatblättern und Käse belegen, am Ende je zwei Paprikastreifen darauf legen und einrollen. Mit Zahnstochern fixieren.

5 In eine Auflaufform legen, leicht pfeffern und mit 1/8 Liter Wasser übergießen.

6 Im vorgeheizten Backrohr etwa 20 Minuten bei 180°C garen.

7 Die fertigen Schollenröllchen auf einem Teller anrichten und mit Dillsauce übergießen.

Nährwerte

Energie	Kohlenhydrate	Eiweiß	Fett	MUF	BS	Kohlenhydratanteil
452 kcal	10,2g	74,6g	12,5g	2,5g	4,1g	9%

Zanderfilet in Spargelsauce

1-2 Portionen
Zubereitungszeit: 35 Minuten

Zutaten

- 300g Zanderfilet = 2 Stück
- 400g frischer Spargel
- 100ml Milch, 1,5% Fett
- 10g Butter
- 1 TL Zitronensaft
- 10g Maisstärke = 1 EL
- Muskatnuss, gerieben
- Rosmarin, fein gehackt
- Pfeffer

Zubereitung

1 Den Spargel waschen, die Köpfe abschneiden (schälen ist nicht erforderlich).

2 Spargel und Spargelköpfe in kochendem Wasser bissfest (15-20 Minuten) kochen, anschließend aus dem Wasser herausnehmen und 1/2 Liter vom Kochfond zurückbehalten.

3 Die Spargelköpfe zur Seite stellen.

4 Den Spargel in 2cm lange Stücke schneiden, in den 1/2 Liter Kochfond geben und mit einem Mixstab zu Sauce pürieren.

5 Die Maisstärke mit der Milch in eine Schüssel füllen, mit Pfeffer und Muskatnuss würzen, gut verrühren und der Sauce zugießen.

6 Die Sauce noch einmal kurz aufkochen lassen und danach die Spargelköpfe dazu geben.

7 Die Fischfilets mit Zitronensaft beträufeln und beidseitig in Butter braten.

8 Den gebratenen Fisch auf einem Teller anrichten, mit der heißen Spargelsauce übergießen und reichlich mit Rosmarin bestreuen.

Tipp: Schmeckt am besten mit frischem Spargel. Ist nicht sehr zeitaufwendig, da der Spargel mit Schale gekocht wird.

Nährwerte

Energie	Kohlenhydrate	Eiweiß	Fett	MUF	BS	Kohlenhydratanteil
475 kcal	22,4g	68,7g	12,3g	1,4g	6g	18,9%

Scampi in pikantem Chinaragout

1-2 Portionen
Zubereitungszeit: 25 Minuten

Zutaten

300g Scampi
1 Zwiebel = 100g
2 Knoblauchzehen
1/2 gelbe Paprikaschote = 50g
1/2 rote Paprikaschote = 50g
1 Tomate = 100g
1 TL Erdnussöl
1 TL Olivenöl
250ml Wasser
Curry
Ingwergewürz
Paprikagewürz
Cayennepfeffer

Zubereitung

1 Die Zwiebel ringelig, den Knoblauch fein würfelig, die Tomate und die Paprikaschoten in Streifen schneiden.

2 Im Wok oder in einer tiefen Pfanne das Öl erhitzen.

3 Die Scampi, die Zwiebel und den Knoblauch unter Rühren scharf anbraten.

4 Mit Ingwer, Cayennepfeffer, Paprikagewürz und Curry reichlich würzen.

5 Die Paprikaschoten und die Tomate dazu geben, etwa 1 Minute verrühren und danach mit 250ml Liter Wasser aufgießen.

6 Zugedeckt noch 5-10 Minuten auf kleiner Flamme köcheln lassen und danach servieren.

Nährwerte

Energie	Kohlenhydrate	Eiweiß	Fett	MUF	BS	Kohlenhydratanteil
439 kcal	11,6g	60g	17g	11g	4,6g	10,6%

Tomatensuppe mit Shrimps

2 Portionen
Zubereitungszeit: 30 Minuten

Zutaten

- 400g Shrimps
- 1/4 Zwiebel = 25g
- 1 Tomate = 100g
- 200g Tomaten, passiert (Tetra Pak oder Dose)
- 1 Knoblauchzehe
- 1 EL Tomatenmark
- 1 TL Paprikagewürz
- 1 TL Olivenöl
- 1 TL Basilikum, gehackt
- 1 Liter Wasser
- Salz

Zubereitung

1 Die Zwiebel und die Tomate sehr fein würfelig schneiden. Die Knoblauchzehe in einer Presse zerpressen.

2 Olivenöl in einem Kochtopf erhitzen und die Zwiebel darin glasig anrösten. Die Tomatenwürfel, die Shrimps und den Knoblauch dazu geben und unter ständigem Rühren scharf anbraten.

3 Paprikagewürz und Tomatenmark dazu rühren und anschließend mit den passierten Tomaten und 1 Liter Wasser aufgießen.

4 Zugedeckt etwa 20 Minuten auf kleiner Flamme köcheln lassen. Nach Geschmack salzen und die Suppe vor dem Servieren mit gehacktem Basilikum bestreuen.

Tipp: Achten Sie darauf, das Paprikagewürz nicht zu lange mitzurösten, da dieses sonst der Suppe einen bitteren Beigeschmack gibt.

Nährwerte

Energie	Kohlenhydrate	Eiweiß	Fett	MUF	BS	Kohlenhydratanteil
471 kcal	11,7g	78,4g	12,3g	2,9g	1,6g	9,9%

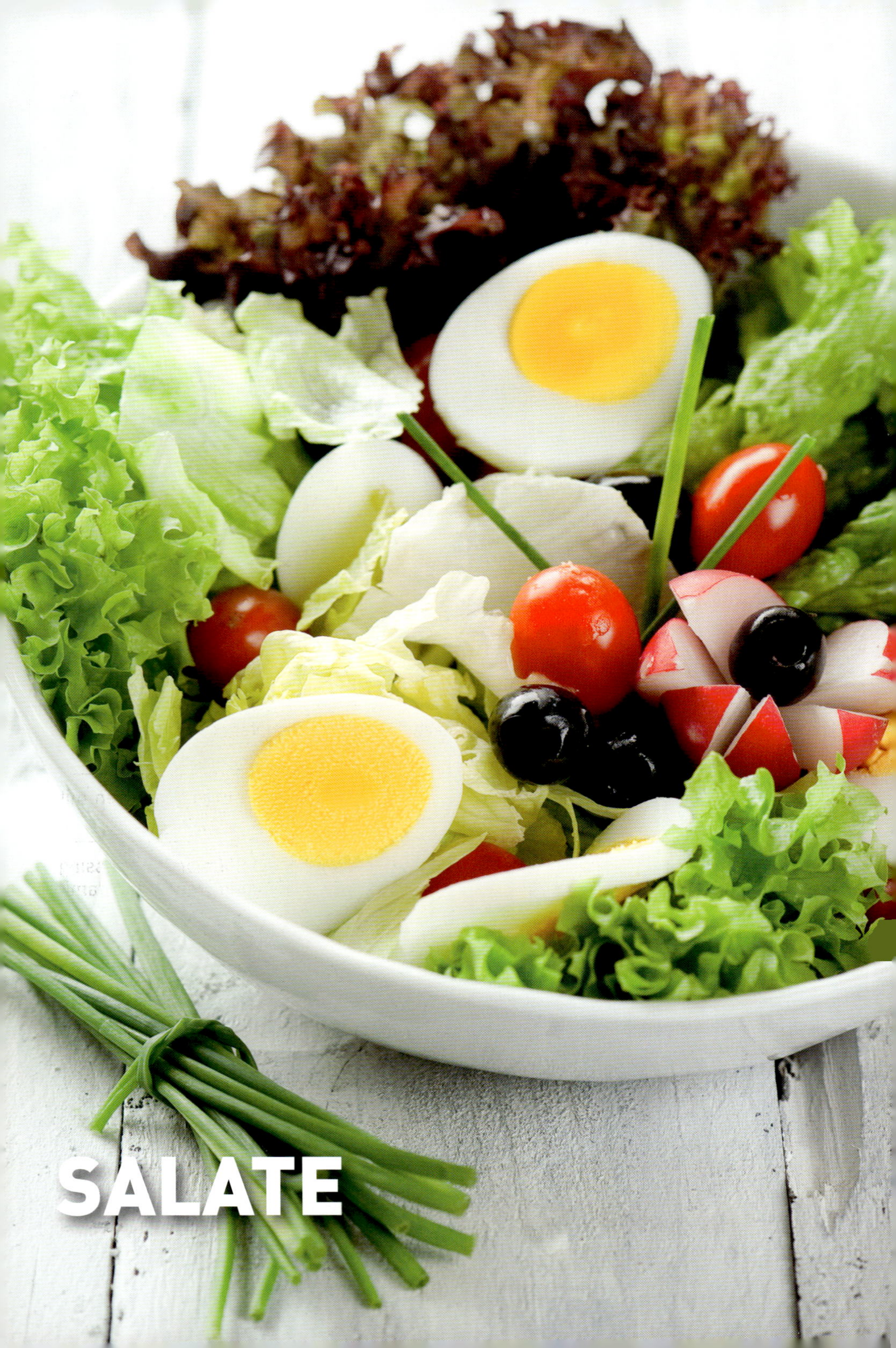

SALATE

Griechischer Salat mit Ei

1-2 Portionen
Zubereitungszeit: 15 Minuten

Zutaten

- 1 ganzes Ei
- 1 Tomate = 100g
- 1/2 Gurke = 200g
- 1/2 Kopf grüner Salat
- 1/4 Zwiebel = 25g
- 100g Feta Käse, 40% Fett i. Tr.
- 5 schwarze Oliven = 20g
- 2 Radieschen
- 1 TL Olivenöl
- 1 TL Leinöl
- 2 Knoblauchzehen
- 1 TL Oregano
- 2 EL Apfelessig
- 1/2 TL Süßstoff, flüssig
- Pfeffer

Zubereitung

1 Das Ei hart kochen.

2 Den Salat waschen und in mundgerechte Stücke zerkleinern.

3 Die Tomaten in feine Spalten schneiden, die Gurke schälen und in Scheiben schneiden.

4 Den Knoblauch in einer Knoblauchpresse zerkleinern und die Zwiebel fein hacken.

5 Alles in einer Salatschüssel zusammen mit den Oliven gut vermengen.

6 Das hartgekochte Ei schälen und in 2 Hälften schneiden.

7 Den Feta Käse in Würfel schneiden und zusammen mit dem Ei auf dem Salat verteilen.

8 Aus dem Öl, Pfeffer, Essig, Oregano und Süßstoff ein Dressing zubereiten, mit 4-5 EL Wasser verdünnen und den Salat damit anrichten.

Tipp: Nach Belieben mit Kräutern verfeinern.

Nährwerte

Energie	Kohlenhydrate	Eiweiß	Fett	MUF	BS	Kohlenhydratanteil
626 kcal	10,5g	36,3g	48,7g	4g	11g	6,7%

Thunfischsalat

1-2 Portionen
Zubereitungszeit: 15 Minuten

Zutaten

1 Dose Thunfisch natural (in Wasser) = 150g
2 ganze Eier
50g Erbsen
1/2 Zwiebel = 50g
1/2 Tomate = 50g
1 EL Olivenöl
1 EL Thymian, gehackt
Pfeffer

Zubereitung

1 Die Eier hart kochen, schälen und nach dem Abkühlen würfelig schneiden.

2 Erbsen in heißem Wasser kurz kochen (= blanchieren), danach mit kaltem Wasser abschrecken.

3 Zwiebel fein hacken und die Tomate in kleine Würfel schneiden.

4 Den Thunfisch mit dem Gemüse und den Eiern in eine Schüssel geben und vermengen.

5 Das Olivenöl und den Thymian untermischen und mit Pfeffer abschmecken.

Tipp: Kann wahlweise mit Cottage Cheese oder Magerquark verfeinert werden.

Nährwerte

Energie	Kohlenhydrate	Eiweiß	Fett	MUF	BS	Kohlenhydratanteil
520 kcal	10,1g	50,9g	30,7g	3,3g	4g	7,8%

Orangen-Fenchelsalat mit Hühnchenbruststreifen

1-2 Portionen
Zubereitungszeit: 30 Minuten

Zutaten

250g Hühnerbrustfilet
1 EL Olivenöl
1/2 Orange = 70g
50g Chicorée
1/2 Fenchelknolle = 50g

Für das Dressing
40ml Orangensaft
10g rote Zwiebel
1/2 TL Süßstoff, flüssig
1 EL Weißweinessig
1 EL Walnussöl
1 EL Thymian, frisch gehackt
1 EL Minze, frisch gehackt
Salz
Pfeffer

Zubereitung

1 Das Hühnerfleisch in feine Streifen schneiden und in einer Pfanne mit Olivenöl braten.

2 Die Fenchelknolle in sehr feine Scheiben schneiden und zusammen mit dem gewaschenen und in Stücke gezupften Chicorée auf einem Salatteller verteilen.

3 Die halbe Orange schälen, filetieren (Fruchtfleisch von der Schale lösen) und über dem Salat verteilen.

4 Die Zwiebel sehr fein hacken, mit allen Dressingzutaten in einem Shaker (Schüttelbecher) gut schütteln und danach über den Salat träufeln.

5 Zum Schluss das gebratene Hühnerfleisch darauf anrichten.

Nährwerte

Energie	Kohlenhydrate	Eiweiß	Fett	MUF	BS	Kohlenhydratanteil
485 kcal	12,2g	62,7g	20,6g	10,4g	3,6g	10,1%

Salat a la Casa

1-3 Portionen
Zubereitungszeit: 20 Minuten

Zutaten

- 200g Putenbrust = 1 Stück
- 100g Thunfisch natural (in Wasser)
- 1 ganzes Ei
- 1 Pkg. gemischte Blattsalate
- 2 Tomaten = 200g
- 1/2 Salatgurke = 200g
- 1/2 Zwiebel = 50g
- 50g Mozzarella Light, gerieben, 10% Fett i. Tr.
- 2 grüne Oliven = 8g
- 2 schwarze Oliven = 8g
- 1 TL Distelöl
- 1 TL Olivenöl
- Balsamessig
- Salatkräuter
- Kräutersalz

Zubereitung

1 Das Putenfleisch in Streifen schneiden und in einer Pfanne in Öl knusprig braun braten.

2 Das Ei 10 Minuten in siedendem Wasser kochen, die Schale entfernen und das gekochte Ei in Scheiben schneiden.

3 Die Zwiebel schälen und fein würfelig schneiden.

4 Die Tomaten und die Salatgurke in mundgerechte Stücke schneiden.

5 Den gemischten Blattsalat in eine große Salatschüssel geben, Tomaten, Gurke, Zwiebel und den Thunfisch untermengen. Das Putenfleisch zusammen mit dem Ei und die entkernten Oliven darüber geben und mit Mozzarella bestreuen.

6 Mit Salatkräutern und Kräutersalz würzen und reichlich mit Balsamessig übergießen.

Tipp: Die verschiedensten Blattsalate gibt es portionsweise verpackt, bereits mundgerecht zerkleinert und gewaschen in jedem gut sortierten Supermarkt zu kaufen.

Nährwerte

Energie	Kohlenhydrate	Eiweiß	Fett	MUF	BS	Kohlenhydratanteil
670 kcal	12,4g	92,2g	27,9g	12,9g	3,6g	7,4%

Carprese

1 Portion
Zubereitungszeit: 12 Minuten

Zutaten

2 ganze Eier
50g Rucola Salat
50g Radicchio Salat
50g Feldsalat
50g Lollo Rosso Salat
1 Tomate = 100g
100g Mozzarella Light, 10% Fett i. Tr.
1/4 Zwiebel = 25g
1 Knoblauchzehe
2 EL Basilikum gehackt
1 TL grüne Pfefferkörner
2 EL Balsamico
1 EL Olivenöl

Zubereitung

1 Die Eier hart kochen und abkühlen lassen.

2 Die Salatblätter waschen, trocknen und auf einem großen Teller sortiert anrichten.

3 Tomate und Mozzarella in feine Scheiben schneiden und rosettenförmig auf die Salatblätter legen.

4 Die Eier schälen, Eiweiß und Dotter trennen. Das Eiweiß in feine Scheiben schneiden und den äußeren Rand des Salates damit garnieren. Die Dotter nicht verwenden.

5 Die Zwiebel und den Knoblauch sehr fein hacken und zusammen mit dem Basilikum und den grünen Pfefferkörnern über den Salat streuen

6 Zum Schluss Balsamico und Olivenöl in einer Tasse mit etwa 4 EL Wasser vermengen und den Salat damit übergießen.

Tipp: Dieser würzig, schmackhafte Salat eignet sich besonders gut als Vorspeise.

Nährwerte

Energie	Kohlenhydrate	Eiweiß	Fett	MUF	BS	Kohlenhydratanteil
336 kcal	4,8g	28,8g	22,4g	2,4g	1,5g	5,7%

Fischsalat

1-2 Portionen
Zubereitungszeit: 35 Minuten

Zutaten

- 300g Rotbarschfilet
- 1 Möhre = 100g
- 1 Kohlrabi = 150g
- 1 Porree = 100g
- 200g Champignons
- 4 Salatblätter
- 2 EL Obstessig
- 1 TL Zitronensaft
- 1 EL Senf
- 1 TL Olivenöl
- 1 TL Leinöl
- Dill
- Pfeffer

Zubereitung

1 Den Fisch in kochendes Wasser legen und bei mittlerer Hitze, zugedeckt 8 Minuten ziehen lassen. Herausnehmen und nach dem Abkühlen in mundgerechte Stücke teilen.

2 Die Möhre und den Kohlrabi schälen, in feine Streifen schneiden und in kochendem Wasser 2 Minuten blanchieren, herausnehmen und mit kaltem Wasser abschrecken.

3 Den Porree waschen, streifig schneiden, die Champignons putzen und in feine Scheiben schneiden.

4 Das Gemüse, den Fisch und die Champignons in einer Schüssel vorsichtig vermengen.

5 Aus Obstessig, Zitronensaft, Senf, Öl, Pfeffer und Dill eine Marinade bereiten, evtl. mit Wasser etwas verdünnen.

6 Die Salatblätter auf einem großen Teller sortiert anrichten, den Fischsalat darauf verteilen und mit der Marinade übergießen.

Nährwerte

Energie	Kohlenhydrate	Eiweiß	Fett	MUF	BS	Kohlenhydratanteil
560 kcal	15,4g	69,7g	24,4g	4,4g	11,8g	11%

Rindfleischsalat

1-2 Portionen
Zubereitungszeit: 20 Minuten (Kochzeit vom Rindfleisch nicht mitgerechnet)

Zutaten

- 400g Rindfleisch am Stück, mager
- 1 Zucchini = 200g
- 1/2 Möhre = 50g
- 1/2 Zwiebel = 50g
- 1 TL Meerrettich, gerieben = 5g
- 1 TL Olivenöl
- 1 TL Leinöl
- 2 EL Kräuteressig
- 50g Joghurt, 1,5% Fett
- 1 TL Senf
- Pfeffer
- Petersilie
- Kresse

Zubereitung

1 Das Rindfleisch 45 Minuten kochen und auskühlen lassen. Danach in etwa 1 cm große Würfel schneiden.

2 Zucchini und Möhre ebenfalls würfelig schneiden, in kochendem Salzwasser blanchieren, gut abschrecken und auskühlen lassen.

3 Die Zwiebel in Streifen schneiden.

4 Das Fleisch mit dem Gemüse in einer Salatschüssel vermengen.

5 Aus Meerrettich, Öl, Essig, Joghurt, Senf und Pfeffer ein Dressing zubereiten und über den Salat gießen.

6 Mit Petersilie und Kresse bestreuen und 30 Minuten im Kühlschrank zugedeckt ziehen lassen.

Tipp: Um die Zubereitungszeit zu verkürzen kann man das Rindfleisch auch schon einen Tag vorher kochen und im Kühlschrank aufbewahren.

Nährwerte

Energie	Kohlenhydrate	Eiweiß	Fett	MUF	BS	Kohlenhydratanteil
608 kcal	11,1g	92,1g	21,7g	3,1g	4,1g	7,3%

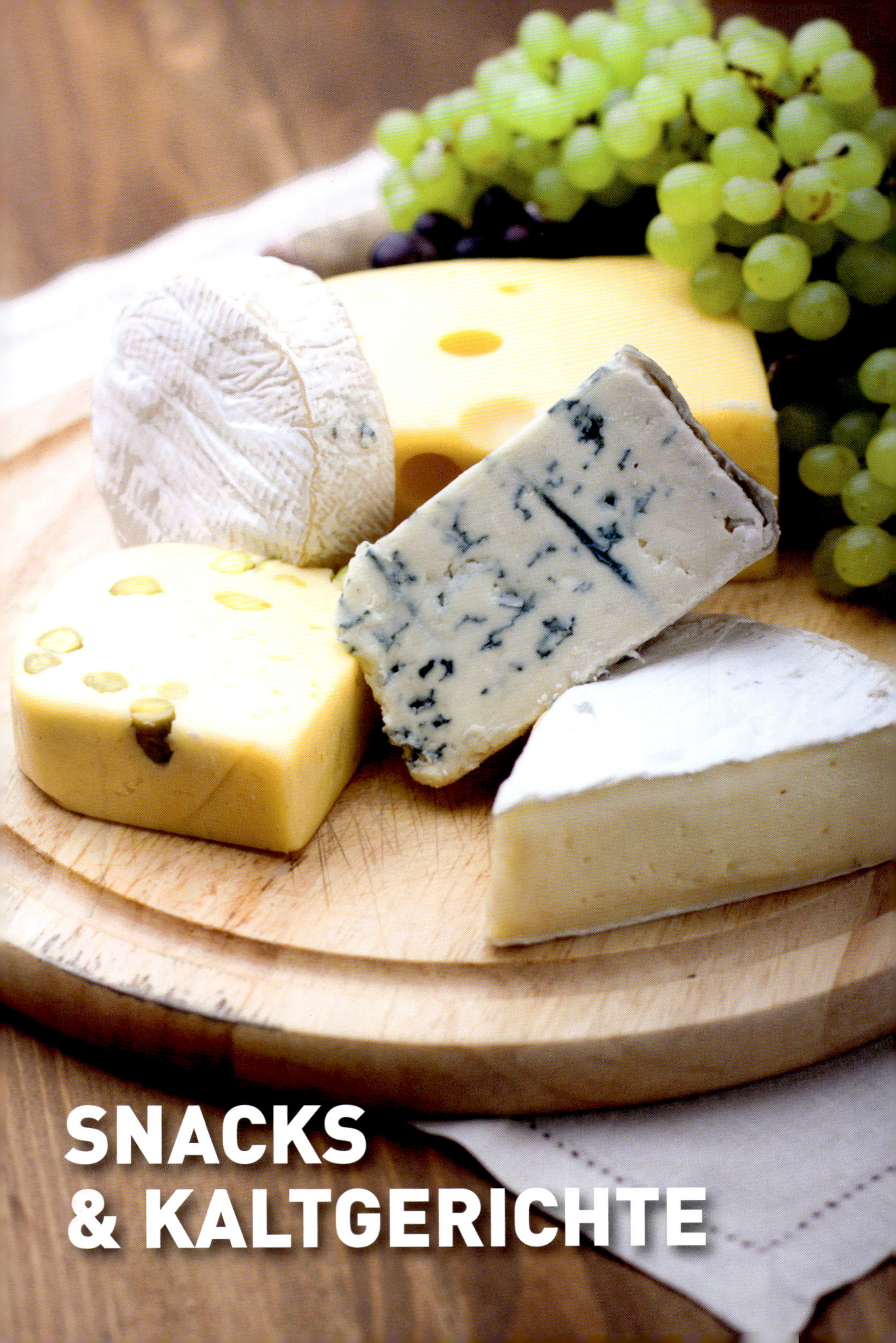

SNACKS & KALTGERICHTE

Käseplatte mit Paranüssen und Trauben

2-3 Portionen
Zubereitungszeit: 5 Minuten

Zutaten

- 50g Camembert Käse, 30% Fett i.Tr.
- 50g Gouda Käse, 40% Fett i.Tr.
- 50g Butterkäse, 30% Fett i.Tr.
- 30g Paranüsse
- 100g Weintrauben

Zubereitung

1 Die verschiedenen Käsesorten in mundgerechte Stücke schneiden und auf einem Holzbrett anrichten.

2 Mit Nüssen und Weintrauben garnieren.

Tipp: Zur Abwechselung und geschmacklichen Variation können verschiedene Käse und Nussarten verwendet werden. Paranüsse enthalten besonders wenig Kohlenhydrate. Mit anderen Nüssen erhöht sich der Kohlenhydratanteil dieser Mahlzeit deutlich.

Nährwerte

Energie	Kohlenhydrate	Eiweiß	Fett	MUF	BS	Kohlenhydratanteil
648 kcal	16,3g	42,2g	46g	8,3g	3,5g	10,1%

Schinkenröllchen

1 Portion
Zubereitungszeit: 8 Minuten

Zutaten

100g körniger Frischkäse, 10% Fett i. Tr.
4 große Scheiben gekochter Schinken, mager, ohne Fettrand = 100g
50g Magerquark
1/2 Pkg. Kräutermischung (Tgk.)
Pfeffer

Zubereitung

1 Den Frischkäse und die aufgetauten Kräuter in eine Schüssel geben, gut vermengen und mit Pfeffer würzen.

2 Die Schinkenscheiben mit der Frischkäse-Füllung bestreichen, zusammenrollen und auf einem Teller anrichten.

Nährwerte

Energie	Kohlenhydrate	Eiweiß	Fett	MUF	BS	Kohlenhydratanteil
260 kcal	1,6g	50g	6g	0,4g	----	2,5%

Geflügelcocktail süß-sauer

1-2 Portionen
Zubereitungszeit: 25 Minuten

Zutaten

- 200g Hühnerbrust = 1 Stück
- 1 gelbe Paprikaschote = 100g
- 1/4 Dose Ananas, ungezuckert = 50g
- 1/4 Zwiebel = 25g
- 50g Joghurt, 1,5% Fett
- 50g Magerquark
- Cayennepfeffer
- 1/2 TL Süßstoff, flüssig
- 1/2 TL Ingwergewürz
- 1/2 Bnd. Schnittlauch

Zubereitung

1 Die Hühnerbrust in kochendes Wasser legen und zugedeckt etwa 20 Minuten garen, abkühlen lassen und in Würfel schneiden.

2 Zwiebel, Paprika und Ananas würfelig schneiden.

3 Den Magerquark und das Joghurt in eine große Schüssel füllen. Ingwergewürz, Cayennepfeffer und Süßstoff dazu geben und gut verrühren.

4 Die restlichen Zutaten dazu geben, alles gut vermengen und zum Schluss mit Schnittlauch bestreuen.

Tipp: Es kann je nach Geschmack roter, grüner oder gelber Paprika verwendet werden.

Nährwerte

Energie	Kohlenhydrate	Eiweiß	Fett	MUF	BS	Kohlenhydratanteil
399 kcal	14g	54,6g	13,8g	3g	4,8g	14%

Mozzarella mit Tomaten

1 Portion
Zubereitungszeit: 8 Minuten

Zutaten

100g Mozzarella Light, 10% Fett i.Tr.
2 Tomaten = 200g
Basilikumblätter, frisch
3 EL Balsamico

Zubereitung

1 Den Mozzarella und die Tomaten in dünne Scheiben schneiden und auf einem Teller anrichten.

2 Mit Basilikumblättern garnieren und mit Balsamico beträufeln.

Nährwerte

Energie	Kohlenhydrate	Eiweiß	Fett	MUF	BS	Kohlenhydratanteil
202 kcal	5,2g	22g	10,4g	0,1g	2g	10,3%

Getrocknete Rindfleischstreifen

2-4 Portionen
Zubereitungszeit: 10 Minuten (Trockenzeit nicht mitgerechnet)

Zutaten

500g Rinderfilet
2 EL Leinöl
150ml Wasser
1 TL Senf
1 TL Pfeffer
1 TL Knoblauchpulver
1 TL Zwiebelpulver
1 TL Paprikagewürz
1 TL Süßstoff, flüssig

Zubereitung

1 Öl, Wasser, Senf, Süßstoff und die Gewürze in eine Schüssel geben und mit einer Gabel zu einer Marinade verrühren.

2 Das rohe Fleisch in fingerdicke, etwa 7cm lange Streifen schneiden und in die Marinade einlegen.

3 Die marinierten Fleischstreifen über Nacht zugedeckt im Kühlschrank stehen lassen.

4 Am nächsten Tag das Fleisch mit Küchenpapier vorsichtig trocken tupfen und einzeln auf einen mit Backpapier belegten Rost legen.

5 Das Backrohr auf 60° C einschalten und die Rindfleischstreifen 3-4 Stunden trocknen lassen. Dabei einen Kochlöffel in die Tür des Backrohrs stecken damit dieses etwas geöffnet ist und die Feuchtigkeit besser entweichen kann.

Tipp: Getrocknete Rindfleischstreifen sind etwa 3-4 Wochen haltbar. Am besten unverschlossen aufbewahren da sie noch etwas nachtrocknen. Nicht in den Kühlschrank stellen, da das Fleisch sonst Feuchtigkeit zieht.

Nährwerte

Energie	Kohlenhydrate	Eiweiß	Fett	MUF	BS	Kohlenhydratanteil
714 kcal	0,2g	106,1g	32,1g	8,2g	----	0,1%

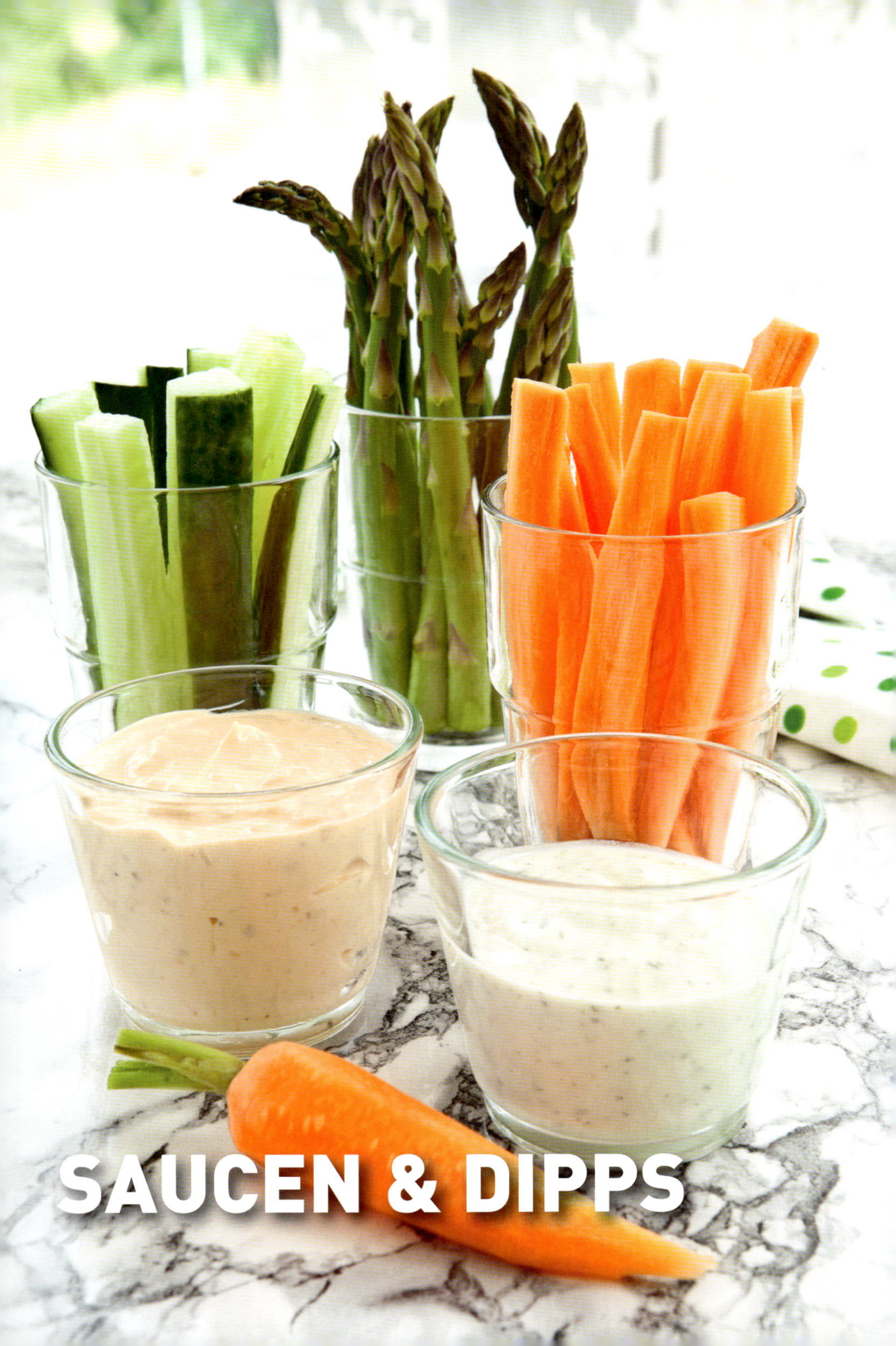

SAUCEN & DIPPS

Paprika Dipp

1-2 Portionen
Zubereitungszeit: 8 Minuten

Zutaten

200g Magerquark
1/4 rote Paprikaschote = 25g
1/4 Zwiebel = 25g
1 EL Paprikagewürz

Zubereitung

1 Die Zwiebel mit einem scharfen Messer sehr fein hacken.

2 Die Paprikaschote ebenfalls in feine Stückchen schneiden.

3 Den Magerquark in eine Schüssel füllen, das Paprikagewürz dazugeben und mit den Zwiebel- und Paprikastückchen verrühren.

Nährwerte

Energie	Kohlenhydrate	Eiweiß	Fett	MUF	BS	Kohlenhydratanteil
150 kcal	8,3g	27,6g	0,7g	0,3g	----	22%

Tzatziki

2 Portionen
Zubereitungszeit: 8 Minuten

Zutaten

1/4 Salatgurke = 100g
200g Magerquark
2 Knoblauchzehen
50g Sauerrahm, 10% Fett
Salz

Zubereitung

1 Die Salatgurke schälen und mit einer Küchenreibe raspeln.

2 Den Knoblauch mit einer Knoblauchpresse pressen.

3 In einer Schüssel den Quark zusammen mit dem Sauerrahm verrühren.

4 Den Knoblauch und die geriebene Salatgurke unter die Quarkmasse rühren und mit etwas Salz abschmecken.

Nährwerte

Energie	Kohlenhydrate	Eiweiß	Fett	MUF	BS	Kohlenhydratanteil
252 kcal	11,8g	29,2g	9,8g	0,9g	4,2g	18,7%

Schnittlauchsauce

1-2 Portionen
Zubereitungszeit: 5 Minuten

Zutaten

1 Bnd. Schnittlauch
100g Sauerrahm, 10% Fett
100g Joghurt, 1,5% Fett

Zubereitung

1 Den Schnittlauch fein hacken.

2 Joghurt und Sauerrahm in eine Schüssel geben und mit einer Gabel verrühren.

3 Den Schnittlauch darunter rühren und eine Stunde im Kühlschrank zugedeckt ruhen lassen.

Tipp: Diese Sauce schmeckt wunderbar zu Fisch- und Geflügelgerichten.

Nährwerte

Energie	Kohlenhydrate	Eiweiß	Fett	MUF	BS	Kohlenhydratanteil
161 kcal	7,8g	6,5g	11,5g	0,7g	0,7g	19,4%

Curry-Zwiebelsauce

1 Portion
Zubereitungszeit: 8 Minuten

Zutaten

100g Tomaten, passiert (Tetra Pak oder Dose)
1 EL Tomatenmark = 10g
1/2 Zwiebel = 50g
1 Msp. Cayennepfeffer
1 TL Currygewürz

Zubereitung

1 Die Zwiebel fein hacken.

2 Das Tomatenmark, die passierten Tomaten, Currygewürz, Cayennepfeffer und die fein gehackte Zwiebel in einer Schüssel gut miteinander verrühren.

Tipp: Eine sehr würzige Sauce. Besonders lecker zu Rindfleischgerichten.

Nährwerte

Energie	Kohlenhydrate	Eiweiß	Fett	MUF	BS	Kohlenhydratanteil
34 kcal	5,6g	1,9g	0,4g	0,2g	0,9g	66%

Farmer Dipp

1-2 Portionen
Zubereitungszeit: 5 Minuten

Zutaten

- 200g Cottage Cheese, 10% Fett i. Tr.
- 50g Jungzwiebeln
- Pfeffer
- Schnittlauch

Zubereitung

1 Die Jungzwiebel grob hacken.

2 Den Cottage Cheese zusammen mit den Zwiebeln in ein hohes Rührgefäß geben und mit einem Mixstab fein passieren.

3 Den Dipp in eine kleine Schüssel füllen, mit Pfeffer pikant würzen und mit Schnittlauch bestreuen.

Tipp: Ein pikanter Dipp für alle die gerne »scharf« essen.

Nährwerte

Energie	Kohlenhydrate	Eiweiß	Fett	MUF	BS	Kohlenhydratanteil
154 kcal	1,5g	26,4g	4,7g	----	0,8g	3,9%

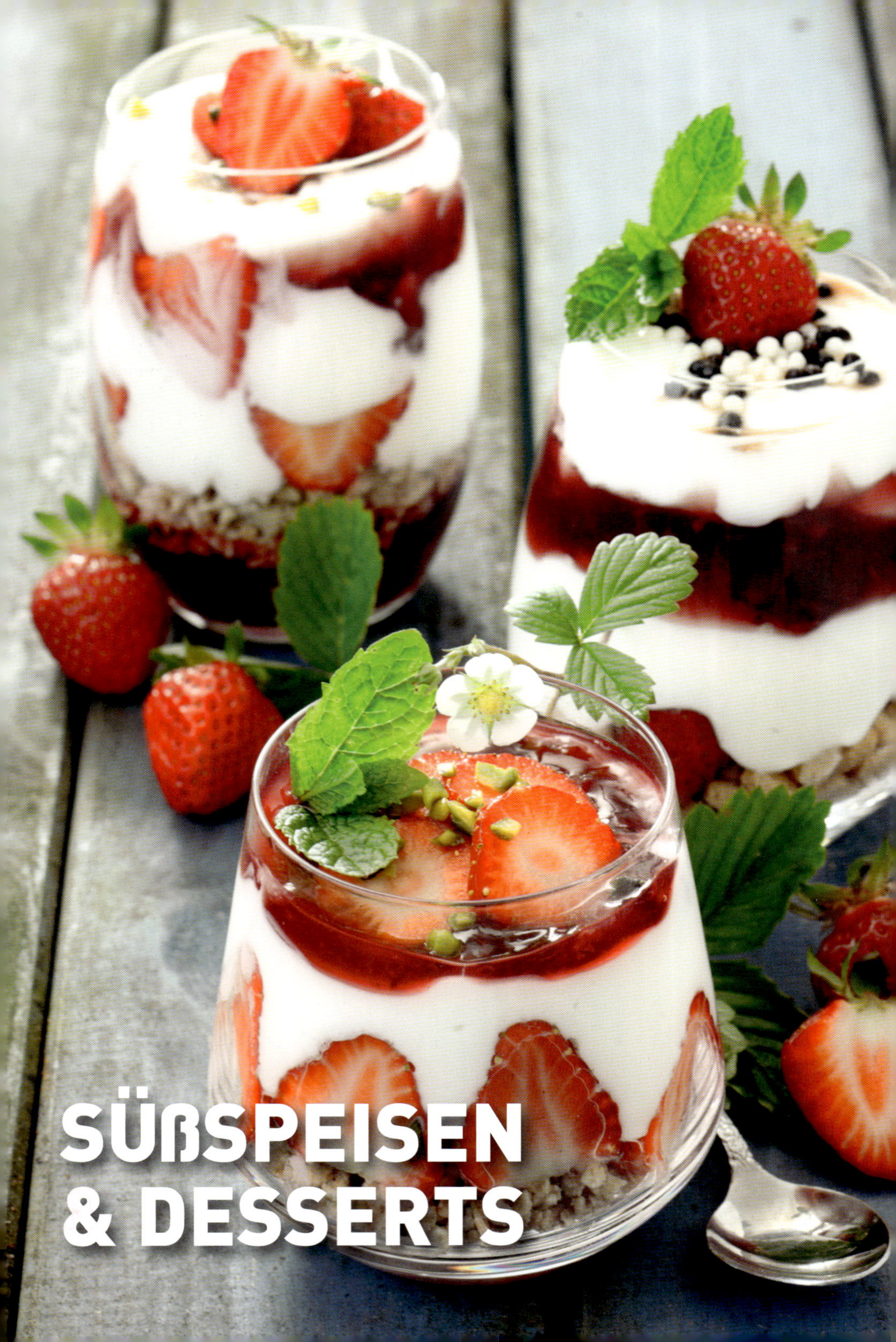

SÜßSPEISEN & DESSERTS

Joghurt-Erdbeer Eis

2 Portionen
Zubereitungszeit: 4 Minuten (ohne Gefrierzeit)

Zutaten

200g Joghurt, 1,5% Fett

4 EL = 40g Proteinpulver 85%, Erdbeergeschmack

100g Erdbeeren

Zubereitung

1 Das Joghurt und die Erdbeeren in einen Standmixer füllen und 1 Minute mixen.

2 Das Proteinpulver löffelweise dazu geben und eine weitere Minute lang mixen.

3 Die Erdbeer-Joghurt Masse in Eisförmchen gießen und in ein Gefrierfach stellen.

4 Tiefgefroren genießen.

Tipp: Anstelle von Eisförmchen kann man das Eis auch in leeren Joghurtbechern einfrieren.

Nährwerte

Energie	Kohlenhydrate	Eiweiß	Fett	MUF	BS	Kohlenhydratanteil
263 kcal	14,9g	42g	3,9g	0,2g	----	22,7%

Topfennockerl auf Fruchtspiegel

2 Portionen
Zubereitungszeit: 20 Minuten

Zutaten

- 1 ganzes Ei
- 200g Magerquark
- 10g Grieß
- 50g Sojamehl
- 100g Himbeeren
- 20g Joghurt, 0,5% Fett
- 1 EL Süßstoff, flüssig

Zubereitung

1 Das Ei in eine Schüssel geben, Magerquark, Grieß und Sojamehl dazugeben und alle Zutaten gut vermischen.

2 Die Quarkmasse 15 Minuten zugedeckt bei Zimmertemperatur ruhen lassen.

3 In der Zwischenzeit Wasser in einem großen Kochtopf zum Sieden bringen.

4 Aus der Quarkmasse mit zwei Esslöffeln Nockerl ausstechen. Dabei die Löffel vorher in heißes Wasser eintauchen damit der Teig nicht festklebt.

5 Die Nockerl in das siedende Wasser legen und nicht zugedeckt 5 Minuten kochen.

6 Währenddessen die Himbeeren mit einem Pürierstab zu Fruchtsauce pürieren und Süßstoff dazu geben.

7 Die Fruchtsauce auf zwei tiefe Teller gießen, in die Mitte je 1 EL Joghurt geben und die fertigen Nockerl rundherum anrichten.

Tipp: Die Nockerl ohne Fruchtsauce haben insgesamt nur 15,7g Kohlenhydrate und schmecken auch lecker mit Erdnussmus.

Nährwerte

Energie	Kohlenhydrate	Eiweiß	Fett	MUF	BS	Kohlenhydratanteil
490 kcal	23,7g	58,3g	18g	7,1g	16,3g	19,3%

Schoko-Pancakes mit Erdbeerquark

2 Portionen
Zubereitungszeit: 15 Minuten

Zutaten

- 100g Erdbeeren
- 3 EL = 30g Wheyprotein 80%, Schokogeschmack
- 100g Magerquark
- 1 ganzes Ei
- 6 Eiklar
- 1/8l Buttermilch
- 1 TL Zimt
- 1 EL Walnussöl
- Süßstoff, flüssig

Zubereitung

1 Die Erdbeeren klein schneiden, in eine Schüssel geben und mit dem Magerquark und Süßstoff vermischen.

2 Das Ei, Eiklar, Buttermilch, Wheyprotein und Zimt in einer Rührschüssel mit einem Handmixer mindestens 2 Minuten lang gut durchmixen bis ein cremiger Teig entsteht. Geben Sie etwas Wasser dazu falls die Masse zu fest wird.

3 Das Walnussöl in einer Pfanne erhitzen und 3-4 handtellergroße Pancakes backen.

4 Die fertigen Pancakes mit dem Erdbeerquark bestreichen und servieren.

Tipp: Die Pancakes sind kalt und ohne Erdbeerquark ein ideales Gericht für unterwegs.

Nährwerte

Energie	Kohlenhydrate	Eiweiß	Fett	MUF	BS	Kohlenhydratanteil
490 kcal	15,6g	73,5g	14,8g	6,7g	1,6g	12,7%

Quark-Götterspeise Törtchen

1 Portion
Zubereitungszeit: 10 Minuten (+ Auskühlzeit)

Zutaten

1 Beutel Götterspeise (Dr. Oetker)
Aprikosengeschmack = 14g
200g Magerquark,
100g Joghurt, 1,5% Fett
Süßstoff, flüssig

Zubereitung

1 Die Götterspeise laut Anleitung auf der Packung zubereiten, allerdings nicht steif werden lassen.

2 Den Quark und das Joghurt in eine Schüssel geben und mit einer Gabel verrühren bis eine cremige Masse entsteht.

3 Die warme Götterspeise dazu geben und die Masse mit einem Handmixer gut vermischen. Mit Süßstoff abschmecken.

4 Kleine Puddingförmchen mit kaltem Wasser ausspülen und die Creme einfüllen. Die Formen über Nacht in den Kühlschrank stellen bis die Törtchen fest geworden sind.

5 Die Törtchen mit einem spitzen Messer vom Rand der Formen lösen, die Form kurz in heißes Wasser stellen und auf Dessertteller stürzen.

Tipp: Götterspeise von Dr. Oetker gibt es in vielen verschiedenen Geschmacksrichtungen.

Nährwerte

Energie	Kohlenhydrate	Eiweiß	Fett	MUF	BS	Kohlenhydratanteil
228 kcal	12,7g	39,6g	2,1g	----	----	22,3%

Süßes Himbeer-Omelette

1-2 Portionen
Zubereitungszeit: 15 Minuten

Zutaten

- 100g Magerquark,
- 100g Joghurt, 1,5% Fett
- 100g Himbeeren
- 1 ganzes Ei
- 6 Eiklar
- 1 EL Walnussöl
- Süßstoff; flüssig

Zubereitung

1 Magerquark, Joghurt und die Himbeeren in eine Schüssel füllen, mit einem Mixstab cremig rühren und mit Süßstoff abschmecken.

2 Die Eier mit dem Eiklar verquirlen und in einer mit Walnussöl ausgestrichenen Pfanne beidseitig zu einem Omelette braten.

3 Das Omelette auf einem großen Teller anrichten, mit der Himbeercreme bestreichen und zusammenklappen.

Tipp: Sehr gut schmeckt dieses Omelette auch, wenn man es mit Paranüssen (niedriger Kohlenhydratanteil) bestreut.

Nährwerte

Energie	Kohlenhydrate	Eiweiß	Fett	MUF	BS	Kohlenhydratanteil
379 kcal	12,5g	47,8g	15,3g	6,5g	4,7g	13,2%

Vanillecreme

1 Portion
Zubereitungszeit: 4 Minuten

Zutaten

5 Eiklar
3 EL = 30g Proteinpulver 85%, Vanillegeschmack

Zubereitung

1 Das Eiklar in einer Rührschüssel mit einem Handmixer etwa 1 Minute lang schaumig schlagen

2 Unter ständigem Rühren nach und nach das Eiweißpulver dazu geben.

3 Die Masse 1-2 Minuten verrühren bis eine softe Vanillecreme entsteht.

4 Anschließend in eine Dessertschale füllen und genießen.

Tipp: Eiklar gibt es im Großhandel (z.B. Metro) auch im kostengünstigen 1 Liter Tetra Pak zu kaufen.

Nährwerte

Energie	Kohlenhydrate	Eiweiß	Fett	MUF	BS	Kohlenhydratanteil
193 kcal	1,6g	44,3g	1g	1g	----	3,3%

Quarkauflauf mit Apfel

1-2 Portionen
Zubereitungszeit: 10 Minuten (+ 30 Min. Backzeit)

Zutaten

250g Speisequark, 20% Fett
1 ganzes Ei
4 Eiklar
1 kleiner Apfel = 100g
1 EL Süßstoff, flüssig
abgeriebene Schale einer Zitrone

Zubereitung

1 Das Eiklar in eine Schüssel gießen und mit dem Handmixer zu steifem Eischnee schlagen.

2 In einer anderen Schüssel das Ei mit dem Quark, der Zitronenschale und dem Süßstoff mit einem Schneebesen verquirlen.

3 Den Apfel in kleine Würfel schneiden und unter die Quarkcreme rühren.

4 Den steifen Eischnee mit einem Löffel vorsichtig unterheben.

5 Eine kleine Auflaufform mit Backpapier auslegen und die Masse einfüllen.

6 Im Backofen bei 170°C etwa 30 Minuten backen.

Tipp: Der Auflauf kann heiß oder kalt gegessen werden.

Nährwerte

Energie	Kohlenhydrate	Eiweiß	Fett	MUF	BS	Kohlenhydratanteil
473 kcal	18,3g	54g	20,4g	4,1g	0g	15,5%

Quark Muffins

1-2 Portionen
Zubereitungszeit: 5 Minuten

Zutaten

- 2 Eiklar
- 1 ganzes Ei
- 200g Magerquark
- 3 EL = 30g Wheyprotein-Isolat 90%, Vanillegeschmack
- 1/2 TL Süßstoff, flüssig

Zubereitung

1 Die beiden Eiklar in einem Rührgefäß mit einem Handmixer zu steifem Eischnee schlagen und zur Seite stellen.

2 Mit dem Handmixer in einem anderen Behälter den Magerquark mit dem ganzen Ei und dem Süßstoff verrühren und anschließend das Wheyprotein-Isolat dazu mixen.

3 Den Eischnee mit einem großen Löffel vorsichtig unterheben.

4 Die Teigmasse in vorbereitete Muffinförmchen füllen und im Backofen bei 180°C etwa 15 Minuten backen.

Tipp: Der Handmixer muss nicht gereinigt zu werden, wenn er zuerst zum Schlagen des Eischnees verwendet wird.

Nährwerte

Energie	Kohlenhydrate	Eiweiß	Fett	MUF	BS	Kohlenhydratanteil
376 kcal	7,7g	67,6g	8,3g	1,4g	0g	8,2%

Schokopudding

1 Portion
Zubereitungszeit: 2 Minuten

Zutaten

4 EL = 40g Proteinpulver 85%, Schokogeschmack
1 EL Leinöl
150ml Wasser

Zubereitung

1 Das Proteinpulver mit dem Leinöl und 150ml Wasser in eine Schüssel geben, mit einem Löffel vermengen.

2 Anschließend mit einem Handmixer etwa 1 Minute cremig schlagen.

Tipp: Am Besten schmeckt der Pudding, wenn man ihn etwa 1 Stunde vor dem Genuss zubereitet und anschließend in den Kühlschrank stellt. Diese Mahlzeit nehme ich 2-3 mal am Tag zu mir, da sie erstens sehr praktisch und zweitens gesund ist.

Nährwerte

Energie	Kohlenhydrate	Eiweiß	Fett	MUF	BS	Kohlenhydratanteil
247 kcal	0,4g	33,6g	12,3g	8,2g	----	0,7%

Blueberry-Whey Pfannkuchen

1-2 Portionen
Zubereitungszeit: 12 Minuten

Zutaten

- 1 ganzes Ei
- 2 Eiklar
- 4 EL = 40g Wheyprotein-Isolat 90%, Vanillegeschmack
- 100ml Milch, 0,3% Fett
- 100ml Wasser
- 40g Blaubeeren
- 10g Butter

Zubereitung

1 Wasser, Milch, Eier und das Wheyprotein in einen Shaker füllen und gut schütteln bis ein flüssiger Teig entsteht.

2 Die Butter in einer Pfanne zerfließen lassen und den Teig eingießen.

3 Die Blaubeeren darüber streuen und bei mäßiger Hitze backen. Den Pfannkuchen nach etwa 5 Minuten vorsichtig wenden und auf der anderen Seite noch etwa 3 Minuten backen.

4 Auf einem Teller anrichten und sofort genießen.

Tipp: Da es etwas schwierig ist den Pfannkuchen zu wenden, kann dieser vorher auch mit einem Pfannenwender halbiert oder geviertelt werden.

Nährwerte

Energie	Kohlenhydrate	Eiweiß	Fett	MUF	BS	Kohlenhydratanteil
350 kcal	8,1g	53g	11,7g	0,6g	2g	9,3%

Früchte aus dem Wok mit Vanilleshake

1-2 Portionen
Zubereitungszeit: 20 Minuten

Zutaten

1/2 Orange = 75g
1 Banane = 100g
1/2 Apfel = 75g
1/4 Dose Ananas, ungezuckert = 50g
100g Joghurt, 1,5% Fett
1 EL Honig
1 TL Ingwerwurzel, gerieben
3 EL = 30g Proteinpulver 85%
Vanillegeschmack
400ml Wasser

Zubereitung

1 Die Orange und die Banane schälen und in mundgerechte Stücke schneiden.

2 Den Apfel entkernen und in Stücke schneiden, die Ananas ebenso stückeln.

3 Den Wok erhitzen. Zuerst den Honig und gleich darauf die Früchte und den Ingwer in den Wok geben. 2 Minuten anbraten und dabei gut rühren.

4 Das Wasser in einen Standmixer gießen, Proteinpulver dazu geben und etwa 1 Minute mixen bis ein cremiger Shake entsteht.

5 Das Joghurt auf einen Dessertteller geben und die heißen Früchte rundherum anrichten. Den Vanilleshake zur Mahlzeit trinken.

Tipp: Schmeckt besonders lecker wenn man etwas geriebene Nüsse oder Mandeln darüber streut. Als kohlenhydratreiche Mahlzeit ideal für das Frühstück oder vor dem Training.

Nährwerte

Energie	Kohlenhydrate	Eiweiß	Fett	MUF	BS	Kohlenhydratanteil
414 kcal	18,9g	76,1g	3,8g	0,9g	6,7g	18,3%

SHAKES

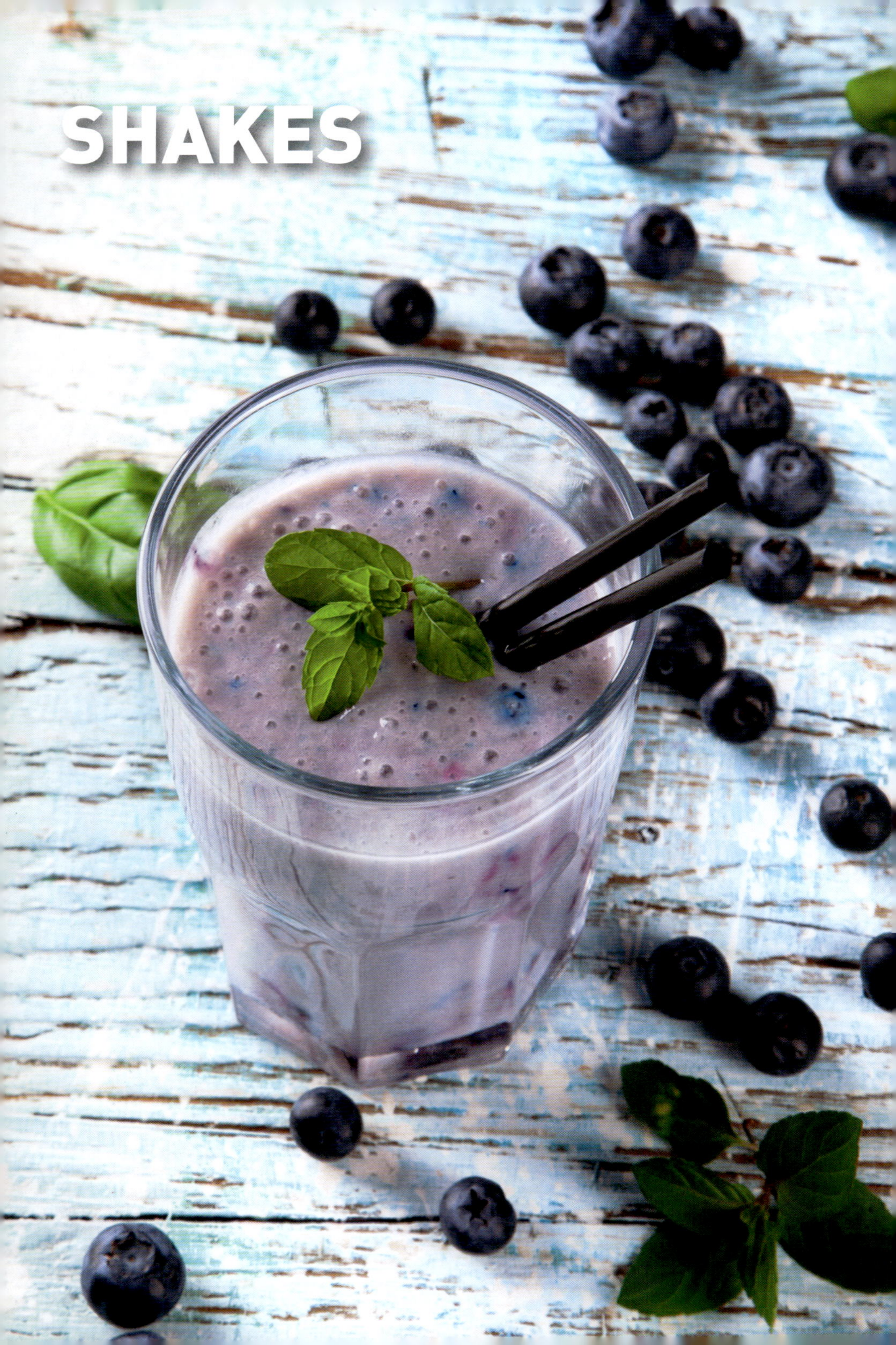

Black Velvet

1-2 Portionen
Zubereitungszeit: 3 Minuten

Zutaten

- 100g Heidelbeeren
- 100g Cottage Cheese, 10% Fett i. Tr.
- 3 EL = 30g Wheyprotein 80%, Schokogeschmack
- 1 TL Walnussöl
- 1 TL Olivenöl
- 400ml Wasser
- 3 Eiswürfel

Zubereitung

1 Das Wasser in einen Standmixer füllen. Die Heidelbeeren, den Cottage Cheese und das Öl dazu geben und eine Minute mixen.

2 Das Proteinpulver hinzu geben und eine halbe Minute weiter mixen.

3 Zum Schluss die Eiswürfel dazu geben und eine weitere Minute lang mixen.

Nährwerte

Energie	Kohlenhydrate	Eiweiß	Fett	MUF	BS	Kohlenhydratanteil
330 kcal	6,7g	40,1g	15,9g	8,6g	4,9g	8,1%

Baccio Stir

1 Portion
Zubereitungszeit: 2 Minuten

Zutaten

3 EL = 30g Proteinpulver 85%, Schokogeschmack
1 EL Kakaopulver
1/2 Fläschchen Rum Backaroma
1 TL Leinöl
400ml Wasser
4 Eiswürfel

Zubereitung

1 Das Wasser in einen Standmixer gießen, Proteinpulver, Kakaopulver, Rumaroma und Leinöl dazu geben und eine Minute mixen.

2 Anschließend die Eiswürfel dazu geben und nochmals eine Minute mixen.

Tipp: Als Proteinpulver 85% wurde ein hochwertiges Eiweißkonzentrat aus vier Komponenten (Wheyprotein, Casein, Eiprotein und Milchprotein-Isolat) verwendet. Das ergibt einen besonders cremigen Shake. Generell können aber für alle Shakes auch andere Eiweißkonzentrate verwendet werden.

Nährwerte

Energie	Kohlenhydrate	Eiweiß	Fett	MUF	BS	Kohlenhydratanteil
208 kcal	2,8g	28,2g	9,4g	4,1g	3,6g	10,8%

Chocolate-Peanut Blend

1-2 Portionen
Zubereitungszeit: 2 Minuten

Zutaten

3 EL = 30g Proteinpulver 85%, Schoko-Nuss Geschmack
2 EL Erdnussmus = 24g
1 Msp. Kakaopulver, zum Garnieren
400ml Wasser

Zubereitung

1 Das Wasser in einen Standmixer gießen. Das Erdnussmus ebenfalls in den Mixer geben und eine halbe Minute mixen.

2 Das Proteinpulver dazu geben und eine Minute weiter mixen.

3 Anschließend den Shake in ein großes Glas gießen und mit Kakaopulver bestreuen.

Nährwerte

Energie	Kohlenhydrate	Eiweiß	Fett	MUF	BS	Kohlenhydratanteil
258 kcal	4,9g	32,6g	12g	----	----	7,6%

Coffee Cool

1 Portion
Zubereitungszeit: 2 Minuten

Zutaten

- 3 EL = 30g Proteinpulver 85%, Vanillegeschmack
- 2 EL lösliches Kaffeepulver
- 1 EL Leinöl
- 400ml Wasser
- 4 Eiswürfel

Zubereitung

1 Das Wasser in einen Standmixer gießen. Das Kaffeepulver und das Leinöl dazu geben und eine halbe Minute mixen.

2 Das Proteinpulver und die Eiswürfel dazu geben und so lange weiter mixen bis ein cremiger Shake entsteht.

Tipp: Wer Probleme mit der Verdauung von Milcheiweiß hat (Laktose-intoleranz), der kann diesen Shake auch mit reinem Eiprotein zubereiten.

Nährwerte

Energie	Kohlenhydrate	Eiweiß	Fett	MUF	BS	Kohlenhydratanteil
217 kcal	0,6g	25,8g	12,4g	9g	----	1,1%

Cherry Smoothie

1-2 Portionen
Zubereitungszeit: 3 Minuten

Zutaten

- 100g Sauerkirschen (entkernt)
- 4 EL = 40g Soja Protein 82%, Schokogeschmack
- 1 EL Kakaopulver
- 400ml Wasser
- 4 Eiswürfel
- 1 Msp. Kakaopulver, zum Garnieren

Zubereitung

1 Das Wasser in einen Standmixer gießen, die Sauerkirschen und das Kakaopulver dazu geben und eine Minute mixen.

2 Das Proteinpulver und die Eiswürfel dazu geben und eine weitere Minute lang mixen.

3 Den Shake in ein großes Glas füllen und mit Kakaopulver bestreuen.

Tipp: Soja Protein ist eine ideale Eiweißquelle für alle Vegetarier die sich »Low Carb« ernähren.

Nährwerte

Energie	Kohlenhydrate	Eiweiß	Fett	MUF	BS	Kohlenhydratanteil
241 kcal	11,2g	36,3g	5,5g	0,1g	4,7g	18,6%

FRÜHSTÜCK & PRE-WORKOUT

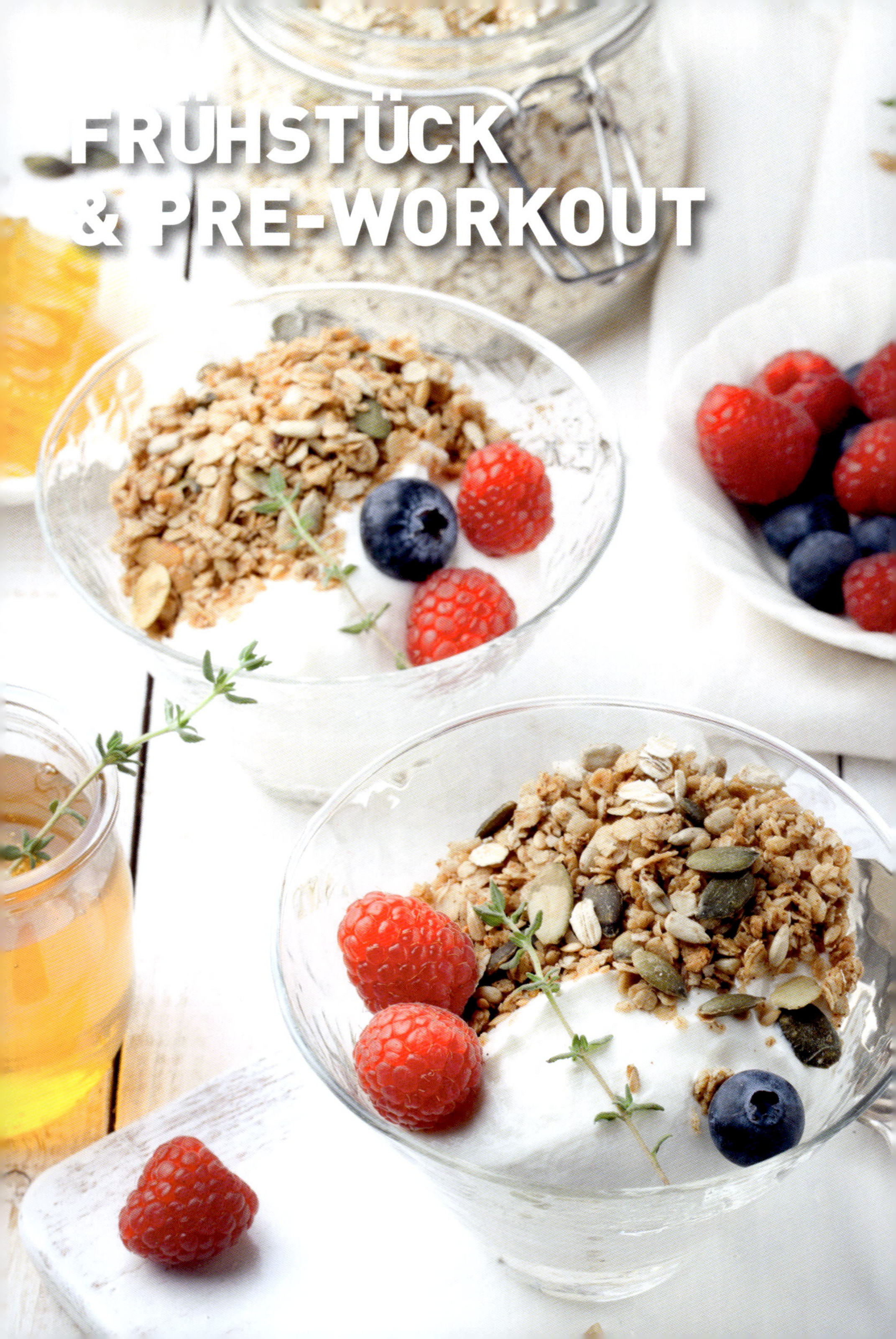

MODERATE CARB
REZEPTE

KAPITEL 7

Bananen Muffins

2-3 Portionen
Zubereitungszeit: 10 Minuten (ohne Backzeit)

Zutaten

- 6 Eiklar
- 250g Magerquark
- 2 kleine Bananen = 200g
- 100g Hafermark
- 1 EL Süßstoff, flüssig

Zubereitung

1 Den Backofen auf 150°C vorheizen.

2 Die Bananen mit einer Gabel auf einem Dessertteller oder einem kleinem Brett zerdrücken.

3 Das Eiklar in ein hohes Gefäß geben und mit einem Handmixer zu Schnee schlagen.

4 Den Quark zusammen mit der Bananenmasse und dem Süßstoff in eine Rührschüssel geben und mit einem Handmixer cremig rühren.

5 Anschließend den Eischnee zusammen mit dem Hafermark vorsichtig mit einem Löffel unter die Bananen-Quarkmasse heben.

6 Den Teig in Muffinförmchen füllen und bei 150°C etwa 40 Minuten backen.

Tipp: Wer keine Muffinförmchen zur Verfügung hat, kann den Teig auch als kleine Häufchen auf einem Backblech verteilen (Backpapier unterlegen).

Nährwerte

Energie	Kohlenhydrate	Eiweiß	Fett	MUF	BS	Fettanteil
797 kcal	109,5g	71,7g	8g	6,7g	13,7g	9%

Apfel-Blechkuchen

2-3 Portionen
Zubereitungszeit: 15 Minuten (ohne Backzeit)

Zutaten

16 Eiklar
100g Reis, gekocht
70g Hafermark
18g Kakaopulver
1 EL Zimt
2 EL Süßstoff, flüssig
2 Äpfel = 300g

Zubereitung

1 Die Äpfel vierteln, entkernen und in feine Spalten schneiden.

2 Den Reis zusammen mit 6 Eiklar in eine Schüssel geben und mit einem Pürierstab zerkleinern.

3 Das Hafermark, den Kakao, Zimt und den Süßstoff dazu geben und gut verrühren, oder mit einem Handmixer mixen.

4 Die restlichen 10 Eiklar mit einem Handmixer zu steifem Schnee schlagen.

5 Den Eischnee mit einem Löffel vorsichtig unter die Teigmasse heben.

6 Ein Backblech mit Backpapier auslegen und die Teigmasse darauf verstreichen.

7 Die Apfelspalten auf dem Teig verteilen und diesen anschließend im Backrohr bei 180°C etwa 20 Minuten backen.

Nährwerte

Energie	Kohlenhydrate	Eiweiß	Fett	MUF	BS	Fettanteil
821 kcal	101,2g	75,2g	12,8g	7,6g	18,8g	14%

Bananenhaferbrei

1-2 Portionen
Zubereitungszeit: 5 Minuten

Zutaten

50g Haferflocken
3 EL = 30g Proteinpulver 85%, Vanillegeschmack
1 Banane = 100g
125ml Milch, 1,5% Fett
250ml Wasser
1 Msp. Zimt

Zubereitung

1 Milch und Wasser in einen Kochtopf geben und erhitzen.

2 Währenddessen die Haferflocken in einen tiefen Teller füllen und mit dem Proteinpulver vermengen.

3 Die Banane auf einem Teller oder einem Küchenbrett mit einer Gabel zerdrücken.

4 Die heiße Flüssigkeit (Wasser und Milch) über die »Vanille-Haferflocken« gießen.

5 Die Bananenmasse dazu geben und alles zu einem Brei verrühren.

6 Mit Zimt bestreuen und warm servieren.

Tipp: Wenn der Brei zu dickflüssig ist, kann nach Belieben Wasser zugegeben werden. Milch und Wasser kann auch in der Mikrowelle erhitzt werden. Wichtig: Mikrowellengeeignetes Geschirr mit Deckel verwenden!

Nährwerte

Energie	Kohlenhydrate	Eiweiß	Fett	MUF	BS	Fettanteil
425 kcal	56,2g	37,1g	5,7g	2,8g	6,8g	12,1%

Reiskuchen aus der Mikrowelle

2-3 Portionen
Zubereitungszeit: 10 Minuten (ohne Garzeit)

Zutaten

- 100g weißer Reis, ungekocht
- 2 kleine Äpfel = 200g
- 6 Eiklar
- 200g Magerquark
- 1 TL Zimt
- 2 EL Süßstoff, flüssig
- 4 EL Wasser

Zubereitung

1 Den Reis kochen.

2 Die Äpfel vierteln, entkernen und in feine Scheiben schneiden.

3 Den Quark und das Eiklar zusammen mit Zimt und Süßstoff in eine Schüssel geben und mit einem Handmixer verrühren bis eine cremige Masse entsteht.

4 Den gekochten Reis, 4 EL Wasser und die Äpfel darunter mengen.

5 Die Masse in ein mikrowellengeeignetes Gefäß füllen und in der Mikrowelle bei etwa 700 Watt 20 Minuten lang zugedeckt garen.

6 Nach Ende der Kochzeit den Reiskuchen vorsichtig vom Rand des Gefäßes lösen, auf einen großen Teller stürzen und zugedeckt erkalten lassen.

Tipp: Ich koche bereits am Vorabend Reis vor, damit für meine Kohlenhydratmahlzeiten immer ausreichend vorhanden ist.

Nährwerte

Energie	Kohlenhydrate	Eiweiß	Fett	MUF	BS	Fettanteil
634 kcal	96,2g	56,9g	2,4g	1,6g	3,4g	3,4%

Schoko-Reisbrei

1-2 Portionen
Zubereitungszeit: 2 Minuten

Zutaten

50g Reisschleim
3 EL = 30g Wheyprotein 80%, Schokogeschmack
250ml Milch, 1,5% Fett
Wasser

Zubereitung

1 Den Reisschleim und das Eiweißpulver in eine Müslischale geben und mit einem Löffel gut vermengen.

2 Die Milch darüber leeren, verrühren und mit so viel Wasser aufgießen, bis ein essfertiger Brei entsteht.

Tipp: Der Brei kann auch mit warmer Milch zubereitet werden. Wer komplett auf Milch verzichten will, der kann stattdessen auch warmes Wasser verwenden.

Nährwerte

Energie	Kohlenhydrate	Eiweiß	Fett	MUF	BS	Fettanteil
377 kcal	47,6g	36,4g	4,6g	0,6g	1,5g	11%

Kartoffelpuffer mit Kräuterquark

1-2 Portionen
Zubereitungszeit: 30 Minuten

Zutaten

- 300g Kartoffeln, ungekocht
- 2 Eiklar
- 200g Magerquark
- 1/2 Pkg. Kräutermischung (Tgk.)
- Pfeffer
- 1 EL Erdnussöl

Zubereitung

1 Die Kartoffeln schälen, mit einer groben Reibe raspeln, in eine Schüssel geben und mit sauberen Händen ausdrücken. Den Saft weg gießen.

2 Das Eiklar mit den geriebenen Kartoffeln vermengen, pfeffern und zu handtellergroßen Laibchen formen.

3 Das Erdnussöl in einer Pfanne erhitzen.

4 Die Kartoffellaibchen hinein geben und auf beiden Seiten goldgelb braten.

5 Den Magerquark in eine Schüssel geben, mit den Kräutern vermengen und auf die fertigen Laibchen streichen.

Tipp: Ein ideales Gericht für alle die gerne »herzhaft« frühstücken.

Nährwerte

Energie	Kohlenhydrate	Eiweiß	Fett	MUF	BS	Fettanteil
427 kcal	50,8g	42,4g	6g	2g	6,8g	12,7%

Hirsebrei mit Ahornsirup

1 Portion
Zubereitungszeit: 10 Minuten

Zutaten

- 30g Hirseflocken
- 300ml Milch, 0,3% Fett
- 3 EL = 30g Wheyprotein-Isolat 90% geschmacksneutral
- 1/2 Banane = 50g
- 10g Ahornsirup

Zubereitung

1 Die Banane auf einem Teller mit einer Gabel zerdrücken.

2 In einer Müslischale die Hirseflocken mit Wheyprotein und Milch gut verrühren.

3 Die zerdrückte Banane dazu rühren.

4 Mit Ahornsirup begießen und genießen.

Tipp: Ein kohlenhydratreiches Gericht – perfekt als Frühstück oder vor dem Training!

Nährwerte

Energie	Kohlenhydrate	Eiweiß	Fett	MUF	BS	Kohlenhydratanteil
404 kcal	54,8g	40,6g	2,5g	0,7g	2g	54,3%

Orange Sparkling

1 Portion
Zubereitungszeit: 2 Minuten

Zutaten

- 3 EL = 30g Wheyprotein-Isolat 90%, geschmacksneutral
- 300ml Orangensaft
- 150ml Mineralwasser (prickelnd)
- 4 Eiswürfel

Zubereitung

1 Den Orangensaft in einen Standmixer gießen. Das Wheyprotein dazu geben und eine Minute mixen.

2 Die Eiswürfel dazu geben und eine weitere Minute mixen.

3 Anschließend den Shake in ein großes Glas gießen und mit Mineralwasser auffüllen.

Tipp: Super erfrischend an heißen Sommertagen.

Nährwerte

Energie	Kohlenhydrate	Eiweiß	Fett	MUF	BS	Fettanteil
242 kcal	28,2g	30,2g	0,9g	0,3g	----	3,4%

Banana-Strawberry Smoothie

1-2 Portionen
Zubereitungszeit: 3 Minuten

Zutaten

100g Erdbeeren (Tgk.)
3 EL = 30g Proteinpulver 85%, Erdbeergeschmack
2 kleine Bananen = 200g
400ml Wasser
3 Eiswürfel

Zubereitung

1 Die Eiswürfel in ein großes Glas geben und 10 Minuten vor der Zubereitung in den Tiefkühlschrank stellen

2 Das Wasser in einen Standmixer gießen. Die Bananen und die gefrorenen Erdbeeren dazu geben und eine Minute lang mixen.

3 Anschließend das Proteinpulver dazu geben und noch eine halbe Minute weiter mixen.

4 Das gefrostete Glas aus dem Tiefkühlschrank nehmen, den Banana-Strawberry Smoothie eingießen und eiskalt genießen.

Nährwerte

Energie	Kohlenhydrate	Eiweiß	Fett	MUF	BS	Fettanteil
323 kcal	49,2g	28,8g	1,2g	0,4g	5,2g	3,3%

Cinnamon-Oatmeal Pep

1-2 Portionen
Zubereitungszeit: 3 Minuten

Zutaten

3 EL = 30g Milchprotein-Isolat 95%, geschmacksneutral
1 großer Apfel = 200g
40g Hafermark
100ml Buttermilch
300ml Wasser
1 EL Zimt
1 TL Süßstoff, flüssig

Zubereitung

1 Den Apfel vierteln und entkernen.

2 Buttermilch und Wasser in einen Standmixer gießen.

3 Den Mixer auf kleine Stufe einschalten und den Deckel vorsichtig öffnen.

4 Nach und nach die Apfelspalten, das Hafermark, Zimt, Süßstoff und zum Schluss das Proteinpulver zugeben. Alles eine Minute gut mixen.

5 Entweder in ein Glas geben und sofort trinken, oder in eine Schüssel füllen und nach etwa 1 Stunde Ruhezeit im Kühlschrank, als Pudding genießen.

Tipp: Gemahlene Haferflocken (Hafermark) sind eine hervorragende Kohlenhydratquelle zur schnellen Energieversorgung vor dem Training.

Nährwerte

Energie	Kohlenhydrate	Eiweiß	Fett	MUF	BS	Fettanteil
393 kcal	50,3g	37,2g	4,8g	2,5g	8g	11%

Himbeer-Banana Creamy

1-2 Portionen
Zubereitungszeit: 2 Minuten

Zutaten

3 EL = 30g Wheyprotein-Isolat 90%, geschmacksneutral
1 Banane = 100g
200g Himbeeren
200ml Milch, 1,5% Fett
200ml Wasser

Zubereitung

1 Die Milch zusammen mit dem Wasser in einen Standmixer gießen.

2 Die Banane und die Himbeeren dazu geben und eine Minute lang mixen.

3 Anschließend das Proteinpulver hinzu gegen und eine Minute weiter mixen, bis ein cremiger Shake entsteht.

Tipp: Anstelle von Wheyprotein-Isolat kann auch ein anderes Eiweißkonzentrat verwendet werden.

Nährwerte

Energie	Kohlenhydrate	Eiweiß	Fett	MUF	BS	Fettanteil
354 kcal	40,8g	38,5g	4,1g	0,3g	11,2g	10,4%

Grits

1 Portion
Zubereitungszeit: 5 Minuten

Zutaten

60g Maisgrieß
100ml Milch, 1,5% Fett
100ml Wasser
3 EL = 30g Wheyprotein-Isolat 90% geschmacksneutral
50ml Wasser
Zimt
1 EL Süßstoff, flüssig

Zubereitung

1 Den Maisgrieß mit der Milch, 100ml Wasser und dem Süßstoff in eine mikrowellengeeignete Schüssel geben und mit einem Schneebesen verquirlen.

2 In die Mikrowelle stellen, auf volle Leistung schalten und zwei Minuten erhitzen.

3 Die Schüssel herausnehmen, noch einmal gut durchrühren, wieder in die Mikrowelle stellen und weitere zwei Minuten erhitzten.

4 Inzwischen in einer Tasse das Proteinpulver mit 50ml Wasser verrühren.

5 Den fertigen, heißen Grieß aus der Mikrowelle nehmen, die Proteinmischung dazu gießen und mit einem Schneebesen gut verrühren.

6 Nach Geschmack mit Zimt würzen.

Tipp: Grits – das ideale, schnell zubereitete Frühstück. Kann auch kalt gegessen werden.

Nährwerte

Energie	Kohlenhydrate	Eiweiß	Fett	MUF	BS	Fettanteil
366 kcal	49g	36,8g	2,5g	0,1g	----	6,2%

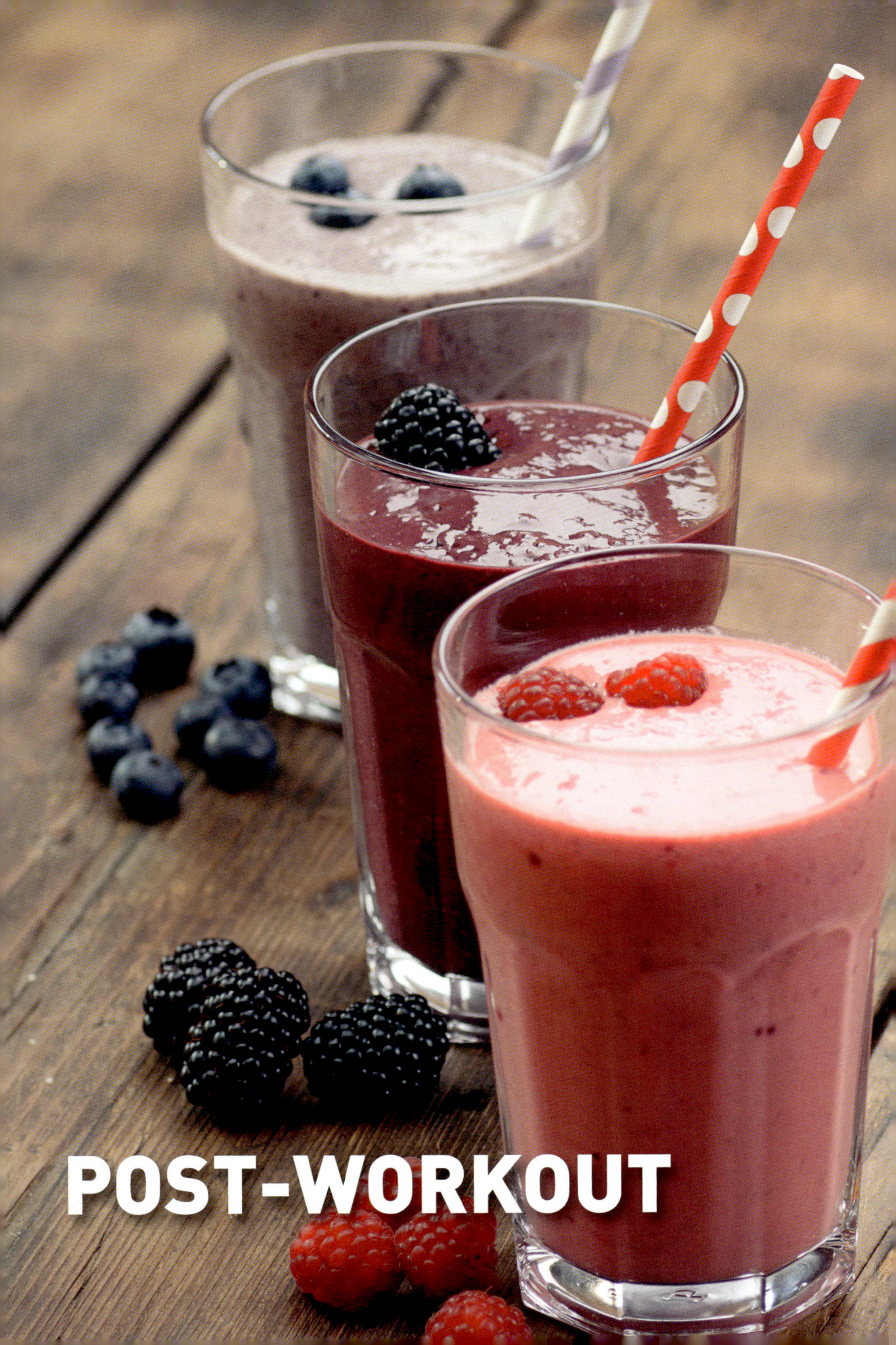

POST-WORKOUT

HIGH CARB
REZEPTE

KAPITEL 8

Apricot-Booster

1-2 Portionen
Zubereitungszeit: 3 Minuten

Zutaten

1 Aprikose = 60g
3 EL = 30g Proteinpulver 85%, Vanillegeschmack
1 EL = 10g Wheyprotein 90%, Vanillegeschmack
1 EL = Traubenzucker
2 EL Honig
500ml Wasser
2 Eiswürfel

Zubereitung

1 Die Aprikose vierteln, entkernen und in einen Standmixer geben.

2 Wasser, Proteinpulver, Traubenzucker und Honig zugeben und eine Minute mixen.

3 Abschließend die Eiswürfel dazu geben und nochmals eine Minute mixen.

Nährwerte

Energie	Kohlenhydrate	Eiweiß	Fett	MUF	BS	Fettanteil
293 kcal	35,9g	35,8g	0,7g	----	0,9g	2,2%

Proteinflakes

1-2 Portionen
Zubereitungszeit: 3 Minuten

Zutaten

5 EL = 50g Proteinpulver 85%, Vanillegeschmack
50g Cornflakes
200ml Milch, 0,1% Fett
200ml Wasser
1 Msp. Kakaopulver

Zubereitung

1 Die Cornflakes mit der Milch, dem Wasser und dem Proteinpulver in einen Standmixer füllen und zwei Minuten mixen.

2 Die Masse in eine Müslischale gießen, mit Kakaopulver bestreuen.

Nährwerte

Energie	Kohlenhydrate	Eiweiß	Fett	MUF	BS	Fettanteil
430 kcal	50,6g	53,9g	1,3g	----	----	2,7%

Quick Carb-Flash

1-2 Portionen
Zubereitungszeit: 2 Minuten

Zutaten

4 EL = 40g Proteinpulver 85%, Erdbeergeschmack
2 EL Honig
1 EL Traubenzucker
400ml Wasser
2 Eiswürfel

Zubereitung

1 Alle Zutaten bis auf die Eiswürfel in einen Standmixer füllen und eine Minute mixen.

2 Die Eiswürfel zugeben und noch eine Minute mixen.

Nährwerte

Energie	Kohlenhydrate	Eiweiß	Fett	MUF	BS	Fettanteil
264 kcal	30,1g	34,5g	0,6g	----	----	2,1%

Vanille Reis

1-2 Portionen
Zubereitungszeit: 3 Minuten

Zutaten

100g Reisschleim
6 EL = 60g Wheyprotein 90%, Vanillegeschmack
Wasser

Zubereitung

1 Den Reisschleim in eine Schüssel füllen, das Wheyprotein dazu geben und mit einem Löffel verrühren.

2 Soviel Wasser zugeben bis eine breiige Masse entsteht.

Tipp: Vanille Reis kann auch warm gegessen werden. Dazu einfach warmes Wasser verwenden.

Nährwerte

Energie	Kohlenhydrate	Eiweiß	Fett	MUF	BS	Fettanteil
586 kcal	76,7g	63,4g	2,8g	0,6g	2,9g	4,3%

»Take Twice«

2 Portionen
Zubereitungszeit: 3 Minuten

Zutaten

Shake 1

6 EL = 60g ZELL TECH (Fa. ALL STARS)
200ml Wasser
300ml Mineralwasser, prickelnd

Shake 2

5 EL = 50g Wheyprotein 90%
Schokogeschmack
300ml Wasser

Zubereitung

Shake 2

1 200ml Wasser in einen Shaker gießen, das Zell Tech Pulver dazu geben und schütteln.

2 Anschließend das Mineralwasser dazu gießen.

Shake 2

1 300ml Wasser in einen Shaker gießen, das Wheyprotein dazu geben und gut schütteln.

Tipp: Die Hälfte von jedem Shake direkt nach dem Training trinken. Die andere Hälfte 15-30 Minuten später.

Nährwerte

Energie	Kohlenhydrate	Eiweiß	Fett	MUF	BS	Fettanteil
399 kcal	50g	48,5g	0,5g	----	----	1,1%

DIÄTPLÄNE
1000, 2000, 3000 kcal

VON CLAUDIA WERNIG & STEPHAN KORTE

KAPITEL 9

1000 KALORIEN DIÄTPLAN

Kalorienzufuhr 1000 kcal

Kalorienaufteilung Calorie-Cycling / täglich variierend

Nährstoffverteilung

Trainingstage	trainingsfreie Tage
50% Eiweiß	50% Eiweiß
35% Kohlenhydrate	15% Kohlenhydrate
15% Fett	35% Fett

ZIELVORGABE

TAG	KALORIENZUFUHR*	KOHLENHYDRATE*	EIWEISS*	FETT*
1	1200 kcal / Training	105g	150g	20g
2	800 kcal	30g	100g	31g
3	800 kcal / Training	70g	100g	13g
4	1300 kcal	48g	163g	51g
5	1000 kcal / Training	88g	125g	17g
6	1100 kcal	41g	138g	43g
7	800 kcal	30g	100g	31g
Gesamt	7000 kcal	412g	876g	206g

*Werte zum Teil gerundet!

TAG 1

MAHLZEIT	ENERGIE*	KOHLENHYDRATE*	EIWEISS*	FETT*
1. Frühstück Apfelblechkuchen (1/2 Mahlzeit S. 209)	411 kcal	50,6g	37,6g	6,4g
2. Mittagessen 100g Rinderfilet 200g Spinat	149 kcal	----	25,8g	4,6g
3. Pre-Workout Mahlzeit Himbeer-Banana Creamy (1/2 Mahlzeit S. 218)	178 kcal	20,4g	19,3g	2,1g
4. Post-Workout Mahlzeit Apricot-Booster (1 x Mahlzeit S. 222)	293 kcal	35,9g	35,8g	0,7g
5. Snack 100g Putenbrust Mit Blattsalat Farmer Dipp (1/2 Mahlzeit S. 187)	183 kcal	0,8g	37,3g	3,4g
Gesamt	**1214 kcal**	**107,7g**	**155,8g**	**17,2g**

TAG 2

MAHLZEIT	ENERGIE*	KOHLENHYDRATE*	EIWEISS*	FETT*
1. Frühstück 2 Scheiben Vollkornbrot (80g) 1 Tomate (100g) 100g Cottage Cheese	261 kcal	35,4g	20,8g	3,9g
2. Mittagessen Tartar mit Spinat und Mozzarella (1/2 Mahlzeit S. 143)	312 kcal	1,3g	44,5g	14,4g
3. Abendessen 1/2 Dose Thunfisch (75g) Blattsalatmischung, angemacht mit Balsamico + 1 EL Olivenöl	195 kcal	0,2g	16,1g	14,4g
4. Snack 30g Proteinpulver 85% Vanillegeschmack 400ml Wasser	110 kcal	0,9g	25,8g	0,4g
Gesamt	878 kcal	37,8g	107,2g	33,1g

TAG 3

MAHLZEIT	ENERGIE*	KOHLENHYDRATE*	EIWEISS*	FETT*
1. Frühstück Cinnamon-Oatmeal Pep (1/2 Mahlzeit S. 217)	198 kcal	25,2g	18,6g	2,4g
2. Mittagessen Kabeljau im Salatbett (1/2 Mahlzeit S. 163)	197 kcal	3,9g	35,3g	4,5g
3. Pre-Workout Mahlzeit Schoko-Reisbrei (1/2 Mahlzeit S. 212)	189 kcal	23,8g	18,2g	2,3g
4. Post-Workout Mahlzeit Quick Carb-Flash (1/2 Mahlzeit S. 224)	132 kcal	15,1g	17,3g	0,3g
5. Snack 20g Proteinpulver 85% Cocosgeschmack 400ml Wasser + 1 TL Walnussöl	129 kcal	1,2g	16,8g	6,4g
Gesamt	845 kcal	69,2g	106,2g	15,9g

TAG 4

MAHLZEIT	ENERGIE*	KOHLENHYDRATE*	EIWEISS*	FETT*
1. Frühstück Brei aus 60g Haferflocken 30g Wheyprotein 90% Schokogeschmack ca. 400ml Wasser	326 kcal	35,5g	36,1	4,5g
2. Mittagessen Pikantes Putenschnitzel auf griechische Art (1/2 x Mahlzeit S. 152) + 1 EL Olivenöl zur Sauce	327 kcal	2,0g	27,4g	23,1g
3. Abendessen Forelle in Folie mit Spinatsauce (1 x Mahlzeit S. 160)	382 kcal	2,9g	62,5g	13,4g
4. Snack Vanillecreme (1 x Mahlzeit S. 194) 15g Walnüsse	293 kcal	3,4g	46,6g	10,3g
Gesamt	**1328 kcal**	**43,8g**	**172,6g**	**51,3g**

TAG 5

MAHLZEIT	ENERGIE*	KOHLENHYDRATE*	EIWEISS*	FETT*
1. Frühstück Bananenhaferbrei (1/2 Mahlzeit S. 210)	213 kcal	28,1g	18,6g	2,9g
2. Mittagessen 150g Hühnerbrust Gemischter Blattsalat + 1 Paprikaschote (100g) + 1 Tomate (100g)	195 kcal	5,5g	38,4g	2,0g
3. Pre-Workout Mahlzeit Reiskuchen aus der Mikrowelle (1/3 Mahlzeit S. 211)	211 kcal	32,0g	18,9g	0,8g
4. Post-Workout Mahlzeit Apricot Booster (1/2 Mahlzeit S. 222)	147 kcal	18,0g	17,9g	0,4g
5. Snack Getrocknete Rindfleisch-streifen (1/4 Mahlzeit S. 181)	179 kcal	0,1g	26,5g	8,0g
Gesamt	945 kcal	83,7g	120,3g	14,1g

TAG 6

MAHLZEIT	ENERGIE*	KOHLENHYDRATE*	EIWEISS*	FETT*
1. Frühstück Grits (1/2 Mahlzeit S. 219) Vanillecreme (1/2 Mahlzeit S. 194) 100g Erdbeeren	312 kcal	30,8g	41,4g	2,1g
2. Mittagessen Thunfischsalat (1/2 Mahlzeit S. 170)	260 kcal	5,1g	25,4g	15,4g
3. Abendessen 200g Rinderfilet 150g Broccoli + 1 TL Olivenöl	333 kcal	3,8g	47,4g	14,2g
4. Snack 30g Proteinpulver 85% Erdbeergeschmack 400ml Wasser + 1 EL Leinöl	218 kcal	0,9g	25,8g	12,3g
Gesamt	**1123 kcal**	**40,6g**	**140g**	**44g**

TAG 7

MAHLZEIT	ENERGIE*	KOHLENHYDRATE*	EIWEISS*	FETT*
1. Frühstück Omelette Hawaii (1/2 Mahlzeit S. 135) 1 Banane (100g)	344 kcal	25,6g	29,9g	13,7g
2. Mittagessen 100g Hühnerbrust Blattsalat angemacht mit Balsamico + 1 EL Olivenöl	213 kcal	0,2g	24,1g	12,9g
3. Abendessen Joghurt-Erdbeer Eis (1/2 Mahlzeit S. 189)	132 kcal	7,5g	21,0g	2,0g
4. Snack Schinkenröllchen (1/2 x Mahlzeit S. 178)	130 kcal	0,8g	25,0g	3,0g
Gesamt	819 kcal	34,1g	100g	31,6g

2000 KALORIEN DIÄTPLAN

Kalorienzufuhr	2000 kcal	
Kalorienaufteilung	konstant 2000 kcal/Tag	
Nährstoffverteilung	Trainingstage	trainingsfreie Tage
	50% Eiweiß 35% Kohlenhydrate 15% Fett	50% Eiweiß 15% Kohlenhydrate 35% Fett

ZIELVORGABE

TAG	KALORIENZUFUHR*	KOHLENHYDRATE*	EIWEISS*	FETT*
1	2000 kcal	75g	250g	78g
2	2000 kcal / Training	175g	250g	33g
3	2000 kcal	75g	250g	78g
4	2000 kcal / Training	175g	250g	33g
5	2000 kcal	75g	250g	78g
6	2000 kcal / Training	175g	250g	33g
7	2000 kcal	75g	250g	78g
Gesamt	14000 kcal	825g	1750g	411g

*Werte zum Teil gerundet!

TAG 1

Mahlzeit	Energie*	Kohlenhydrate*	Eiweiss*	Fett*
1. Frühstück Schoko-Reisbrei (1 x Mahlzeit S. 212) 1 Banane (100g)	471 kcal	69,0g	36,6g	5,7g
2. Zwischenmahlzeit 40g Proteinpulver 85% Erdbeergeschmack 400ml Wasser + 1 EL Leinöl	255 kcal	1,2g	34,4g	12,4g
3. Mittagessen Tartar mit Spinat und Mozzarella (1 x Mahlzeit S. 143)	624 kcal	2,5g	88,9g	28,7g
4. Zwischenmahlzeit Vanillecreme (2 x Mahlzeit S. 194) 15g Macadamia Nüsse	296 kcal	1,6g	45,4g	12,0g
5. Abendessen Cheese Pancakes (1 x Mahlzeit S. 129)	354 kcal	0,4g	43,8g	19,7g
Gesamt	**2000 kcal**	**74,7g**	**249,1g**	**78,5g**

TAG 2

MAHLZEIT	ENERGIE*	KOHLENHYDRATE*	EIWEISS*	FETT*
1. Frühstück Reiskuchen (1/2 Mahlzeit S. 211) 30g Proteinpulver 85% Vanillegeschmack 400ml Wasser 1/2 Banane (50g)	474 kcal	59,7g	54,4g	2,2g
2. Mittagessen 150g Rinderfiletsteak 200g Spargel + 1 EL Olivenöl	316 kcal	2,6g	35,2g	11,8g
3. Pre-Workout Mahlzeit Reiskuchen (1/2 Mahlzeit S. 211) 20g Wheyprotein 90% Schokogeschmack 200ml Wasser	389 kcal	48,9g	45,3g	1,8g
4. Post-Workout Mahlzeit »Take Twice« (1 x Mahlzeit S. 226) 1/2 Banane (50g)	445 kcal	60,7g	48,5g	1,1g
5. Abendessen Forelle in Folie mit Spinatsauce (1 x Mahlzeit S. 106)	382 kcal	2,9g	62,5g	13,4g
Gesamt	**2006 kcal**	**174,8g**	**245,9g**	**30,3g**

TAG 3

MAHLZEIT	ENERGIE*	KOHLENHYDRATE*	EIWEISS*	FETT*
1. Frühstück 3 Scheiben Vollkornbrot (120g) Omelette: 1 ganzes Ei und 8 Eiklar 1 Glas Birnensaft (150ml)	515 kcal	62,7g	46,5g	8,7g
2. Zwischenmahlzeit Black Velvet (1 x Mahlzeit S. 201)	330 kcal	6,7g	40,1g	15,9g
3. Mittagessen Kräuterlasagne (1/4 Mahlzeit S. 142)	568 kcal	2,9g	60,3g	35,0g
4. Zwischenmahlzeit 80g Wheyprotein 90% Vanillegeschmack 400ml Wasser + 1 EL Walnussöl	282 kcal	1,5g	43,0g	13,4g
5. Abendessen 200g Hühnerbrustfilet 200g Spargel	236 kcal	2,4g	51,6g	2,2g
Gesamt	**1931 kcal**	**76,2g**	**241,5g**	**75,2g**

TAG 4

MAHLZEIT	ENERGIE*	KOHLENHYDRATE*	EIWEISS*	FETT*
1. Frühstück Grits (1x Mahlzeit S. 219) 30g Proteinpulver 85% Schokogeschmack 400ml Wasser 1 Nektarine (100g)	532 kcal	62,9g	63,5g	3,0g
2. Mittagessen Omelette »Fresh« (1 x Mahlzeit S. 136)	280 kcal	6,3g	39,2g	10,9g
3. Pre-Workout Mahlzeit Quark-Götterspeise Törtchen (1 x Mahlzeit S. 192) 1 Banane (100g)	366 kcal	44,8g	41,3g	2,4g
4. Post-Workout Quick Carb-Flash (2 x Mahlzeit S. 224)	528 kcal	60,2g	69,0g	1,2g
5. Abendessen 200g Rinderfilet 200g Broccoli + 1 EL Olivenöl	401 kcal	5,2g	49,0g	20,3g
Gesamt	**2107 kcal**	**179,4g**	**262g**	**37,8g**

TAG 5

MAHLZEIT	ENERGIE*	KOHLENHYDRATE*	EIWEISS*	FETT*
1. Frühstück Brei aus 50g Haferflocken 50g Wheyprotein 90% Schokogeschmack 1 Banane (100g) ca. 500ml Wasser	469 kcal	52,8g	54,4g	4,6g
2. Zwischenmahlzeit Baccio Stir (2 x Mahlzeit S. 202) 1 TL Leinöl	577 kcal	5,6g	56,4g	36,6g
3. Mittagessen Kabeljau im Salatbett (1 x Mahlzeit S. 163) + 1 EL Olivenöl	501 kcal	7,9g	70,7g	20,8g
4. Zwischenmahlzeit 200g Cottage Cheese 100g Himbeeren	199 kcal	11,0g	26,7g	4,7g
5. Abendessen 150g Putenbrust Gemischter Blattsalat + 1 Tomate + 1 EL Olivenöl	282 kcal	2,0g	37,1g	13,6g
Gesamt	**2028 kcal**	**80,1g**	**245,3g**	**80,3g**

TAG 6

MAHLZEIT	ENERGIE*	KOHLENHYDRATE*	EIWEISS*	FETT*
1. Frühstück Früchte aus dem Wok mit Vanilleshake (1 x Mahlzeit S. 199) 200g Cottage Cheese	544 kcal	57,8g	58,5g	8,7g
2. Mittagessen 200g Rinderfilet 200g Spinat	270 kcal	1,0g	47,0g	8,6g
3. Pre-Workout Mahlzeit Cinnamon-Oatmeal Pep (1 x Mahlzeit S. 217)	393 kcal	50,3g	37,2g	4,8g
4. Post-Workout Mahlzeit Proteinflakes (1 x Mahlzeit S. 223) 1 Banane (100g)	524 kcal	72,0g	54,1g	2,4g
5. Abendessen 400g Zanderfilet Gemischter Blattsalat + 1 TL Walnussöl	304 kcal	----	57,7g	8,0g
Gesamt	**2035 kcal**	**181,1g**	**254,5g**	**32,5g**

TAG 7

MAHLZEIT	ENERGIE*	KOHLENHYDRATE*	EIWEISS*	FETT*
1. Frühstück 3 Scheiben Mehrkornbrot (120g) Omelette: 1 ganzes Ei und 8 Eiklar 1 Apfel (150g)	556 kcal	68,8g	46,6g	10,2g
2. Zwischenmahlzeit 60g Wheyprotein 90% Erdbeergeschmack + 1 EL Leinöl	318 kcal	1,8g	51,6g	13,7g
3. Mittagessen Salat a la Casa (1/2 x Mahlzeit S. 172)	335 kcal	6,2g	46,1g	13,9g
4. Zwischenmahlzeit Getrocknete Rindfleischstreifen (1/2 Mahlzeit S. 181)	357 kcal	0,1g	53,0g	16,1g
5. Abendessen 200g Hühnerbrustfilet 200g Broccoli + 2 EL Olivenöl	477 kcal	5,4g	54,8g	26,3g
Gesamt	2043 kcal	82,3g	252,1g	80,2g

3000 KALORIEN DIÄTPLAN

Kalorienzufuhr	3000 kcal	
Kalorienaufteilung	Calorie-Cycling / variierend	
Nährstoffverteilung	Trainingstage	trainingsfreie Tage
	50% Eiweiß	50% Eiweiß
	35% Kohlenhydrate	15% Kohlenhydrate
	15% Fett	35% Fett

ZIELVORGABE

TAG	KALORIENZUFUHR*	KOHLENHYDRATE*	EIWEISS*	FETT*
1	3000 kcal / Training	263g	375g	50g
2	2500 kcal / Training	218g	313g	42g
3	3500 kcal	131g	437g	136g
4	2500 kcal / Training	218g	313g	42g
5	3000 kcal / Training	263g	375g	50g
6	4000 kcal	150g	500g	155g
7	2500 kcal	94g	313g	97g
Gesamt	21000 kcal	1337g	2626g	572g

*Werte zum Teil gerundet!

TAG 1

MAHLZEIT	ENERGIE*	KOHLENHYDRATE*	EIWEISS*	FETT*
1. Frühstück Bananenhaferbrei (1 x Mahlzeit S. 210) Omelette: 1 ganzes Ei und 8 Eiklar 1 Glas Ananassaft (150ml)	715 kcal	74,9g	73,1g	13,3g
2. Mittagessen 400g Hühnerbrustfilet Blattsalatmischung + 1 EL Walnussöl	528 kcal	----	96,4g	15,9g
3. Pre-Workout Mahlzeit Reiskuchen (1/2 Mahlzeit S. 211) Orange Sparkling (1 x Mahlzeit S. 215)	559 kcal	76,3g	58,7g	2,1g
4. Post-Workout Mahlzeit Vanille Reis (1 x Mahlzeit S. 225) 1 Banane (100g)	680 kcal	98,1g	63,6g	3,9g
5. Abendessen 300g Zanderfilet Blattsalat, 1 Tomate (100g) + 1 EL Olivenöl	374 kcal	2,8g	58,6g	14,2g
Gesamt	2856 kcal	252,1g	350,4g	49,4g

TAG 2

MAHLZEIT	ENERGIE*	KOHLENHYDRATE*	EIWEISS*	FETT*
1. Frühstück 4 Scheiben Vollkornbrot (150g) 200g Cottage Cheese 40g Wheyprotein 90% Vanillegeschmack 300ml Wasser 1 Banane (100g)	715 kcal	83,0g	76,5g	8,8g
2. Mittagessen 200g Rinderfilet 200g Broccoli + 1 TL Olivenöl	347 kcal	5,1g	49,0g	14,4g
3. Pre-Workout Mahlzeit Apfel-Blechkuchen (1/2 Mahlzeit S. 209) Cherry Smoothie (1 x Mahlzeit S. 205)	650 kcal	61,8g	73,9g	11,9g
4. Post-Workout Mahlzeit Quick Carb-Flash (2 x Mahlzeit S. 224) 1 Birne (100g)	583 kcal	72,6g	69,5g	1,5g
5. Abendessen Schinkenröllchen (1 x Mahlzeit S. 178)	260 kcal	1,6g	50,0g	6,0g
Gesamt	**2555 kcal**	**224,1g**	**318,9g**	**42,6g**

TAG 3

MAHLZEIT	ENERGIE*	KOHLENHYDRATE*	EIWEISS*	FETT*
1. Frühstück Bananen Muffins (1 Mahlzeit S. 208)	797 kcal	109,5g	71,7g	8,0g
2. Mittagessen Cevapcici mit Paprikagemüse (1 x Mahlzeit S. 140) 60g Proteinpulver 85% Schokogeschmack 500ml Wasser	846 kcal	11,4g	127,3g	32,3g
3. Zwischenmahlzeit 300g Cottage Cheese 2 Tomaten Coffee Cool (1 x Mahlzeit S. 204)	490 kcal	4,7g	68,3g	24,9g
4. Abendessen Getrocknete Rindfleischstreifen (1 x Mahlzeit S. 181) Blattsalat gemischt + 1 EL Olivenöl	821 kcal	0,4g	106,1g	44,0g
5. Snack Salat a la Casa (1 x Mahlzeit S. 172)	670 kcal	12,4g	92,2g	27,9g
Gesamt	**3624 kcal**	**138,4g**	**465,5g**	**137,1g**

TAG 4

MAHLZEIT	ENERGIE*	KOHLENHYDRATE*	EIWEISS*	FETT*
1. Frühstück 100g Haferflocken 50g Wheyprotein 90% Schokogeschmack Omelette: 6 Eiklar und etwas Schnittlauch 1 Banane (100g)	733 kcal	80,3g	82,7g	9,2g
2. Mittagessen 200g Rinderfilet 200g Spargel 20g Proteinpulver 85% Schoko-Nussgeschmack 200ml Wasser + 1 EL Leinöl	418 kcal	1,8g	64,2g	16,9g
3. Pre-Workout Mahlzeit Grits (1 x Mahlzeit S. 219)	366 kcal	49,0g	36,8g	2,5g
4. Post-Workout Mahlzeit Vanille Reis (1 x Mahlzeit S. 225)	586 kcal	76,7g	63,4g	2,8g
5. Abendessen 2 Dosen Thunfisch natural (300g) 1 Tomate Blattsalat gemischt + 1 EL Olivenöl	489 kcal	2,8g	65,0g	13,1g
Gesamt	**2592 kcal**	**210,6g**	**312,1g**	**44,5g**

TAG 5

MAHLZEIT	ENERGIE*	KOHLENHYDRATE*	EIWEISS*	FETT*
1. Frühstück 4 Scheiben Vollkornbrot (150g), 200g Cottage Cheese + 200g Ananas + 2 EL Ahornsirup (25g) 40g Wheyprotein 90% Vanille + 300ml Wasser	755 kcal	103,7g	65,5g	8,1g
2. Mittagessen Scampi in pikantem Chinaragout (1 x Mahlzeit S. 166)	439 kcal	11,6g	60,0g	17,0g
3. Pre-Workout Mahlzeit Proteinflakes (1 x Mahlzeit S. 223) 1 Banane (100g)	524 kcal	72,0g	54,1g	2,4g
4. Post-Workout Mahlzeit »Take Twice« (1 x Mahlzeit S. 226) 1/2 Eiweißriegel (50g) HY-PRO Bar All Stars	577 kcal	69,5g	63,4g	5,0g
5. Abendessen 400g Putenbrust 200g Broccoli 30g Wheyprotein 90% Schoko + 200ml Wasser + 1 EL Walnussöl	698 kcal	6,2g	130,8g	16,6g
Gesamt	**2993 kcal**	**263g**	**373,5g**	**49,1g**

TAG 6

MAHLZEIT	ENERGIE*	KOHLENHYDRATE*	EIWEISS*	FETT*
1. Frühstück Bananen Muffins (1 Mahlzeit S. 208) 40g Wheyprotein 90% Schoko + 400ml Wasser	941 kcal	111,1g	105,3g	9,2g
2. Mittagessen Gratiniertes Lachsfilet auf Blattsalat (1/2 Mahlzeit S. 159) Chocolate-Peanut Blend (2 x Mahlzeit S. 203)	925 kcal	8,2g	89,4g	59,5g
3. Zwischenmahlzeit Schokopudding (2 x Mahlzeit S. 197)	494 kcal	0,8g	67,2g	24,6g
4. Zwischenmahlzeit Coffee Cool (2 x Mahlz. S. 204)	434 kcal	1,2g	51,6g	24,8g
5. Abendessen 300g Rinderfilet Farmer Dipp (1 x Mahlz. S. 187) Blattsalat + 1 EL Olivenöl	625 kcal	1,7g	90,0g	28,6g
6. Snack Quark-Götterspeise Tört- chen (1 x Mahlzeit S. 192) 50g Proteinpulver 85% Erdbeer + 400ml Wasser	416 kcal	15,7g	81,6g	3,1g
Gesamt	**3835 kcal**	**138,7g**	**485,1g**	**149,8g**

TAG 7

MAHLZEIT	ENERGIE*	KOHLENHYDRATE*	EIWEISS*	FETT*
1. Frühstück Brei aus 60g Haferflocken 50g Wheyprotein 90% Schoko + 400ml Wasser + 100g Himbeeren + 2 EL Honig (25g)	525 kcal	62,0g	56,0g	5,0g
2. Mittagessen Gefüllte Hühnerbrustrouladen (1 x Mahlzeit S. 153)	763 kcal	5,6g	118,2g	29,8g
3. Zwischenmahlzeit Geflügelcocktail süß-sauer (1 x Mahlzeit S. 179) 30g Mandeln	572 kcal	15,1g	60,3g	30,0g
4. Abendessen Beef Tartar (1 x Mahlzeit S. 146)	300 kcal	1,1g	46,1g	12,4g
5. Snack 200g Cottage Cheese 100g Himbeeren + 1 EL Leinöl	297 kcal	4,8g	28,5g	18,0g
Gesamt	**2457 kcal**	**88,6g**	**309,1g**	**95,2g**

Wichtiger Hinweis!

Die Empfehlungen und Ratschläge in diesem Kapitel sind von den Autoren und vom Verlag eingehend geprüft worden. Dennoch erfolgen alle Angaben ohne Gewähr. Die Entscheidung, inwieweit Sie die Informationen auf den folgenden Seiten für sich nutzen bzw. welche der beschriebenen Produkte Sie ausprobieren möchten, müssen Sie selbst treffen. Wenn Sie sich unsicher sind, dann empfiehlt es sich den Rat eines kompetenten Apothekers oder Arztes bezüglich der Anwendung von Nahrungsergänzungen und Diätetischen Lebensmitteln einzuholen.

VITAMINE & CO
NAHRUNGSERGÄNZUNGEN

VON STEPHAN KORTE

KAPITEL 10

Nahrungsergänzungen – Sinn oder Unsinn?

Aufgrund der großen Auswahl an möglichen Lebensmitteln, die bei der Metabolen Diät »erlaubt« sind, ist diese Diätform abwechslungsreicher als die »Ketogene Diät/Anabole Diät« und die »Low Fat Diät«. Dies wurde bereits ausführlich in Kapitel 1 beschrieben. Doch auch bei einer derart großen Auswahl an Lebensmitteln kann die zusätzliche Gabe von Nahrungsergänzungen (Supplements) bei der Metabolen Diät durchaus sinnvoll sein.

Es ist bekannt und anhand vieler lebensmitteltechnischer Untersuchungen auch bewiesen, dass natürliche Lebensmittel, insbesondere Obst und Gemüse, aufgrund der inzwischen modernisierten, nahezu industriellen »Züchtung« bei weitem nicht mehr so viele wertvolle Nährstoffe enthalten wie es von Ernährungsexperten – die eine »natürliche« Ernährung anpreisen – immer wieder publiziert wird.

Wer denkt, dass er ausreichend Vitamine und Mineralstoffe mit der täglichen Ernährung aufnimmt, kann sich irren. Es bedarf schon einer geschickt zusammengestellten und ausgewogenen Ernährung, um alle benötigten Vitamine, Mineralstoffe und Spurenelemente in ausreichendem Maße zu sich zu nehmen.

Während einer kalorienreduzierten Diät ist dies besonders schwer. Wenn Sie zum Abbau überschüssiger Pfunde und unliebsamer Fettdepots Ihre tägliche Kalorienzufuhr reduzieren, dann kann es durchaus auch bei der Metabolen Diät – wie bei jeder anderen Diätform – aufgrund der geringen Nahrungszufuhr zu einer nicht ausreichenden Versorgung an wichtigen Vitaminen, Mineralstoffen und Spurenelementen kommen. Insbesondere dann, wenn Sie sich über längere Zeit konsequent kalorienreduziert ernähren.

Sollten Sie Ihre Diätbemühungen durch sportliche Aktivitäten unterstützen – was den Erfolg der Metabolen Diät definitiv noch steigert – dann erhöht sich Ihr Tagesbedarf an Vitaminen, Mineralstoffen und Spurenelementen. Dies ist durch eine Vielzahl unterschiedlicher Faktoren bedingt. Besonders Mineralstoffe gehen in hohem Maße beim Sport durch übermäßiges Schwitzen verloren. Intensives Training bedeutet zudem Stress für den Körper – auch hier werden mehr Vitamine benötigt um diesen Stress abzufangen, damit er nicht die Zellen und das Immunsystem schädigen kann.

Die Anwendung von Nahrungsergänzungen kann durchaus sinnvoll sein, denn sie bieten neben der Vorbeugung bzw. dem Ausgleich eines Vitamin- oder Mineralstoffmangels zahlreiche weitere Vorteile (ohne zusätzliche Nahrungszufuhr!). Mit Nahrungsergänzungen können Sie auf einfache Weise eine ausreichende Nährstoffversorgung sicherstellen und einen erhöhten Nährstoffbedarf (z. B. erhöhter Eiweißbedarf beim Sportler) decken.

Eiweißkonzentrate sind zum Beispiel eine hervorragende Alternative zu eiweißreichen Lebensmitteln, denn sie enthalten kaum oder nur wenig stoffwechselbelastende Stoffe wie Purin (harnsäurebildend), gesättigte Fettsäuren und Cholesterin. Nahrungsergänzungen sollten jedoch nicht als Ersatz für eine unausgewogene Ernährung dienen, sondern eine bedarfsangepasste Ernährung sinnvoll »ergänzen«.

Die Deckung des erhöhten Vitamin- und Mineralstoffbedarfs ist ein Thema, mit dem wir uns in diesem Kapitel beschäftigen werden. Neben den, nennen wir es einmal »Basic-Nahrungsergänzungen«, gibt es noch eine Vielzahl anderer Wirkstoffe, mit denen Sie Ihre Diätbemühungen effektiv unterstützen können. Auch diese »Special Supplements« werden detailliert beschrieben.

Dieses Kapitel soll Sie ausführlich darüber informieren, welche Nahrungsergänzungen im Rahmen der Metabolen Diät sinnvoll sein können. Dabei wurde besonderer Wert darauf gelegt, die Wirkungsweise der verschiedenen Nahrungsergänzungen auf einfache und verständliche Weise zu erklären. Sie erhalten keine wissenschaftliche Abhandlung, sondern leicht verständliche und praxisorientierte Informationen. Die in diesem Kapitel beschriebenen Produkte sind frei verkäufliche Nahrungsergänzungen, die Sie im Online-Handel, in Apotheken und zum Teil auch in Drogerie- und Supermärkten kaufen können. Die Entscheidung, welche Nahrungsergänzungen Sie ausprobieren möchten, müssen Sie selbst treffen. Wenn Sie sich unsicher sind, dann empfiehlt es sich den Rat eines Arztes oder Apotheker bezüglich der Anwendung von Nahrungsergänzungen einzuholen. Wenn Sie in einem Fitness-Studio trainieren, dann können Sie dieses Thema auch mit Ihrem Trainer oder Ihrer Trainerin besprechen.

Wenn Sie auf den Einsatz von Nahrungsergänzungen gänzlich verzichten möchten, dann ist dies selbstverständlich auch möglich. Denn mit der Metabolen Diät können Sie auch ohne zusätzliche Vitamine, Mineralstoffe und Special Supplements effektiv und schnell Körperfett verbrennen und Ihr Körpergewicht reduzieren!

Multivitamine/Mineralstoffe

Die Auswahl an Multivitamin- und Mineralstoffpräparaten ist groß. Heutzutage bietet nahezu jeder gut sortierte Supermarkt zahlreiche dieser Nahrungsergänzungen an. Ideal ist ein Kombinationspräparat, das den Tagesbedarf (RDA = Recommended Daily Allowance/empfohlene Tageszufuhr oder seit 2014 NRV = Nährstoffbezugswerte) aller Vitamine mindestens zu 100% deckt. Mineralstoffe sind zumeist niedriger dosiert, da diese in der normalen Nahrung nicht so schnell verderben wie Vitamine und deshalb in der Regel eine höhere Aufnahme dieser stattfindet. Eine zusätzliche Ergänzung mit den Mineralstoffen Calcium, Magnesium und Kalium kann dennoch ratsam sein – vor allem dann, wenn Sie körperlich und/oder sportlich sehr aktiv sind und dabei regelmäßig stark schwitzen.

Wie hoch sollten Sie nun dosieren? In der Praxis hat sich eine Verdreifachung der empfohlenen Tageszufuhr als wirksam erwiesen. Haben Sie ein Präparat erworben, das pro Tablette (bzw. pro Einzeldosis) den Tagesbedarf zu 100% deckt, so nehmen Sie pro Tag davon drei Tabletten (bzw. 3x die Einzeldosis). Am besten über den Tag verteilt zu den Mahlzeiten, da einige Vitamine vom Körper nicht gespeichert werden können und aus diesem Grund regelmäßig zugeführt werden sollten. Die zugesetzten Mineralstoffe sind in einem

Kombinationspräparat zumeist mit 5-50% des Tagesbedarfs dosiert. Versuchen Sie auf etwa 800mg Calcium, 375mg Magnesium und 2000mg Kalium pro Tag zu kommen.

Reicht Ihr Präparat dafür nicht aus, dann ergänzen Sie diese Mineralstoffe gegebenenfalls mit einem zusätzlichen Mineralstoffpräparat. Ein Mangel an diesen Mineralstoffen kann zu Krämpfen, einem verlangsamten Stoffwechsel, einem Verlust an Muskelkontraktionskraft und langfristig zu einem Abbau von Knochenmasse führen.

Zusammenfassung Multivitamine/Mineralstoffe

Anwendungsbereich: Immunabwehr, einwandfreier Ablauf aller Stoffwechselvorgänge.

Dosierung: Mindestens 100%, besser 300% der empfohlenen Tagesdosis (RDA) für die tägliche Vitamin- und Mineralstoffzufuhr.

Nebenwirkungen: Vitamin- und Mineralstoffüberdosierungen kommen bei ordnungsgemäßer Einnahme eines Kombinationspräparates äußerst selten vor, ernsthafte Nebenwirkungen ebenso.

Kosten: Günstige Produkte sind in jedem Drogerie- bzw. Supermarkt erhältlich. Kombinationspräparate sind günstiger als einzelne Vitamine und Mineralstoffe. 20 Brausetabletten eines Multivitamin-/Mineralstoffpräparates kosten etwa 2-5 Euro. Nahrungsergänzungen aus der Apotheke sind teurer. 100 Tabletten kosten 15-40 Euro.

Tipps & Tricks: Multivitamin-/Mineralstoffpräparate sollten zur besseren Aufnahme über den Tag verteilt zu den Mahlzeiten eingenommen werden.

Tabelle 21:

EMPFOHLENE TAGESZUFUHR MULTIVITAMINE / MINERALSTOFFE

Vitamine	100% RDA/NRV	Mineralien	100% RDA/NRV
Vitamin A	800µg	Kalium	2000mg
Vitamin D	5µg	Chlorid	800mg
Vitamin E	12mg	Calcium	800mg
Vitamin K	75µg	Phosphor	700mg
Vitamin C	80mg	Magnesium	375mg
Thiamin	1,1mg	Eisen	14mg
Riboflavin	1,4mg	Zink	10mg
Niacin	16mg	Kupfer	1mg
Vitamin B6	1,4mg	Mangan	2mg
Folsäure	200µg	Fluorid	3,5mg
Vitamin B12	2,5µg	Selen	55µg
Biotin	50µg	Chrom	40µg
Pantothensäure	6mg	Molybdän	50µg
		Jod	150µg

Vitamin C

Die zusätzliche Einnahme von Vitamin C, dem »Allround-Vitamin«, ist besonders während einer kalorienreduzierten Diät sinnvoll, wenn diese mit regelmäßigem Sport kombiniert wird. Dieses wasserlösliche Vitamin bietet drei signifikante Vorteile: Für Sportler ist vor allem der antikatabole (muskelschützende) Effekt von Bedeutung. Zudem schützt Vitamin C die Gelenke und Sehnen, indem es die Kollagensynthese unterstützt. Ein dritter, wenn auch vorrangig kosmetischer Vorteil, liegt im diuretischen (entwässernden) Effekt. Wer schon einmal eine größere Menge Vitamin C zu sich genommen hat, wird kurze Zeit später einen intensiven Harndrang festgestellt haben.

Spitzensportler der ehemaligen Ostblock-Staaten nutzten Vitamin C schon vor Jahrzehnten in großen Mengen vor und nach dem Training, da sie wussten, dass dieses Vorgehen die Cortisolproduktion unterdrückt. Cortisol ist ein kataboles, also muskelabbauendes Hormon, welches unbedingt in Schach gehalten werden sollte – vor allem während einer kalorienreduzierten Diät, die ohnehin einen zusätzlichen Stressfaktor für den Körper darstellt.

Vor dem Training eingenommen kann Vitamin C in gewissem Maße vor einem Muskelabbau schützen, was allerdings kein Freifahrtschein für stundenlange Trainingseinheiten darstellt.

Da viele Abnehmwillige während der Diätphase auch mehrmals wöchentlich ein Gewichts- und/oder Ausdauertraining absolvieren, entsteht unweigerlich eine höhere Anfälligkeit der Sehnen und Gelenke für Verletzungen. Aus diesem Grund kann Vitamin C vorbeugend eingesetzt werden. Über eine Umwandlung der Aminosäuren Prolin und Lysin zu Hydroxyprolin und Hydroxylysin bewirkt Vitamin C eine gesteigerte Synthese (Bildung) von Kollagen, welches ein Hauptbestandteil der Sehnen und Gelenke darstellt. Vitamin C unterstützt somit indirekt die Erholung, indem es den Sehnen und Gelenken hilft sich besser und schneller zu regenerieren.

Die entwässernde Wirkung von Vitamin C kann vor allem von Wettkampf-Bodybuildern in der letzten Woche vor einer Meisterschaft genutzt werden. Dann nämlich, wenn das »Wassermanagement« eine wichtige Rolle spielt. Ziel ist es, möglichst viel Flüssigkeit – die sich zumeist direkt unter der Haut befindet – auszuspülen, um die Muskulatur besser zur Geltung zu bringen. Hierbei hilft Vitamin C mittels einer gesteigerten Diurese (Harnausscheidung).

Die empfohlene Zufuhr an Vitamin C während der »Metabolen Diät« liegt bei 1000mg pro Tag. Diese Menge sollte vorzugsweise je zur Hälfte morgens sowie vor dem Training eingenommen werden. Mit der Einnahme vor dem Training kann der Cortisolspiegel unter Kontrolle gehalten werden. An trainingsfreien Tagen empfiehlt sich die Einnahme etwa zum Frühstück und zum Abendessen.

Während besonders intensiver Trainingsphasen kann die Tagesdosierung durchaus auf bis zu 3000mg Vitamin C angehoben werden. Optimalerweise in drei Gaben von jeweils 1000mg: zum Frühstück, vor dem Training und zum Abendessen. Um den zuvor beschriebenen entwässernden Effekt von Vitamin C zu nutzen, wird die Dosierung in der letzten Woche vor einem Wettkampf auf bis zu 10.000mg täglich gesteigert, aufgeteilt auf fünf Gaben zu je 2000mg.

Zusammenfassung Vitamin C

Anwendungsbereich: Verbesserung der Regeneration, Muskelschutz, Wassermanagement (Spezialanwendung für Bodybuilding-Wettkampfathleten).

Dosierung: 1000-3000mg pro Tag. 10.000mg in der letzten Woche vor einem Bodybuilding-Wettkampf zur Unterstützung der Entwässerung.

Nebenwirkungen: In hoher Dosierung Magenbeschwerden, Durchfall, Übelkeit.

Kosten: 20 Brausetabletten je 1000mg Vitamin C kosten etwa 3,50 Euro. Der Preis für 100g Ascorbinsäure-Pulver beträgt 3 bis 6 Euro.

Tipps & Tricks: Ascorbinsäure wegen dem extrem sauren Geschmack am besten in ein süßes Light-Getränk einrühren. Auf magenfreundliche Vitamin-C-Tabletten umsteigen, falls Ascorbinsäure Magenbeschwerden verursacht.

Antioxidantien

Antioxidantien, auch »Radikalfänger« genannt, sind natürliche oder synthetisch hergestellte Stoffe, die dem Körper nach der Einnahme dabei helfen, freie Radikale, die die Zellen schädigen können, zu neutralisieren. Zu den bekanntesten Antioxidantien zählen die Vitamine A (bzw. Beta-Carotin als Vorstufe), Vitamin C und Vitamin E. Weitere »Radikalfänger« sind der Mineralstoff Zink, die Spurenelemente Selen und Kupfer, eine Reihe natürlich vorkommender Flavonoide (sekundäre Pflanzenstoffe, z. B. aus Grüntee), das Co-Enzym Q10 und weitere Wirkstoffe, wie beispielsweise Lycopin, Glutathion und Alpha-Liponsäure (ALA). Die Zufuhr dieser Antioxidantien erfolgt größtenteils über die Ernährung. Aufgrund der oftmals einseitigen Ernährung während einer kalorienreduzierten Diät, ist eine ausreichende Zufuhr mit Antioxidantien nicht immer garantiert. Ein kurzfristiger Mangel gilt nicht als sonderlich gefährlich – erst ein Langzeitmangel führt beispielsweise zu einer verschlechterten Immunabwehr und damit verbunden häufigeren Erkältungen und grippalen Infekten. Zudem werden die durch einen Mangel an Antioxidantien im Übermaß vorkommenden freien Radikale mit der Entstehung von Krebserkrankungen, Diabetes, Arthritis sowie Herz-/Kreislauferkrankungen in Verbindung gebracht.

Eine erhöhte Zufuhr an Antioxidantien empfiehlt sich insbesondere bei einer längerfristigen kalorienreduzierten Diät (länger als 4 Wochen), für Sportler, Raucher, für Menschen die regelmäßig auf die Sonnenbank gehen und für all jene, die einem besonders stressigen Beruf und/oder Alltag ausgesetzt sind. Die genannten »Stressfaktoren« erhöhen das Aufkommen von freien Radikalen signifikant, was auf Dauer die zuvor beschriebenen gesundheitlichen Probleme auslösen kann.

Die Einnahme von Antioxidantien kann während der »Metabolen Diät« dann sinnvoll sein, wenn die Kalorienzufuhr für mehrere Wochen deutlich reduziert ist (Kalorienzufuhr niedriger als Kalorienbedarf!), wenn Sie mehrmals wöchentlich intensiv Sport treiben und/oder andere der zuvor genannten Stressfaktoren auf Sie zutreffen.

Für die Basiszufuhr empfiehlt sich die Einnahme eines handelsüblichen ACE-Präparates, das den Tagesbedarf an Vitamin A, Vitamin C und Vitamin E zu 100-300% deckt. Hochwertige Kombinationspräparate enthalten noch weitere Antioxidantien, wie beispielsweise Selen und Zink oder Flavonoide wie Rutin, Hesperidin oder Rosenblüten.

Zusammenfassung Antioxidantien

Anwendungsbereich: Immunabwehr, verbesserte Regeneration.

Dosierung: 100-300% des empfohlenen Tagesbedarfs (RDA) an Vitamin A, C und E.

Nebenwirkungen: Eine Vitaminüberdosierung (Hypervitaminose) kommt sehr selten vor. Dafür sind extrem hohe Einzeldosierungen (>100-fache RDA) bzw. eine jahrelange stark erhöhte Vitaminzufuhr – insbesondere der Vitamine A, E und D – notwendig.

Kosten: ACE-Produkte als Brausetablette gehören zu den preisgünstigsten Darreichungsformen. 20 Brausetabletten mit jeweils 100% der empfohlenen Tagesdosis (RDA) an Vitamin A, C und E kosten etwa 4-10 Euro. Kombinationspräparate mit weiteren Antioxidantien kosten je nach Anbieter und Menge 20-80 Euro. Ein Vergleich der tatsächlich enthaltenen Antioxidantien und deren Dosierung lohnt sich.

Tipps & Tricks: Die Einnahme zu einer Mahlzeit (mit Fettanteil) verbessert die Aufnahme der fettlöslichen Vitamine A und E. Antioxidantien können als Schutz vor freien Radikalen zusätzlich zu einem Multivitamin-/ Mineralstoffpräparat eingenommen werden.

Proteinpulver/Eiweißkonzentrate

Bei der Metabolen Diät werden 50% der täglichen Kalorienzufuhr durch den Nährstoff Eiweiß abgedeckt. Dies gilt sowohl für Trainingstage, als auch für sportfreie Tage. Die erhöhte Eiweißzufuhr ist vor allem bei reduzierter Kalorienzufuhr wichtig, da mit ausreichend Eiweiß ein Verlust an stoffwechselaktiver Muskelsubstanz effektiv verhindert bzw. deutlich reduziert werden kann.

In der Praxis fällt es manch einem Anwender schwer, seinen täglichen Eiweißbedarf von 50% der Gesamtkalorien durch Lebensmittel zu decken. Bis zu einer Kalorienzufuhr von 3000 pro Tag (50% = 375g Eiweiß täglich; 1g Eiweiß = 4 Kalorien) gelingt dies den meisten Personen, die die Metabole Diät anwenden, problemlos. Darüber hinaus sind Eiweißkonzentrate besonders hilfreich, weil mit diesen ein erhöhter Eiweißbedarf schnell, einfach und auf gesunde Weise gedeckt werden kann. Eine ausführliche Erklärung der verschiedenen Eiweißarten, die heutzutage für Eiweißkonzentrate verwendet werden, finden Sie auf den Seiten 67-73 in diesem Buch.

Zusammenfassung Proteinpulver/Eiweißkonzentrate

Anwendungsbereich: Einfache, schnelle und gesunde Eiweißzufuhr, Abdeckung eines erhöhten Eiweißbedarfs, Muskelaufbau, Kraftsteigerung, Erhalt von stoffwechselaktiver Muskelsubstanz (Muskelschutz).

Dosierung: Ist abhängig von der täglich benötigten Eiweißmenge. Generell sollten Eiweißkonzentrate eine ausgewogene und eiweißreiche Ernährung nur ergänzen und nicht ersetzen.

Nebenwirkungen: Eiweißkonzentrate sind »Lebensmittel in konzentrierter Form« und kein künstlicher Lebensmittelersatz – wie oft behauptet wird. Für Personen mit gesunden Nieren und einer ausreichenden Flüssigkeitszufuhr (2-5 Liter/Tag) stellt eine eiweißreiche Ernährung kein gesundheitliches Risiko dar. Lediglich Personen mit Nierenerkrankungen sollten die Eiweißzufuhr niedrig halten.

Kosten: Das Angebot an Eiweißkonzentraten ist sehr groß. Die günstigen Produkte enthalten oftmals »Billigeiweiße« (Weizenprotein, Süßmolkenpulver, Gelatine u.a.), die der Körper nicht oder nur sehr schlecht für den Aufbau bzw. Erhalt von Muskelgewebe verwerten kann. 500g eines qualitativ hochwertigen Eiweißkonzentrates (z.B. Mehrkomponenten-Protein: Milchprotein/Casein, Wheyprotein und Eiprotein) kosten etwa 15-20 Euro.

Tipps & Tricks: Achten Sie unbedingt auf Qualität! Ein Blick auf die Zutatenliste lässt auf Anhieb erkennen, ob es sich um ein qualitativ hochwertiges Eiweißkonzentrat handelt oder nicht. Zu den empfehlenswerten Eiweißrohstoffen zählen: Milchprotein/Casein, Wheyprotein/Molkenprotein, (Wheyprotein-Isolat, Wheyprotein-Konzentrat und Wheyprotein-Hydrolisat), Eiprotein, Milchprotein-Isolat und Sojaprotein-Isolat. Nicht empfehlenswert sind Weizenprotein, Süßmolkenpulver, Erbseneiweiß, Reisprotein, Kartoffeleiweiß, kollagenes Eiweiß (Gelatine).

Omega-3 Fettsäuren (EPA/DHA) und Leinöl

In Kapitel 2 »Optimale Nährstoffverteilung« wird ausführlich beschrieben warum Sie Fett nicht komplett aus Ihrer täglichen Ernährung streichen sollten. Eine moderate und ausgewogene Fettzufuhr von 15-35% der täglichen Gesamtkalorien – wie sie für die Metabole Diät empfohlen wird – ist bei weitem effizienter und führt schneller zum gewünschten Fettabbau, als eine »Low Fat Diät«.

Auch wenn manche Diätexperten immer noch der Meinung sind, dass es dabei vollkommen egal ist welche Art von Fett verzehrt wird, kann man dennoch sagen, dass der Einsatz von speziellen Fettsäuren gewisse Vorteile mit sich bringt. Hierzu gehören vor allem die mehrfach ungesättigten Omega-3 Fettsäuren. Fischöl ist besonders reich an den Omega-3-Fettsäuren Eicosapentaensäure (EPA) und Docosahexaensäure (DHA). Diese können vom Körper nicht selbst gebildet werden und müssen daher mit der täglichen Ernährung aufgenommen werden.

Wenn Sie zu jenen Personen gehören, die keinen Fisch mögen, dann wird es schwierig für Sie sein ausreichend EPA und DHA aufzunehmen, denn dessen Öl stellt eine reichhaltige Quelle dieser Fettsäuren dar. Geringe Mengen EPA und DHA können zwar aus anderen Fettsäuren hergestellt werden, allerdings ist diese Umwandlungsrate recht ineffizient, so dass man dabei erfahrungsgemäß nicht von einer ausreichenden Zufuhr ausgehen kann.

Beide Fettsäuren weisen ungeahnte Eigenschaften in punkto Gesunderhaltung des Körpers und beschleunigtem Fettabbau auf. EPA und DHA wirken im Körper Entzündungsprozessen entgegen, verbessern die Blutfettwerte und die Fließeigenschaft des Blutes, steigern die Sauerstoffversorgung des Körpers und verbessern die Gehirnleistung, um nur einige positive Auswirkungen zu nennen. Weitaus interessanter ist jedoch die Fähigkeit dieser beiden Fettsäuren, die Empfindlichkeit der Insulinrezeptoren wieder herzustellen, was auf lange Sicht gesehen mehr Nährstoffe in die Muskulatur und weniger in die Fettdepots schleust.

Darüber hinaus wirken EPA und DHA leicht »thermogen«, erhöhen also die Körpertemperatur, was zu einem gesteigerten Kalorienverbrauch führt. Leinöl (Leinsamenöl) steht hier für die zweite Wahl. Es ist besonders reich an alpha-Linolensäure – ein geringer Teil hiervon kann in EPA und DHA umgewandelt werden. Leinöl bietet gleiche Eigenschaften wie Fischöl, allerdings in deutlich geringerem Maße.

Eine ausreichende tägliche Zufuhr an hochwertigen Omega-3 Fettsäuren lässt sich am einfachsten mit einer Nahrungsergänzung in Kapselform erzielen. Hochwertige Fischöle (oft auch als Lachsöl bezeichnet) enthalten 30-35% Omega-3 Fettsäuren (EPA/DHA). Mit 3-6g Fischöl in Kapselform lässt sich der Tagesbedarf von 1-2g EPA/DHA auf einfache Weise decken. Zusätzlich können Sie 1-2 TL Leinöl (Achtung: tägliche Kalorien- und Fettzufuhr für die Metabole Diät beachten!) in Ihren täglichen Proteinshake mixen. Damit geben Sie Ihrem Körper weitere hochwertige pflanzliche Fettsäuren.

Zusammenfassung Omega-3 Fettsäuren/Leinöl

Anwendungsbereich: Fettabbau, Immunabwehr, Gesundheit allgemein.

Dosierung: 3-6g Fischöl pro Tag, aufgeteilt auf 2-3 Gaben. Das entspricht in etwa 1-2g reinem EPA/DHA. Zusätzlich 1-2 TL Leinöl pro Tag, am besten in Kombination mit einem Eiweißshake.

Nebenwirkungen: Gelegentlich kommt es nach dem Verzehr von Fischöl-Kapseln zu einem unangenehmen Fischgeschmack (Aufstoßen nach Fisch), der nach kurzer Zeit wieder vergeht. Erfahrungsgemäß tritt dieser Geschmack häufiger bei billigen Produkten auf. Bei hochwertigen und meist teureren Nahrungsergänzungen kommt es eher selten zu dieser Nebenwirkung.

Kosten: 100 Kapseln mit 450mg hochwertigen Omega-3 Fettsäuren (270mg EPA/180mg DHA) pro Kapsel kosten etwa 25 Euro. Für Präparate mit nur 300mg (180mg EPA/120mg DHA) bezahlt man im Durchschnitt 10-12 Euro pro 100 Kapseln. Eine 250ml Flasche kaltgepresstes Leinöl kostet je nach Anbieter 3,50 bis 6 Euro.

Tipps & Tricks: Leinöl besitzt einen sehr intensiven Eigengeschmack und lässt sich am besten mit Proteinpulver in Schoko- oder Vanille-Geschmack mischen. Bei fruchtigen Proteinsorten dringt der Eigengeschmack eher durch. Die im Leinöl enthaltenen Wirkstoffe sind sehr empfindlich, weshalb es möglichst lichtgeschützt gelagert und nach dem Öffnen der Flasche innerhalb von 6 Wochen aufgebraucht werden sollte.

L-Carnitin

L-Carnitin ist eine körpereigene Substanz, die aus den Aminosäuren Lysin und Methionin gebildet werden kann. Der Körper kann nur einen geringen Teil seines täglichen L-Carnitinbedarfs selbst bilden. Daher muss der größte Teil über die Ernährung zugeführt werden. Eine ausgewogene Mischkost, die Fleisch und Milchprodukte enthält, liefert pro Tag 100-300mg L-Carnitin. Bei einer strikt vegetarischen Ernährungsweise mit Defiziten in der Fleischaufnahme kann leicht ein L-Carnitinmangel entstehen.

Als L-Carnitin in den 1990er Jahren erstmals als Nahrungsergänzung angeboten wurde, versprachen die Werbeanzeigen wahre Wunder. L-Carnitin wurde als »Fatburner« angepriesen mit dessen Hilfe innerhalb kürzester Zeit überschüssige Pfunde purzeln – und zwar ohne Diät oder Sport. Ein wahres Wundermittel also... Inzwischen weiß man, dass L-Carnitin zum Zwecke der Gewichtsabnahme nur in Verbindung mit einer kalorienreduzierten Ernährung und regelmäßigem Sport seine unterstützende Wirkung bei der Fettverbrennung ausüben kann. L-Carnitin ist also kein Fatburner, sondern spielt vielmehr eine zentrale Rolle bei der Fettverbrennung. Damit L-Carnitin in diesem Prozess seine volle Wirkung entfalten kann, muss jedoch erst einmal die Fettverbrennung aktiviert werden. Mit der Metabolen Diät (idealerweise kombiniert mit einem effektiven Ausdauertraining!) können Sie innerhalb kurzer Zeit den Abbau Ihrer Körperfettdepots aktivieren.

Um die aus den Körperfettdepots abgebauten Fettsäuren letztendlich auch verbrennen zu können, wird L-Carnitin benötigt. L-Carnitin transportiert die Fettsäuren zum Ort der Verbrennung. Der Abbau der Fettsäuren zu Energiegewinnung findet in den Mitochondrien statt, den Kraftwerken der Zelle. Da die Außenhaut der Mitochondrien fettundurchlässig ist, wird ein Transporter benötigt, der die Fettsäuren ins Innere schleust. Diese Funktion übernimmt L-Carnitin indem es die Fettsäuren bindet und in die Mitochondrien transportiert. Je mehr L-Carnitin an der Außenhaut der Mitochondrien zur Verfügung steht, desto mehr Fettsäuren können transportiert werden. Als »Fettsäure-Transporter« spielt L-Carnitin somit eine Schlüsselrolle bei der Fettverbrennung, die jedoch nur dann effektiv ablaufen kann, wenn der Körper mit ausreichend L-Carnitin versorgt ist. Für die optimale Unterstützung der Fettverbrennung wird üblicherweise eine tägliche Zufuhr von 1-3g L-Carnitin empfohlen.

Wissenschaftliche Studien haben zudem gezeigt, dass L-Carnitin die Durchblutung fördern kann. Mit einer verbesserten Durchblutung des Muskelgewebes wird eine bessere Nährstoffversorgung während des Trainings erreicht. Die Muskulatur wird mit mehr Sauerstoff versorgt, wodurch der Muskel länger belastet werden kann, bevor es zur Bildung von Milchsäure (Laktat) kommt, die letztendlich die Muskelleistung behindert.

Mehr Sauerstoff bedeutet auch, dass die bei intensiven Muskelbelastungen anfallende Milchsäure besser abtransportiert werden kann. Die gesteigerte Durchblutung führt zu einer besseren Belastbarkeit der Muskulatur und verbessert die Regenerationsphase.

Die Erfahrungswerte von Sportlern – die L-Carnitin verwenden – bestätigen eine schnellere Regeneration nach intensivem Training, weniger Muskelkater und eine insgesamt höhere Belastbarkeit. Um die durchblutungsfördernde Wirkung von L-Carnitin nutzen zu können, wird eine tägliche Dosierung von 3-5g benötigt.

Zusammenfassung L-Carnitin

Anwendungsbereich: Unterstützung der Fettverbrennung, verbesserte Regeneration, Immunabwehr.

Dosierung: 1-3g täglich für die Unterstützung der Fettverbrennung. Die Einzelgabe von 500-1000mg L-Carnitin und 100-400mg Koffein – etwa 30-60 Minuten vor einem längeren Ausdauertraining (>30 Min. Dauer) eingenommen – wird in Sportlerkreisen als effektive Produktkombination zum Fettabbau empfohlen. Für die durchblutungsfördernde Wirkung von L-Carnitin wird eine tägliche Dosierung von 3-5g benötigt.

Nebenwirkungen: Bei ordnungsgemäßer Einnahme von L-Carnitin sind keine Nebenwirkungen bekannt. Vereinzelt wird von einem »fischartigen Schweißgeruch« berichtet, der durch die Einnahme von zu großen Einzelgaben (>5g) L-Carnitin entstehen kann.

Kosten: Das Angebot der verschiedenen Darreichungsformen ist sehr groß. L-Carnitin ist als Tablette, Kapsel, Pulver und in flüssiger Form im Fachhandel, in Apotheken sowie in Drogerie- und Supermärkten erhältlich. L-Carnitin in Tablettenform ist erfahrungsgemäß die günstigste Darreichungsform, flüssiges L-Carnitin die teuerste. Für einen Produktvergleich sollte man den Preis für 1000mg L-Carnitin ermitteln. Dieser liegt je nach Darreichungsform bei 0,40 bis 2 Euro. Qualitativ hochwertige Produkte enthalten hochreines L-Carnitin, das mit dem Warenzeichen CARNIPURE® gekennzeichnet ist – diese sind üblicherweise teuerer als Präparate, für die L-Carnitin chinesischer Herkunft verwendet wird.

Tipps & Tricks: L-Carnitin verstärkt die Wirkung von Alpha-Liponsäure (ALA) und die Wirkung antioxidativer Vitamine. Die Kombination mit der Aminosäure L-Arginin wirkt sich positiv auf die Stickstoffmonoxid-Synthase (engl. nitric-oxide-synthase, NOS) aus. Eine Wirkung, die vor allem von Bodybuildern aufgrund des damit erzielten »Pumpeffekts« in der Muskulatur geschätzt wird.

Grüntee-Extrakt

Grüner Tee (Camelia sinensis) gehört zu den beliebtesten Teesorten weltweit. Grüntee hat eine Vielzahl positiver Eigenschaften auf die Gesunderhaltung und Gesundung des Körpers. So hilft diese Teesorte beispielsweise bei Kopfschmerzen, Müdigkeit, Erkältungen und erhöhtem Blutdruck. Der hohe Anteil an Antioxidantien des Grüntees unterstützt zudem den Schutz vor freien Radikalen und fördert die körpereigenen Abwehrkräfte.

Eine weitere, speziell für eine kalorienreduzierte Diät relevante Eigenschaft des Grüntees ist dessen Fähigkeit den Stoffwechsel zu aktivieren. Für die stoffwechselaktivierende Wirkung sind die im Grüntee-Extrakt enthaltenen »Catechine« (sekundäre Pflanzenstoffe, insbesondere das Epigallocatechingallat/EGCG) verantwortlich, welche die Ausschüttung von Noradrenalin erhöhen. Eine direkte Folge dieser erhöhten Ausschüttung ist unter anderem eine Steigerung der Körpertemperatur und des Kalorienverbrauchs. Im Vergleich zu reinem Koffein ist diese Wirkung bei Grüntee schwächer ausgeprägt. Grüntee wirkt zudem leicht harntreibend (diuretisch), was durch die parallele Gabe von Vitamin C noch weiter verstärkt werden kann.

In handelsüblichen Grüntee Nahrungsergänzungen liegen die Inhaltsstoffe der Teeblätter als gereinigter und hochdosierter Extrakt vor, der einen deutlich höheren Gehalt der wirksamen pflanzlichen Wirkstoffe enthält als herkömmlicher Grüntee. Das Angebot an Grüntee-Extrakt Produkten ist groß, wobei die Qualitätsunterschiede zum Teil enorm sind. Oftmals wird anhand des Zutatenverzeichnisses nicht deutlich, ob es sich um Grüntee-Extrakt handelt oder lediglich um Grüntee. Die übliche Dosierungsempfehlung liegt bei 400-2000mg Grüntee-Extrakt pro Tag. Grüntee-Extrakt ist heutzutage auch Bestandteil in nahezu allen »Fatburner-Supplements«.

Zusammenfassung Grüntee-Extrakt
Anwendungsbereich: Unterstützung des Fettabbaus, Stoffwechsel Aktivierung, Immunabwehr.

Dosierung: 400-2000mg Grüntee-Extrakt pro Tag

Nebenwirkungen: Weitestgehend nebenwirkungsfrei. Die harntreibende Wirkung kann im Einzelfall als unangenehm beurteilt werden. Aufgrund des vorhandenen Koffeingehaltes sollte eine abendliche Einnahme vermieden werden, um Schlafstörungen zu vermeiden.

Kosten: Je nach Anbieter hohe Preisunterschiede und ebenso große Qualitätsunterschiede. Oft ist anhand der Inhaltsstoffe nicht zu erkennen, ob es sich um Grüntee-Extrakt oder nur um Grüntee handelt. Demzufolge reicht die Preisspanne von etwa 20 Euro für 130 Kapseln je 750mg bis zu 40 Euro für 90 Kapseln zu je 400mg.

Tipps & Tricks: Die Kombination mit Vitamin C erhöht den entwässernden Effekt.

Koffein

Koffein gehört zur Gruppe der Methylxanthine, die in natürlicher Form hauptsächlich in Kaffee, Kakao und Tee enthalten sind. Koffein ist zudem in diversen Softdrinks, Energydrinks und zahlreichen anderen Lebensmitteln enthalten. Zusammen mit Alkohol und

Nikotin zählt Koffein zu den am häufigsten verwendeten »Volksdrogen« und wird vor allem für dessen »muntermachende« Wirkung geschätzt.

Neben der stimulierenden Wirkung auf das zentrale Nervensystem, die sowohl die Konzentration steigert als auch allgemeinen Ermüdungserscheinungen entgegenwirkt, wird Koffein von Sportlern auch gerne zur Leistungssteigerung eingesetzt. Für alle Abnehmwilligen sind die folgenden Koffeinwirkungen besonders interessant: Koffein verbessert den Stoffwechsel, fördert die Fettverbrennung und den Abbau von Körperfett, es wirkt appetithemmend und hat eine leicht entwässernde Wirkung.

Die stimulierende Wirkung des Koffeins ist jedem bekannt, der schon einmal Koffein zu sich genommen hat – ganz egal ob in Form von Kaffee, Energydrinks, Softdrinks oder Koffeintabletten. Der Körper gerät in eine Art Stresssituation und einen Zustand erhöhter Alarmbereitschaft. Adrenalin wird ausgeschüttet, was unter anderem zu beschleunigter Atmung, Pulserhöhung, gesteigerter Durchblutung der Muskulatur und erhöhter Wachsamkeit führt. Man steht quasi »unter Strom« und ist voller Tatendrang.

Sportler profitieren besonders von der verbesserten Kontraktionsfähigkeit der Skelettmuskulatur, die zu einem Kraftanstieg führt. Die mögliche Kraftsteigerung liegt, üblicherweise bei etwa 5-10% der Maximalleistung. Während einer kalorienreduzierten Diät kann Koffein also einem möglichen Absinken der Körperkraft entgegen wirken und damit stoffwechselaktives Muskelgewebe erhalten.

Koffein wirkt »thermogen« (körpertemperaturerhöhend) und treibt somit den Stoffwechsel an, was zu einer gesteigerten Kalorienverbrennung führt. Auf nüchternen Magen eingenommen, unterstützt Koffein zudem die Freisetzung von gespeichertem Körperfett, indem es dieses in freie Fettsäuren umwandelt, welche – eine sportliche Tätigkeit vorausgesetzt – direkt zu Energiezwecken verbrannt werden können. Es reicht jedoch nicht aus, die Fettsäuren lediglich freizusetzen – sie müssen auch zu den Mitochondrien

(Zellkraftwerke) befördert werden. Denn dort findet ihre Verbrennung statt. Diese Aufgabe übernimmt L-Carnitin. Zur Förderung der Fettverbrennung hat sich daher in der Praxis die Einnahme von Koffein in Kombination mit L-Carnitin bewährt.

Ein weiterer Vorteil von Koffein ist dessen appetithemmende Wirkung, die besonders von Personen geschätzt wird, die während der Diät mit Heißhungerattacken zu kämpfen haben. Die appetithemmende Wirkung macht sich besonders stark bemerkbar, wenn Koffein mehrmals täglich etwa 30 Minuten vor einer Mahlzeit eingenommen wird.

Die letzte diätrelevante Eigenschaft des Koffeins ist dessen entwässernde Wirkung. Koffein steigert die Durchblutung der Nieren und regt diese zu einer vermehrten Ausscheidung von Flüssigkeit an. Kaffeetrinker kennen diesen harntreibenden Effekt. Die Fettdepots werden hierdurch etwas entwässert, was diese schrumpfen lässt. Diese Wirkung ist jedoch nur temporär und beeinflusst den Diäterfolg nicht dauerhaft. Koffein kommt heutzutage in vielen Lebensmitteln sowohl in natürlicher, als auch in synthetischer Form vor. Eine Tasse Tee enthält 30-50mg Koffein, eine Tasse Filterkaffee 60-100mg und handelsübliche Energydrinks liefern etwa 80-200mg Koffein pro Dose/Flasche. Reines synthetisches Koffein ist apothekenpflichtig und dort in Dosierungen von 80-200mg in Tablettenform erhältlich.

Die Darreichungsform beeinflusst die Wirkung des Koffeins zwar in gewisser Weise, entscheidend ist jedoch die Dosierung. Personen die nicht regelmäßig Kaffee oder Energydrinks trinken oder gänzlich darauf verzichten, sollten sich generell mit geringen Dosierungen an die Wirkung von Koffein herantasten. Vor der Einnahme von Koffeintabletten sollte der Rat eines Arztes oder Apothekers eingeholt werden.

Zur Aktivierung der Fettverbrennung hat sich die Kombination von 100-400mg Koffein und 500-1000mg L-Carnitin bewährt, die etwa 30-60 Minuten vor einem längeren Ausdauertraining (>30 Minuten Dauer, mit geringer bis mittlerer Intensität) eingenommen wird. Hierbei ist darauf zu achten, dass die letzte kohlenhydratreiche

Mahlzeit mindestens zwei Stunden zurückliegt. So steigt die Chance, dass während des Trainings tatsächlich eine erhöhte Fettverbrennung stattfindet und die Energie nicht aus den Kohlenhydraten der Mahlzeit vor dem Training stammt. Ideal ist daher ein Ausdauertraining zur Fettverbrennung morgens vor dem Frühstück.

Zur Kraftsteigerung und Erhöhung der Trainingsintensität nehmen Sportler erfahrungsgemäß einmalig 200-400mg Koffein etwa 30-45 Minuten vor dem Training ein. Als milder Appetitzügler eingesetzt, wird Koffein üblicherweise in einer Dosierung von 100mg zirka 30 Minuten vor einer Mahlzeit eingenommen, wobei diese Methode vor maximal 3 Mahlzeiten pro Tag erfolgt.

Zusammenfassung Koffein

Anwendungsbereich: Förderung der Fettverbrennung, Kraftsteigerung (5-10% möglich), Muntermacher, Steigerung der Trainingsintensität, Appetithemmer.

Dosierung: Zur Förderung der Fettverbrennung 100-400mg Koffein mit 500-1000mg L-Carnitin kombiniert, Einnahme etwa 30-60 Minuten vor einem längeren Ausdauertraining. 200-400mg Koffein zur Verbesserung der Kraftleistung und zur Steigerung der Trainingsintensität zirka 30 Minuten vor dem Training. Als Appetitzügler 100mg Koffein etwa 30 Minuten vor einer Mahlzeit – jedoch maximal dreimal täglich.

Nebenwirkungen: Koffein wird in geringen Dosen (unter 200mg täglich) für gewöhnlich gut vertragen. Die möglichen Begleiterscheinungen äußern sich mit innerer Unruhe, Herzrasen und erhöhter Harndrang. Bei Dosierungen über 200mg pro Tag wurden u.a. folgende Nebenwirkungen beobachtet: Abgeschlagenheit, Kopfschmerzen, Schlaflosigkeit, erhöhte Reizbarkeit. Bei abruptem Absetzen nach chronischem Gebrauch können zudem Müdigkeit, Muskelschmerzen und Konzentrationsschwäche auftreten.

Kosten: Koffein ist in einer Vielzahl von Energydrinks, in Kaffee, Tee, Kakao, Fatburner-Supplements und inzwischen sogar in Energybonbons enthalten. Eine Preisangabe ist nicht möglich. Synthetisches Koffein ist auch in Tablettenform erhältlich. 50 Tabletten je 200mg Koffein kosten in der Apotheke 6-9 Euro.

Tipps & Tricks: Um optimal von der fettverbrennenden Wirkung des Koffeins zu profitieren, sollte die Einnahme nüchtern erfolgen, da Kohlenhydrate die fettsäurefreisetzende Wirkung negativ beeinflussen können. Koffein findet man häufig auch als Zutat in frei verkäuflichen »Fatburner-Supplements«. Diese Kombinationspräparate enthalten eine Vielzahl anderer Zutaten zur Unterstützung der Gewichtsabnahme und des Fettabbaus, wie zum Beispiel L-Carnitin, Taurin, Aminosäuren (L-Tyrosin, L-Tryptophan), Pflanzenextrakte (z.B. Ingwer, Kardamom), verschiedene Pfefferarten und weitere natürliche Koffeinquellen wie etwa Grüntee-Extrakt und Guarana.

L-Glutamin

Die Aminosäure L-Glutamin hat sich als »Allround-Aminosäure« einen Namen gemacht und zählt zu den am häufigsten verwendeten Supplements weltweit. Zahlreiche wissenschaftliche Studien haben bewiesen, dass L-Glutamin sich positiv auf die Immunabwehr auswirkt. Ein niedriger L-Glutaminspiegel erhöht das Risiko für Immunkrankheiten, ein hoher L-Glutaminspiegel senkt dieses. Vor allem in Phasen mit stark eingeschränkter Kalorienzufuhr ist es besonders wichtig, das Immunsystem optimal zu unterstützen. Die ausreichende Zufuhr von L-Glutamin leistet dabei eine große Hilfe.

Für leistungsorientierte Sportler sind zwei weitere positive Eigenschaften von besonderer Bedeutung. L-Glutamin kann im Bedarfsfall als Energiesubstrat benutzt werden – nämlich dann, wenn im anaeroben Bereich trainiert wird (Gewichtstraining, hochintensives Cardio/HIIT) und der Sportler aufgrund einer kalorienreduzierten und kohlenhydratarmen Ernährung nicht ausreichend gefüllte Glykogenspeicher besitzt. In diesem Fall greift der Körper verstärkt auf körpereigene Aminosäurenreserven (Muskeleiweiß) zur Energiegewinnung zurück. Da L-Glutamin zu Glukose umgewandelt und als Energiequelle verwendet werden kann – was den Abbau von Muskeleiweiß überflüssig macht – kann hier zu Recht von einer »antikatabolen Aminosäure« gesprochen werden. Zu diesem Zweck empfiehlt sich die zusätzliche Einnahme von L-Glutamin direkt vor dem Training. Bei der Metabolen Diät kann der Einsatz von L-Glutamin besonders an Tagen mit einer stark reduzierten Kalorienzufuhr und niedriger Kohlenhydratversorgung sehr sinnvoll sein.

Sportler wissen das eine strikt kohlenhydratarme Diät die Muskulatur »flach« erscheinen lässt. Der Grund hierfür liegt im verringerten Muskelzellvolumen. Durch die Entleerung der Kohlenhydratspeicher geht Flüssigkeit aus der Muskulatur verloren (1g Kohlenhydrate bindet 2-4g Wasser), was das Volumen der Muskulatur natürlich sinken lässt. Da ein hohes Muskelzellvolumen jedoch äußerst wichtig für den Kraft- und Muskelerhalt ist, empfiehlt es sich, an extrem kalorienreduzierter und kohlenhydratarmen Tagen der »Metabolen Diät« die Muskulatur mit ausreichend L-Glutamin (und Creatin!) zu versorgen.

L-Glutamin übt nämlich, genauso wie Creatin, in der Muskelzelle einen osmotischen Druck aus. L-Glutamin hält sozusagen Wasser im Muskel. Der aufgrund der entleerten Glykogenspeicher reduzierte Flüssigkeitshaushalt der Muskelzelle kann damit stabilisiert bzw. sogar erhöht werden. Das schafft zudem ideale Bedingungen für eine effektive Proteinsynthese. Der zellvolumenerhöhende bzw. stabilisierende Effekt der »L-Glutamin-/Creatin-Kombination« ermöglicht es, das die Muskulatur trotz nur mäßig gefüllter oder gar entleerter Kohlenhydratspeicher prall und rund wirkt.

Die Frage, ob nun freies L-Glutamin (L-Glutamin) oder peptidgebundenes (Glutaminpeptid) wirksamer ist, kann nicht eindeutig beantwortet werden. In der Praxis hat sich bezüglich der Wirksamkeit beider Formen kein Unterschied gezeigt, so dass man sich hierüber nicht den Kopf zerbrechen sollte. Bei der Dosierung ist allerdings zu berücksichtigen, dass Glutaminpeptid nur etwa 30% reines L-Glutamin enthält und dementsprechend mehr Pulver benötigt wird, um die empfohlene Tagesdosis zu erreichen. Diese liegt bei 5-10g L-Glutamin pro Tag, verteilt auf 1-2 Portionen von je 5g. Regelmäßig und intensiv trainierende Sportler können an Tagen mit niedriger Kohlenhydratzufuhr zusätzlich 5-10g L-Glutamin direkt vor dem Training einnehmen.

Zusammenfassung L-Glutamin

Anwendungsbereich: Immunabwehr, Muskelschutz (Erhalt von Muskelmasse), Erhöhung des Muskelzellvolumens.

Dosierung: 5-10g L-Glutamin pro Tag, aufgeteilt auf 1-2 Portionen. Intensiv trainierende Sportler können zusätzlich 5-10g L-Glutamin direkt vor dem Training einnehmen.

Nebenwirkungen: Vereinzelt kann Übelkeit auftreten.

Kosten: Am kostengünstigsten ist L-Glutamin in Pulverform. 500g reines L-Glutamin Pulver kostet je nach Anbieter zwischen 25 und 40 Euro. Vergleichbare Preise gelten für Glutaminpeptid.

Tipps & Tricks: L-Glutamin ist schwer löslich. Deshalb das Pulver am besten pur mit einem Löffel einnehmen und mit Wasser oder einem zuckerfreien, kalorienarmen Getränk hinunterspülen. Sie können die gewünschte Menge auch einfach in ein Light-Getränk, wie beispielsweise Cola Light oder Sprite Light einrühren und trinken. Reines L-Glutamin zerfällt in Flüssigkeit gelöst relativ schnell, weshalb sich der sofortige Verzehr nach der Zubereitung empfiehlt. Glutaminpeptid hingegen ist in Flüssigkeit gelöst stabil.

BCAAs – verzweigtkettige Aminosäuren

Eiweiß setzt sich aus einer Vielzahl von Eiweißbausteinen zusammen, den sogenannten »Aminosäuren«. Man unterscheidet zwischen

Aminosäuren die der Körper durch bestimmte Stoffwechselprozesse eigenständig bilden kann (nicht essentielle Aminosäuren), die der Organismus nur begrenzt bilden kann (semiessentielle Aminosäuren) und die der Körper nicht eigenständig bilden kann (essentielle Aminosäuren). Eine besondere Stellung unter den Aminosäuren nehmen die BCAAs (engl. »Branched Chain Amino Acids«) ein. Die Deutsche Bezeichnung lautet »verzweigtkettige Aminosäuren«. Die BCAAs Leucin, Isoleucin und Valin gehören zu den essentiellen Aminosäuren, d.h. sie können vom Körper nicht eigenständig hergestellt werden. Sie müssen mit der täglichen Nahrung zugeführt werden.

Der Einsatz von BCAAs kann dann sinnvoll sein, wenn Sie während der Metabolen Diät wirklich intensives Krafttraining und/oder langandauernde Ausdauerbelastungen (>60 Min.) absolvieren. Besonders an Tagen mit sehr niedriger Kalorienzufuhr und der daraus resultierenden geringen Kohlenhydratmenge, kann es vorkommen, dass dem Körper trotz einer kohlenhydratreichen Pre-Workout Mahlzeit nicht ausreichend Kohlenhydrate zur Energieversorgung bereitstehen. In diesem Fall müsste der Körper auf die Energiegewinnung aus Aminosäuren zurück greifen, die mit einem Abbau von stoffwechselaktiver Muskulatur verbunden ist.

Durch die Einnahme von BCAAs (insbesondere Leucin) – die als Energielieferant dienen können – lässt sich dieser Abbauprozess deutlich minimieren bzw. verhindern. BCAAs besitzen die besondere Eigenschaft, dass sie im Gegensatz zu allen anderen Aminosäuren auf dem Weg von der Nahrung über den Dünndarm bis in die Muskulatur nicht von der Leber aufgenommen und dort zurückgehalten werden. BCAAs werden direkt in die Muskulatur transportiert und können dort als unmittelbare Energiequelle bereit gestellt werden. Um dies zu erreichen ist es jedoch notwendig, dass BCAAs zusammen mit anderen Eiweißquellen/Aminosäuren-Produkten eingenommen werden.

Die energieliefernde und muskelschützende Wirkung der BCAAs ist einfach erklärt. Sind die Kohlenhydratspeicher (Glykogenreserven) des Muskels aufgrund einer kohlenhydratarmen Ernährung und/oder langanhaltender Ausdauerbelastung aufgebraucht, dann greift der Körper auf Aminosäuren zur Energieversorgung zurück. Stehen in dieser Situation keine verzweigtkettigen Aminosäuren im Blut zur Verfügung, dann nutzt der Körper seine körpereigenen Aminosäuren (Muskelgewebe!) – die zunächst in Glukose umgewandelt werden müssen – als Energiequelle. Diesen Vorgang bezeichnet man als »Glukoneogenese«.

Verfügt der Körper jedoch über einen ausreichenden Vorrat an verzweigtkettigen Aminosäuren, dann können die BCAAs zur Energieversorgung genutzt werden. Der Abbau von wertvoller stoffwechselaktiver Muskulatur wird dadurch deutlich minimiert bzw. verhindert. Man bezeichnet diese muskelschützende Eigenschaft der BCAAs auch als »antikatabole Wirkung«.

Falls Sie beabsichtigen Ihre Diäterfolge der Metabolen Diät mit regelmäßigem, intensivem Krafttraining und/oder langanhaltenden Ausdauerbelastungen zu unterstützen, dann sollten Sie die Einnahme von BCAAs als eine Art »Muskelschutz-Versicherung« in Erwägung ziehen.

Den verzweigtkettigen Aminosäuren werden eine Vielzahl weiterer positiver Eigenschaften zugesprochen. BCAAs sind an der Proteinsynthese (Eiweißaufbau) beteiligt und können – wie andere Aminosäuren auch – den Muskelaufbau fördern. Leucin stimuliert zudem die Bauchspeicheldrüse zu einer vermehrten Ausschüttung des körpereigenen Hormons Insulin, das u.a. den Transport von Aminosäuren in die Muskelzellen verstärkt.

Des Weiteren verbessern BCAAs die Regeneration indem sie auch den durch »normales Training« ausgelösten Proteinabbau in der Muskulatur reduzieren. Voraussetzung ist ein erhöhter Blutspiegel an BCAAs zum richtigen Zeitpunkt, sprich während und nach dem Training. Wissenschaftliche Studien haben gezeigt, dass die bei sportlicher Belastung auftretende Laktatmenge (Muskelermüdung) durch die Einnahme von BCAAs deutlich reduziert werden kann, was ebenfalls zu einer Verbesserung der Regeneration führt.

BCAAs stabilisieren das Immunsystem indem Sie als Baustein für die immunsteigernde Aminosäure Glutamin zur Verfügung stehen. Sinkt der Glutaminspiegel im Blut, dann können sie genutzt werden, um daraus neues Glutamin zu bilden. Um einen ausreichenden Vorrat an BCAAs zu erzielen, empfiehlt sich die Einnahme zusammen mit Glutamin vor und nach dem Training.

Zusätzlich konnte in wissenschaftlichen Studien nachgewiesen werden, dass mit einer hohen Dosierung an verzweigtkettigen Aminosäuren (10-20g) mentale Ermüdungserscheinungen bei sportlichen Belastungen hinauszögert werden können.

Die Einnahme von BCAAs wird vor und nach dem Training empfohlen. Dabei ist darauf zu achten, dass BCAAs immer zusammen mit anderen Eiweißquellen bzw. vollständigen Aminosäuren-Präparaten eingenommen werden, da die isolierte Zufuhr von Isoleucin, Leucin oder Valin die Proteinsynthese für den Muskelaufbau vorübergehend stören kann.

Die Höhe des täglichen BCAA-Bedarfs hängt von verschiedenen Faktoren ab. Je intensiver das Training bzw. je länger die Ausdauerbelastung, desto höher kann der Bedarf an BCAAs sein. Erfahrungsgemäß verwenden Sportler BCAAs in einer Dosierung von 2-4g etwa 30-60 Minuten vor dem Training und nochmals 2-4g direkt danach. Qualitativ hochwertige BCAA-Präparate verfügen meistens über ein Mischungsverhältnis von Leucin (2) zu Isoleucin (1) und Valin (1). Bei einer Tagesdosierung von 4-8g entspricht das 2-4g Leucin, 1-2g Isoleucin und 1-2g Valin.

Zusammenfassung BCAAs – verzweigtkettige Aminosäuren

Anwendungsbereich: Muskelschutz, Muskelaufbau, verbesserte Regeneration, Insulinaktivierung, Unterstützung der Glutaminbildung/Immunabwehr.

Dosierung: 4-8g verzweigtkettige Aminosäuren pro Tag (2-4g Leucin, 1-2g Isoleucin, 1-2g Valin).

Nebenwirkungen: Bei ordnungsgemäßer Einnahme sind keine Nebenwirkungen bekannt. Bei der Umwandlung von BCAAs zu Energie fällt Harnstoff an, der den Organismus belasten kann, vor allem dann, wenn nicht genügend Flüssigkeit zugeführt wird. Daher ist auf eine ausreichende Flüssigkeitszufuhr zu achten!

Kosten: BCAA-Präparate sind im Supplement-Fachhandel erhältlich, vereinzelt auch in Apotheken. Qualitativ hochwertige Präparate enthalten Aminosäuren die zu 100% in der freien L-Form vorliegen, also L-Leucin, L-Isoleucin und L-Valin. 100 Kapseln zu je 700-800mg BCAAs im Mischungsverhältnis 2:1:1 kosten etwa 14-20 Euro.

Tipps & Tricks: Für eine optimale Wirkungsentfaltung sollten BCAAs gleichzeitig mit anderen Eiweißquellen sowie mit Vitamin B6, Biotin und Pantothensäure eingenommen werden.

Creatin Monohydrat

Seit Mitte der 1990er Jahre existiert das in Sportlerkreisen äußerst beliebte Supplement »Creatin Monohydrat«, das gerne auch im Rahmen einer kalorienreduzierten Diät eingesetzt wird.

Sportler – vor allem intensiv trainierende Fitness-Sportler und Bodybuilder sind während einer Diät an einem größtmöglichen Erhalt von Muskelmasse interessiert. Zu den wichtigsten Faktoren, die dafür verantwortlich sind, wie viel Muskelsubstanz in der Diätphase erhalten bleibt, zählen ein bestmöglicher Krafterhalt und ein hohes Muskelzellvolumen. Beide Faktoren können durch die Einnahme von Creatin Monohydrat äußerst positiv beeinflusst werden.

Die leistungssteigernde Wirkung von Creatin Monohydrat ist einfach erklärt: Die unmittelbare Energiequelle für intensive und kurzfristige Muskelkontraktionen ist das so genannte »Adenosintriphosphat«, kurz ATP. ATP wird in sehr geringen Mengen im Muskelgewebe gespeichert und kann nur für kurze Zeit – etwa 2-3 Sekunden (ca. 2-3 maximale Muskelkontraktionen) – Energie zur Verfügung stellen. Die Energie für weitere Muskelkontraktionen erfolgt u.a.

durch den Wiederaufbau von ATP. Die effektivste Möglichkeit ist der Aufbau von ATP aus Creatinphosphat (CP) und Adenosindiphosphat (ADP).

Hier kommt Creatin ins Spiel. Durch die Einnahme von Creatin Monohydrat kann bis zu 50% mehr Creatinphosphat im Muskel bereitgestellt werden. Je mehr Creatinphosphat zur Verfügung steht, desto einfacher und effektiver läuft der Wiederaufbau von ATP ab. Und je einfacher der Wiederaufbau von ATP vonstatten geht, desto mehr ATP steht für intensive Muskelkontraktionen bereit. Fazit: Sie können länger schwere Gewichte bewegen.

Ein weiterer positiver Effekt ist die Erhöhung des Muskelzellvolumens, die durch eine Verbesserung des Flüssigkeitshaushalts innerhalb der Muskelzelle erzielt wird. Creatin bindet Wasser und sorgt damit für eine Vergrößerung der einzelnen Muskelzellen. Die Muskulatur wirkt prall und hart. Durch diesen zellvolumen-erhöhenden Effekt kann sich unter anderem die »Hebelwirkung« bestimmter Muskeln verbessern, was zu einem leichten Kraftanstieg führt. Zahlreiche wissenschaftliche Studien und die langjährigen Erfahrungen von Athleten bestätigen eine Kraftsteigerung von 5-15% während einer 4 bis 6-wöchigen Creatin Monohydrat Anwendung.

Neben dem kraftsteigernden Effekt bringt ein ausgewogener Flüssigkeitshaushalt der Muskelzelle noch einen weiteren Vorteil mit sich: Eine erhöhte intrazelluläre Flüssigkeitsspeicherung (innerhalb der Muskelzelle) sorgt für einen anabolen, also aufbauenden Zustand. Natürlich geht es bei der Anwendung von Creatin Monohydrat während der »Metabolen Diät« nicht vorrangig um einen Muskelzuwachs. Vielmehr hilft eben jene Zellhydrierung bei der Konservierung von möglichst viel fettfreier Muskelmasse, was durch den Krafterhalt natürlich weiter unterstützt wird. Aus diesem Grund ist Creatin Monohydrat während der »Metabolen Diät« ein äußerst hilfreiches Supplement, das den Erfolg dieser Diätform effektiv unterstützen kann.

Was die Dosierung anbelangt, so haben sich für Sportler zwei Varianten bewährt. Bei der ersten Variante wird mit einer 6-tägigen

»Aufladephase« begonnen. Hierbei werden täglich 4 Einzelportionen je 5g Creatin Monohydrat verzehrt. Das ergibt eine Gesamtzufuhr von 20g Creatin Monohydrat pro Tag. Damit wird die komplette Sättigung der Creatinspeicher innerhalb weniger Tage erreicht und die leistungssteigernden Effekte sind schnell und deutlich spürbar. Der Aufladephase schließt sich eine 3 bis 5 Wochen andauernde »Erhaltungsphase« an, während der die Creatindosierung auf 3 bis 5g pro Tag reduziert wird.

Nach der Erhaltungsphase sollte eine 2-wöchige Creatinpause erfolgen. Anschließend kann das Einnahmeschema wiederholt werden. Diese Variante ist für Sportler interessant, die die leistungssteigernde Wirkung von Creatin schnellstmöglich nutzen möchten.

Bei der zweiten Variante ist die Dosierung auf 3g Creatin Monohydrat täglich beschränkt. Damit dauert es jedoch etwa 4 Wochen bis die Creatinspeicher gefüllt sind. Danach werden die positiven Wirkungen von Creatin Monohydrat ebenfalls deutlich spürbar. Die Dauer der Anwendung ist bei dieser geringen Dosierung nicht beschränkt, sie reicht von 6-8 Wochen bis hin zur Daueranwendung über mehrere Monate.

Die Creatinspeicherung lässt sich durch die kombinierte Einnahme mit Kohlenhydraten (Glukose, hochmolekulare Stärke u. a.) – die für einen hohen Insulinausstoß sorgen – optimieren. Da Sie bei der »Metabolen Diät« zu vorgegebenen Zeitpunkten Kohlenhydrate verzehren, nämlich zum Frühstück und an Trainingstagen zusätzlich vor und direkt nach dem Training, können Sie die positive Insulinwirkung durchaus nutzen. Nehmen Sie an diesen Tagen Creatin Monohydrat in Verbindung mit einer kohlenhydratreichen Mahlzeit ein. Ideal ist z. B. die Kombination mit einem Eiweiß-Kohlenhydrat-Shake (»Post-Workout Shake«) direkt nach dem Training.

Sie werden feststellen, dass Creatin Monohydrat allerdings auch ohne die gleichzeitige Gabe von Kohlenhydraten seine positiven Eigenschaften ganz gut entfalten kann. Daher können Sie Creatin Monohydrat im Rahmen der »Metabolen Diät« auch an den kohlenhydratarmen Tagen erfolgreich einsetzen.

Zusammenfassung Creatin Monohydrat

Anwendungsbereich: Kraftsteigerung (5-15%), Erhöhung des Muskelzellvolumens, verbesserter Muskelaufbau, verkürzte Regeneration.

Dosierung: 6 Tage »Aufladephase« mit 20g Creatin Monohydrat pro Tag (4 Portionen je 5g). Anschließend 3-5 Wochen »Erhaltungsphase« mit 3-5g pro Tag. Danach 2-wöchige Creatinpause. Im Anschluss daran kann das Einnahmeschema wiederholt werden. Alternativ: 3g pro Tag für 6-8 Wochen bzw. mehrere Monate zur Daueranwendung.

Nebenwirkungen: Gelegentlich kann es zu Durchfall und Magen-/Darmbeschwerden kommen, wobei dies überwiegend während der Aufladephase mit hohen Creatindosierungen vorkommt. Vereinzelt berichten Anwender von unreiner Haut.

Kosten: 500g reines Creatin Monohydrat Pulver kosten 15-30 Euro. Die im unteren Preissegment angesiedelten Produkte enthalten üblicherweise billiges Creatin von chinesischen Anbietern. Als Garant für hervorragende Creatinqualität steht das CREAPURE® Logo.

Tipps & Tricks: Sorgen Sie für eine ausreichende Flüssigkeitszufuhr. Pro 1g Creatin Monohydrat mindestens 100ml Flüssigkeit zuführen. Die gleichzeitige Einnahme von schnell verfügbaren Kohlenhydraten (Glukose, hochmolekulare Stärke u.a.) führt zu einer verbesserten Creatinspeicherung. Optimal ist die Einnahme von Creatinin Verbindung mit einem Eiweiß-Kohlenhydrat-Shake (»Post-Workout Shake« direkt nach dem Training. In Flüssigkeit aufgelöstes Creatin Monohydrat sollte unmittelbar nach der Zubereitung verzehrt werden, da es innerhalb kurzer Zeit in die wirkungslose Substanz Creatinin zerfällt.

Die gleichzeitige Einnahme hoher Koffeinmengen (>4mg pro Kilogramm Körpergewicht täglich) wirkt sich negativ auf die leistungssteigernde Wirkung von Creatin Monohydrat aus. Geringe Koffeinmengen, z. B. 1-2 Tassen Kaffee pro Tag beeinflussen die Creatinwirkung hingegen nicht.

Anwendungsübersicht Nahrungsergänzungen, Diätetische Lebensmittel und Special Supplements

Auf den vorangegangenen Seiten haben Sie eine Vielzahl an ausführlichen Informationen über verschiedene Nahrungsergänzungen erhalten, die Sie während der Metabolen Diät einnehmen können. Sie haben die »Basic Nahrungsergänzungen« kennen gelernt, die Sie zur Deckung des täglichen Vitamin- und Mineralstoffbedarfs einnehmen können, und zwar vorbeugend oder zur Mangelbeseitigung.

Des weiteren wurden »Special Supplements« vorgestellt, mit denen Sie Ihre Diätbemühungen effektiv unterstützen oder gar verbessern können. Welche Produkte Sie während der Metabolen Diät einnehmen möchten, müssen Sie selbst entscheiden. Die folgende Übersicht kann Ihnen bei der Entscheidungsfindung helfen. Dort finden Sie alle zuvor beschriebenen Produkte mit Empfehlungen, was für welche Personen während der Metabolen Diät sinnvoll sein kann.

Wenn Sie sich nicht sicher sind, welche Produkte für Sie persönlich in Frage kommen, dann lassen Sie sich von einem kompetenten Apotheker oder Arzt diesbezüglich beraten. Selbstverständlich können Sie dieses Thema auch mit Ihrem Trainer oder Ihrer Trainerin besprechen, falls Sie in einem Fitness-Studio trainieren.

Bezugsquellen

Die Zahl der Anbieter von Nahrungsergänzungen und »Special Supplements« ist sehr groß und nahezu unüberschaubar. »Basic Nahrungsergänzungen« wie Multivitamine/ Mineralstoffe, Vitamin C, Antioxidantien, L-Carnitin und Omega-3 Fettsäuren werden heutzutage in jedem gut sortierten Drogerie- und Supermarkt, sowie in Apotheken angeboten.

Beim Kauf sollten Sie daran denken, dass billig nicht immer gut ist. Qualität hat seinen Preis! Vor allem bei günstigen Proteinpulvern/Eiweißkonzentraten ist besondere Vorsicht geboten. Günstige Produkte dieser Art enthalten oftmals Billigeiweiße wie Weizen-,

Tabelle 22:

NAHRUNGSERGÄNZUNGSMITTEL UND DIÄTETISCHE LEBENSMITTEL FÜR DIE METABOLE DIÄT

	Kein sport	Freizeit-sport	Leistungs-sport
Multivitamine Mineralstoffe	ja	ja	ja
Vitamin C	optional	optional	ja
Antioxidantien	optional	optional	optional
Proteinpulver Eiweißkonzentrate	ja	ja	ja
Omega-3 Fettsäuren & Leinöl	ja	ja	ja
L-Carnitin	optional	ja	ja
Grüntee-Extrakt	optional	optional	optional
Koffein	optional	ja	ja
L-Glutamin	----	optional	ja
BCAAs/verzweigtkettige Aminosäuren	----	optional	ja
Creatin Monohydrat	----	optional	ja

Erbsen- bzw. Reisprotein oder Süßmolkenpulver – die zum Muskelaufbau bzw. Erhalt von stoffwechselaktiver Muskulatur nur wenig beitragen.

Special Supplements wie BCAAs, L-Glutamin, Creatin Monohydrat und qualitativ hochwertige Eiweißkonzentrate finden Sie im Supplement-Fachhandel und vereinzelt auch in Apotheken. Zu den empfehlenswerten Anbietern auf dem Deutschen Markt zählen u.a. die Marken ALL STARS, WEIDER, OLIMP, INKO und MULTIPOWER.

LITERATUR
VERZEICHNIS

AHA Scientific Statement: Fish Consumption, Fish Oil, Omega-3 Fatty Acids and Cardiovascular Disease, #71-0241 Circulation. 2002;106: 2747-2757

AHA Scientific Statement: AHA Dietary Guidelines: Revision 2000, #71-0193 Circulation. 2000;102:2284-2299; Stroke. 2000;31:2751-2766

Albers T., Arndt K.: Handbuch Protein und Aminosäuren. Novagenics, Arnsberg 2001

Antonio J., Stout J.: Sports Supplement Encyclopedia. Nutricia Institute of Sports Science, USA

Astrup A., Toubro S., Cannon S. et al.: Caffeine: a double-blind, placebo-controlled study of its thermogenic, metabolic, and cardiovascular effects in healthy volunteers. Am J Clin Nutr. 1990 May; 51(5):759-767

Atkins R.C.: Dr. Atkins New Diet Revolution – Completely updated 3rd edition. M. Evans and Company, New York 2002

Atkins R.C., Gare F.: Dr. Atkins New Diet Cookbook. M. Evans and Company, NY 1997

Bergström I., Hermansen L., Hultman E., Saltin B.: Diet, Muscle Glycogen and Physical Performance. In: Acta Physiol. Scand. 1967; 71:140-150

Biolo G., Williams B.D., Fleming R.Y., Wolfe R.R.: Insulin action on muscle protein kinetics and amino acid transport during recovery after resistance exercise. Diabetes 1999 May;48(5):949-957

Boirie Y. et al.: Slow and fast proteins differently modulate postprandial protein accretion. Proc Natl Acad Sci USA. 1997; 94:14930-14935

Bosch J.P., Saccaggi A., Lauer A., Ronco C., Belledonne M., Glabman S.: Renal functional reserve in humans. Effect of protein intake on glomerular filtration rate. Am J Med. 1983 Dec;75(6): 943-50.

Brand-Miller J., Wolever T., Colagiuri S., Foster-Powell K.: The Glucose Revolution – The Authoritative Guide to the Glycemic Index. Marlowe & Company, New York 1999

Bray G.A., Nielsen S.J., Popkin B.M.: Consumption of high-fructose corn syrup in beverages may play a role in the epidemic of obesity. Am J Clin Nutr. 2004 April; 79(4):537-543

Chantre P., Lairon D.: Recent findings of green tea extract AR25 (Exolise) and its activity for the treatment of obesity. Phytomedicine 2002;9(1):3-8

Considine R.V.: Weight regulation, leptin and growth hormone. Horm Res. 1997; 48 Suppl 5:116-21

Cordain, L.: The Paleo Diet: Lose Weight and Get Healthy by Eating the Foods You Were Designed to Eat. Wiley Publishers, NJ 2010

De Vany A., Taleb N.N.: The New Evolution Diet: What Our Paleolithic Ancestors Can Teach Us about Weight Loss, Fitness, and Aging. Rodale Books, NY 2010

DiPasquale M.: The Anabolic Diet. Optimum Training Systems, 1995

DiPasquale M.: The Metabolic Diet. AllPro Training.com Books, Austin, Texas 2000

Dirlewanger M., di Vetta V., Guenat E., Battilana P., Seematter G., Schneiter P., Jequier E.; Tappy L.: Effects of short-term carbohydrate or fat overfeeding on energy expenditure and plasma leptin concentrations in healthy female subjects. Int J Obes Relat Metab Disord. 2000 Nov; 24(11):1413-8

Dulloo A.G., Duret C., Rohrer D., Girardier L., Mensi N., Fathi M., Chantre P., Vandermander J.: Efficacy of green tea extract rich in catechin polyphenols and caffeine in increasing 24-hr energy expenditure and fat oxidation in humans. Department of Physiology, Faculty of Medicine, University of Geneva, Am J Clin Nutr. 2000;72(5):1232-1234

Eades M.R.; Eades M.D.: The 30-Day Low-Carb Diet Solution. Wiley Publishers, NJ 2003

Eades M.R.; Eades M.D.: Protein Power - The High-Protein/Low-Carbohydrate Way to Lose Weight, Feel Fit, and Boost Your Health- in Just Weeks! Bantam Books, 1999

Elmadfa I., Aign W., Muskat E., Fritzsche D.: Die große GU Nährwert Kalorien Tabelle 2014/2015. Gräfe und Unzer Verlag, München 2013

Erasmus U.: Fats that heal, fats that kill. Alive Books, Burnaby, BC, Canada 1993

Farooqi I.S., Matarese G., Lord G.M. et al.: Beneficial effects of leptin in obesity, T cell hyporesponsiveness, and neuroendocrine/metabolic dysfunction of human congenital leptin deficiency. J Clin Invest 2002; 110:1093-1103

Farooqi I.S., Keogh J.M., Kamath S. et al.: Partial leptin deficiency and human adiposity. Nature 2001; 414:34-5

Fruhbeck G.: Slow and fast dietary proteins. Nature. 1998; 391:843-844

Geiss K.R., Hamm M.: Handbuch Sportlerernährung. Rowohlt Verlag, Hamburg 2000

Gonder U., Richert K.: Stopp Diabetes – Raus aus der Insulinfalle dank der LOGI-Methode. Systemed Verlag GmbH, Lünen 2010

Gonder U., Worm N.: Mehr Fett! Warum wir mehr Fett brauchen, um gesund und schlank zu sein. Systemed Verlag GmbH, Lünen 2010

Groff J.L., Gropper S.S., Hunt S.M.: Advanced nutrition and human metabolism, 2nd ed. West Publishing, 1995

Hamm M., Scholz A.: Muscle Food. Optimale Performance und effektiver Muskelaufbau durch den richtigen Einsatz von Sportlernahrung. Midena Verlag, München 2002

Havel P.J.: Control of energy homeostasis and insulin action by adipocyte hormones: leptin, acylation stimulating protein, and adiponectin. Curr Opin Lipidol 2002; 13:51-9

Hofmekler, O.: The Warrior Diet: Switch on Your Biological Powerhouse For High Energy, Explosive Strength, and a Leaner, Harder Body. Blue Snake Books, CA 2007

Infanger D., Baldinger R., Branson R. Barbier T., Steffen R., Horber F.F.: Effect of significant intermediate-term weight loss on serum leptin levels and body composition in severely obese subjects. Obes Surg. 2003 Dec ; 13(6) :879-88

Johnston C.S., Day C.S, Swan P.D.: Thermic effect of high-protein diets. FASEBJ. 2001; 15(4):a755.6.

Katan M., Grundy S., Willet W.: Beyond low-fat diets. The New England Journal of Medicine 1997; 337: 563-566

Kolaczynski J.W., Ohannesian J.P, Considine R.V., Marco C.C., Caro J.F.: Response of leptin to short-term and prolonged overfeeding in humans. J Clin Endocrinol Metab. 1996 Nov; 81(11):4162-5

Konopka P.: Sporternährung – Leistungsförderung durch vollwertige und bedarfsangepasste Ernährung. BLV Verlagsgesellschaft, München 1996

Korte S., Arndt K.: Die Anabole Diät – ketogene Ernährung für Bodybuilder. Novagenics, Arnsberg 1997

Kreider R.B.: Muscle Cell Hydration for the Maximum Pump. Muscular Development, Ausg. 7, USA 2001

Lammert O., Grunnet N., Faber P., Bjornsbo K.S., Dich J., Larsen L.O., Neese R.A., Hellerstein M.K., Quistorff B.: Effecs of isoenergetic overfeeding of either carbohydrate or fat in young men. Br J Nutr. 2000 Aug; 84(2):233-45

Lutz W.: Leben ohne Brot – die wissenschaftlichen Grundlagen der kohlenhydratarmen Ernährung. Informed GmbH, Gräfelfing 2004

Mangiameli F., Worm N.: LOGI-Guide: Tabellen mit über 500 Lebensmitteln bewertet nach ihren Glykämischen Index und ihrer Glykämischen Last Systemed Verlag,Lünen, 2007

Markert D.: The Turbo Protein Diet – Stop Yo-Yo Dieting Forever. BioMed International, Texas 1999

McDonald L.: The Ketogenic Diet – A complete guide for the dieter and practitioner. Morris Publishing, Nebraska 1998

Mendosa R.: Revised International Table of Glycemic Index (GI) and Glycemic Load (GL) Values – 2002. www.mendosa.com

Püschel G., Kühn H., Kietzmann T., Höhne W., Christ B., Doenecke D., Koolmann J.: Taschenlehrbuch Biochemie. Georg Thieme Verlag KG, Stuttgart 2011

Miller A.L.: Therapeutic considerations of L-glutamine: a review of the literature. Altern Med Rev. 1999;4(4):239-248

Neumann G.: Ernährung im Sport. Meyer & Meyer Verlag, Aachen 1998

Nicolosi R.J., Wilson T.A., Lawton C., Handelman G.J.: Dietary effects on cardiovascular disease risk factors: beyond saturated fatty acids and cholesterol. J Am Coll Nutr. 2001 Oct;20 (5 Suppl):421S-427S; discussion 440S-442S.

Parry V.: The truth about Hormones. Atlantic Books, London 2005

Phillips B.: Eating for Life. High Point Media, Colorado 2003

Piatti P.M., Monti F., Fermo I. et al.: Hypocaloric high protein diet improves glucose oxidation and spares lean body mass: Comparison to hypocaloric high-carbohydrate diet. Metabolism 1994; 43: 1481-1487

Randle P., Hales C.N., Garland P.B.: The glucose fatty-acid cycle. Lancet 1977; I: 785

Reuss F.: Fortschritt, Rückschritt, Lehren – was die moderne Zivilisation von der Steinzeiternährung lernen kann. BioPress 2001

Rosenbaum M.E., Bosco D.: Super Supplements. Your guide to today' s newest Vitamins, Minerals, Enzymes, Amino Acids, and Glandulars. Penguin Books USA Inc., New York 1989

Rosenbaum M., Murphy E.M., Heymsfield S.B., Matthews D.E., Leibel R.L: Low dose leptin administration reverses effects of sustained weight-reduction on energy expenditure and circulating concentrations of thyroid hormones. J Clin Endocrinol Metab. 2002; 87:2391-4

Rowbottom, Keast D., Morton A.: The emergin role of glutamine as an indicator of exercise stress and overtraining. Sports Med. 1996;21(2):80-97

Saad M.F., Khan A., Sharma A. et al.: Physiological insulinemia acutely modulated plasma leptin. Diabetes 1998: 47:544-9

Sartorio A., Agosti F., Resnik M., Lafortuna C.L.: Effects of a 3-week integrated body weight reduction program on leptin levels and body composition in severe obese subjects. J Endocrinol Invest. 2003 Mar; 26(3):250:6

Sears B.: The Zone Diet. Harper Collins, New York 1999

Sears B.: Mastering The Zone – Next Step in Achieving SuperHealth and Permanent Fat Loss. Regan Books, New York 1997

Seim H., Löster H.: Carnitine – Pathobiochemical basics and clinical applications. Ponte Press Verlags-GmbH, Bochum 1996

Simopoulos A.P.: Omega-3 fatty acids in inflammation and autoimmune deseases. The Center for Genetics, Nutrition and Health, Washington, DC 20009, USA, J Am Coll Nutr. 2002 Dec;21(6):495-505

Stevens A., Robinson D.P., Turpin J., Groshong T., Tobias J.D.: Sudden cardiac death of an adolescent during dieting. Southern Medical Journal 2002; 95: 1047-1049

Taubes, G.: Why We Get Fat - And What to Do About It. Knopf Publishers, NY 2010

The Doctor' s Calorie, Fat & Carbohydrate Counter. Family Health Publications, California 2003
United States National Library of Medicine: www.nlm.nih.gov

Van Aggel-Leijssen D.P., van Baak M.A., Tenenbaum R., Campfield L.A., Saris W.H.: Regulation of average 24h human plasma leptin level; the influence of exercise and physiological changes in energy balance. Int J Obes Relat Metab Disord. 1999 Feb; 23(2):151-8

Westerp-Plantenga M.S., Lejeune M.P., Nijs I., van Ooijen M., Kovacs E.M.: High protein intake sustains weight maintenance after body weight loss in humans. Int J Obes Relat Metab Disord. 2004 Jan; 28(1):57-64

Wolinsky I., Driskell J.A.: Nutritional Ergogenic Aids. CRC Press LLC, Boca Raton 2004

Worm N.: Syndrom X oder Ein Mammut auf den Teller! Mit Steinzeitdiät aus der Wohlstandsfalle. Systemed Verlag GmbH, Lünen, 2004